高等医学院校护理专业专升本教材

急诊护理学

（第二版）

主　　编　李映兰
副 主 编　李　丽　易宜芳　曾小燕
编　　者　（按姓氏笔划排序）
　　　　　王珊苹（湖南中医药大学）
　　　　　卢敬梅（中南大学湘雅医院）
　　　　　李映兰（中南大学湘雅医院）
　　　　　李　丽（中南大学湘雅医院）
　　　　　易宜芳（中南大学湘雅医院）
　　　　　郑悦平（中南大学湘雅医院）
　　　　　唐广良（长沙市第三医院）
　　　　　袁素娥（中南大学湘雅医院）
　　　　　曾小燕（中南大学湘雅医院）
　　　　　谢似平（中南大学湘雅医院）
　　　　　彭晓玲（湖南中医药大学）
学术秘书　卢敬梅

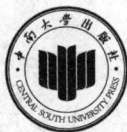

中南大学出版社
www.csupress.com.cn

———— · 内容简介 · ————

本教材以急危重症救护工作的基本理论知识、基本技能为基础，将急诊护理工作中的新知识、新进展、新技术与临床护理实践相紧密结合，体现了急诊护理的学科特点及现代急救护理的新理念。全书分 13 章，以急诊医疗服务体系为主线，详细阐述了急救设施与管理、现场急救、医院急诊、紧急救治、心脏骤停与心肺脑复苏、常见临床危象、多器官功能障碍综合征、休克、昏迷、各种创伤、急性中毒、重症监护和各种急危重症护理及操作等内容。

本教材主要供医药院校、职业技术学院、网络教育护理学专业专升本学生使用，也可供护理专业各类成人高等教育学生、在职自考生及广大临床护理工作者使用和参考。

前　言

随着社会经济的进步和科学技术的迅猛发展，人们对健康生活需求的日益增长，社会的老龄化趋势及疾病谱的改变等，使急危重症迅速增加，急危重症的救护工作越来越受到重视，伴随着医学的发展，急诊护理学科也得到了迅速的发展。

本教材以急危重症救护工作的基本理论知识、基本技能为基础，将急诊护理工作中的新知识、新进展、新技术与临床护理实践相紧密结合，体现了急诊护理的学科特点及现代急救护理的新理念。全书分13章，以急诊医疗服务体系为主线，详细阐述了急救设施与管理、现场急救、医院急诊、紧急救治、心脏骤停与心肺脑复苏、常见临床危象、多器官功能障碍综合征、休克、昏迷、各种创伤、急性中毒、重症监护和各种急危重症护理及操作等内容。

本教材主要供医药院校、职业技术学院、网络教育护理学专业专升本学生使用，也可供护理专业各类成人高等教育学生、在职自考生及广大临床护理工作者使用和参考。

限于时间仓促及作者水平有限，错漏之处，敬请批评指正，以便再版时改进。

编　者

目　录

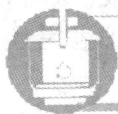

第一章 绪 论

急诊护理学是研究各类急性病、急性创伤、慢性病急性发作及急危重症抢救、护理的专业性学科，是急诊医学的重要组成部分，也是现代护理学的一门分支学科。其目的是挽救患者生命，提高抢救成功率，促进患者康复，减少伤残率，提高患者生命质量。

第一节 急诊护理学发展概况

急诊护理学起源于 19 世纪弗罗伦斯·南丁格尔时代。19 世纪中叶克里米亚战争中，出身名门的南丁格尔率领 38 名护士，冒着生命危险奔赴前线抢救战地伤员，使士兵的死亡率由 42% 迅速下降到 2%，充分证明了急诊护理工作在抢救危重症患者中的重要作用。

我国的急诊护理事业在早期只是将急危重症患者集中在靠近护士站的病房或急救室，以便于护士密切观察与护理；以后相继成立了急诊科（室）和急救中心。1980 年，国家卫生部正式颁布了《关于加强城市急救工作的意见》，这是 1949 年以来第一个关于急救工作的文件。从此，急诊医学逐步发展成为一门独立的学科，随之急诊护理也进入了新的发展阶段。

随着国民经济的发展，工业化、城市化进程加快和人民群众生活水平的综合提高，人类的活动空间扩大，机械化程度提高，各种意外事件、突发事件和急症也随之明显增加，急诊护理工作的任务越来越繁重并越来越重要。加上人们对健康、对医护人员有了更高的要求，公共卫生突发性事件的应急管理和处理水平在急诊护理工作中也得到了极大的提高，因此大大促进了急诊护理事业的发展，也逐步建立和完善了急诊护理的理论、技术和方法体系。

第二节 急诊护理学和急诊护理工作

一、急诊护理学的地位和作用

1. 扩大了护理学的研究范畴

急诊护理学涵盖了所有临床专科的急症处理，又有自身的特色，包括心、肺、脑复苏，中毒急救，灾难急救，急诊护理体制管理等。在急危重症患者的抢救和护理中发挥了重要作用，使越来越多的护理人员把研究的重点转向了急诊护理方面，培养出了大量的全能护士。整合护理学在基础护理学和专科护理学研究的基础上，扩大和深化了急诊护理学的内容。

2．体现了现代护理的水平

社会的发展促进了急诊护理学的发展，是现代社会文明的重要体现，也代表了整体护理水平。近些年来，急诊护理在多学科的基础上强化了急诊模式，使急诊护理进入一个新的阶段。急诊护理是以患者生命需求为中心的特殊学科，目前的急救模式是由院前急救、医院急诊科救治和以重症监护病房为后盾组成的"三位一体"模式。据此，急诊专业体系日益完善，急救技术推陈出新，急诊护理人员在护理学领域里起着举足轻重的作用。

二、急诊护理学的研究范畴

1．院前急救

院前急救是指急、危、重症患者进入医院前的医疗救护，也称初步急救，包括呼救、现场救护、途中监护、安全运送。现场救护可大大提高急诊患者的存活率和治愈率。因此，应做好急救知识和初步急救技能的普及工作，提高大众的自救和互救能力。

院前急救的任务是采取及时有效的急救措施，最大限度地减少伤病员的痛苦，降低伤残率和死亡率，为进一步诊治打好基础。首先应建立有效的循环和呼吸，再视病情、伤情和现有条件采取输液、止血、止痛、包扎、固定、解毒等救治措施；通过各种通讯联络工具向急救中心或医院呼救并通报患者病情，在转送途中连续监护，并做好必要的治疗、护理，为患者继续治疗争取时间。

院前急救的原则是：①立即使患者脱离险区；②先复苏后固定；③先止血后包扎；④先重伤后轻伤，先救命后治病；⑤先救治后运送；⑥急救与呼救并重；⑦加强途中监护与救治。

2．危重症救护

危重患者救护作为急诊护理学的重要组成部分，是指受过专门培训的医护人员，在配备有先进监护设备和急救设备的重症监护病房（ICU），接收由急诊科和院内其他科室转来的危重患者，对继发于多种严重疾病或创伤的复杂并发症（如急性器官损害）进行全面监护及治疗。其范围包括：①危重患者的监护和治疗；②重症监护病房设备的配备和管理；③重症监护技术与设备的使用。

3．创伤救护

创伤救护是对各种外伤、烧伤及严重创伤的院前急救和急诊科的早期救护。创伤救护的原则是早期处理，先"救"后"查"。

4．急性中毒救护

急性中毒救护是指对常见的煤气、酒精、镇静催眠药物、农药等中毒的救护。据统计，急性中毒的死亡率位于我国全部疾病死因的第五位。急性中毒发病急骤，病情变化快，群体中毒时受害人数多，对人类的健康造成重大威胁。

急性中毒的救护原则是：①切断毒源；②抢救生命，迅速去除威胁生命的毒效应；③尽快明确毒物接触史和毒物种类；④尽早、足量使用特效解毒药；⑤迅速准确地作出病情评估；⑥加强监护，对症处理；⑦尽早实施脏器功能支持。

5．战伤救护

战伤救护是研究野外条件下，对大批伤员紧急救护的组织措施和救护技术。现代战争模式已发生了很大变化，战伤以核武器、导弹、化学武器、生物武器、高智能武器及新概念武器为主要致伤因素，以多发伤、复合伤和群体伤为特点。救护人员应掌握通气、止血、包扎、固定和转运五大战伤救护技术，要求有广博的科学知识来解决，如化学污染、辐射污染、自我防护等与医疗救护密切相关的问题。

6. 灾难救护

只要某种事件造成的伤(病)员数超过了当地的急救医疗系统的承受能力即可称之为灾难。灾难救护是灾难医学的实践，属于急诊医学范畴。灾难医学是研究当灾难突然发生时，如何有效地、迅速地组织抢救，减少人员伤亡，防止急性传染病的发生和流行，即研究人群受灾后的医疗急救以及灾害预防等有关的医学。其内容包括自然灾难(如地震、洪水、台风、雪崩、泥石流、虫害等)和人为灾难(如交通事故、化学中毒、放射性污染、环境剧变、流行病和武装冲突等)所造成的后果，以及减灾免难的具体措施。灾难救护可概括为灾前准备、灾时救援、灾后预防三个部分。

7. 急诊护理人员培训

从20世纪末急诊护理有了独立的理论体系以来，为了适应急诊护理的迅速发展，需培养出一批具有多层面知识和技能、具有高度协作和敬业精神的专业化队伍，可以独立在急诊一线分诊、评估、协调和抢救患者，可依据各重大脏器疾病和急危重症患者的监测指标、特殊的护理程序、并发症的预防方法，及时果断地处理各种复杂情况，充分满足急诊患者对急诊护理的个体化需求。

对急诊护士实行有计划、分层次的继续教育是急诊护理学的重要内容，尤其是对年轻护士的在职培养。培训的原则是：①基本功训练与专科护理技术相结合；②普遍培养与择优重点培养相结合；③当前需要与长远需要相结合。培训方式应根据实际需要灵活多样，主要有：①个人自学与集体授课相结合；②实践中学习；③外出进修；④参加学术活动。

急诊专科护士的培养也是当前我国急诊护理的发展趋势，评估标准化、培训基地化、上岗持证化的急诊专科护士管理机制即将出台，以适应国际急诊护理发展的新形势。

8. 急诊护理科研

护理科研是研究探索护理理论、护理方法和先进的护理技术，以指导临床实践，提高工作效率的重要手段。急诊护理科研是急诊护理学发展的支撑点和生命力延续的要素。随着护理队伍整体学历水平的提高，研究生教育已日益普遍，为急诊护理的科学研究打下了良好的基础。

对急诊护士进行系统的科研培训，强化科研意识，运用当代医学新知识对各种护理规范作出理论解释，增加知识深度。在急诊护理中运用物理学、生物学、生物化学等基础理论，再结合社会学、心理学、行为学等学科，对常见的护理难题进行研究，在工作中不断总结经验教训，去粗取精，创造护理新技术、设计新器械、提出新观点等，进一步完善急诊护理理论体系，使急诊护理学的教学－科研－临床实践紧密结合。促进人才培养，提高学术水平，护理管理者应予以高度重视。

9. 健康教育

健康教育是急诊护理的薄弱环节之一。传统的急诊护理只注重疾病的救治和后期疗效的维持，而忽视了对患者的健康教育。健康教育也是一种治疗方法，对各种治疗具有增效作用。现代急诊护理要求对每一位患者进行个体化评估，将健康教育贯穿于整个急诊流程中，特别是对那些受到意外伤害、有自杀倾向的特殊群体，应给予心理支持和援助。

急诊护理人员还要承担起宣传普及急救、自救、互救知识的责任，预防造成意外伤害的因素，减少急诊事件的发生。急救链的应用可涉及到更广泛的健康支持内容。

三、急诊护理工作的特点

各种急危重症或意外伤害等首先体现在"急"上，因此要求急诊护理人员反应迅速、思维敏捷、判断准确、积极抢救患者的生命。其工作特点为：

(1)时间性："时间就是生命"，急诊护理人员必须尽快按急救原则及时有效地抢救患者。

(2)复杂性：急诊患者起病急、病情重、变化快，加之健康基础不同，年龄跨度大，病史叙述不详，就诊人数多，随机性强，增加了急诊护理工作的复杂性。尤其在发生意外灾害时，要承担大批伤病员的抢救护理工作，使急诊护理工作任务更为繁重。因此，要求在救护工作中做到紧张有序，忙而不乱。

(3)多学科性：急诊护理涵盖了所有专科的急症处理，往往同一患者的疾病涉及到多个专科，通常需要各专科人员的协作；同时又有自身的中毒救护、灾难急救等。因此，急诊护理人员要有多层面的知识和很强的协作精神。

(4)危险性：大多数急症患者是初次就诊，其中可能有未明确诊断的、致命的传染病患者，易交叉感染。因此，急诊护理人员尤其要强调无菌操作和严格执行消毒隔离制度。再加上急诊工作繁忙，职业暴露概率高，要重视加强自身的职业防护。

(5)条件性：由于各医院级别不同、性质不同，医疗设备、技术力量、专业分工、人员素质、管理水平等有所不同。因此，急诊救治水平高低和护理质量优劣受到诸多因素影响。

(6)社会性：医院急诊科是医院的窗口，公众对医院要求越来越高，社会影响面大，其急救水平高低和抢救服务质量的优劣，有很强的社会性。因此，医院和国家应重视急救队伍的建设，使急诊护理工作能高效、高质量地为急症患者服务。

第三节　急诊医疗服务体系

急诊医疗服务体系(emergency medical service system，EMSS)是指24小时不间断为急症患者服务，并能接受或处理大规模伤病员，提供快速、有效、合理、安全的急诊医疗服务。

一、急诊医疗服务的组织体系

院前急救机构和医院内急救系统共同组成了城市或地区的急诊医疗服务体系。它以医疗救援服务体系为主体，需信息网络系统、灾害监测系统、公安交通系统等多机构联动的系统工程。急诊医疗服务体系包括急诊医学体系、通讯网络系统、院外急救知识的社会化培训，其中急诊医学体系是EMSS的核心，包括院外急救、院内急诊、重症监护。从发挥总体的急救功能方面来看，三者的急救链方面的互相配合以院前、院内时间最为关键和薄弱。作为以医疗救援为主的EMSS，除了需相关职能机构的联动外，完善的管理体制，现代化的急救医疗信息网络及通讯，精湛的院内急救技术，先进的院外急救装备以及急救知识的社会化培训等是紧急医疗救援体系得以有效实施的保障。

二、急诊医疗服务体系的管理

1. 规范化培训及准入制管理

急诊医学作为以救治急、危、重患者为特点的现代医学体系，急诊医护人员是主要参与者，快速、准确地对患者作出诊断和治疗是挽救垂危患者生命的关键，也是对生命负责的根本体现。通过对急诊医务人员进行规范化培训，并取得准入资格，是确保对患者进行快速、准确的诊断和治疗的有效方法，是保证医疗安全及医疗质量的重要举措。

2. 现代化管理

现代化管理是借助现代理念与网络科技，将部门的显性知识和隐性知识最大科学效益化地管理起来。其核心是资源的管理，特别是人力资源的管理。现代管理理念包括：①政府对社会公共产品责任的理念；②医疗服务的公平性理念；③以人为本、以患者为中心的医疗保健服务理念；④医院风险管理理念；⑤重视提高服务效率和医院绩效评估的理念；⑥医院管理模式改革的理念。

3. 急诊医疗服务体系的质量控制

急诊医疗服务体系的质量控制包括：①落实急诊人员岗位责任制；②建立一系列的急症救治规范，急诊医务人员应按照医疗质量规范为患者提供服务；③解决好医疗质量控制中的效益问题，实现效率、效益、效果的统一，避免盲目的高医疗消耗；④实施标准化 ISO9000 认证；⑤对所有急救专业人员和管理人员进行 EMSS 培训；⑥应用患者结果、用户服务满意调查工具、系统运作信息来对 EMSS 的所有部分评价；⑦鼓励急救人员和非专业志愿者的合作，通过非专业人员评价医疗效果，完善相应计划。

随着社会的快速发展，急诊医疗服务体系不仅对医疗护理技术提出了更高的要求，而且对网络、信息、通讯、管理及各联动部门均有了更多的需求。为了适应新的形势，要求在急诊医疗救治体系、急救技术、质量控制、组织管理、信息网络、通讯等方面达到规范化、标准化，使急诊医疗服务体系走向科技化、现代化、国际化。

（李映兰）

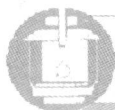

第二章 急诊科的设置与管理

急诊是所有医疗机构每时每刻都在进行着的工作，急诊工作是否及时、妥善，直接关系到患者的安危及预后，急诊医学的状况标志着一个国家、一个地区、一个医院的医疗救治和预防水平。自卫生部于1983年正式认可急诊医学为独立的二级学科以来，我国急诊医学得到迅速发展，各医疗单位纷纷设置独立的急诊室或急诊科。急诊科与其他临床科室相比，它始终处于处理急性病和危重患者的最前线，接待未经筛选的急症和危重症患者，予以初步诊断和处理，同时对其进行分诊，并提供进一步的诊断和治疗。

第一节 急诊科的任务与设置

一、急诊科的任务

1. 急救

制定各种急诊抢救预案，组织人力、物力对包括工厂、农村、家庭和交通事故现场等所有出事地点对生命受到威胁的患者进行及时、有效的抢救。

2. 急诊

对来急诊科(室)的患者进行预检急诊，并进行迅速的诊断和处理。

3. 教育与培训

急诊科必须配备经过急救医疗培训的技术骨干，并常规培训从事急救工作的管理、通讯、调度、运送等人员。同时，急诊科有义务开展对普通社区居民的急救知识普及教育培训工作。

4. 科研

开展有关初步急救、危重病医学、灾害医学、创伤、复苏以及急救医疗管理等方面的研究，促进急诊医疗体系的发展。

二、急诊科的设置

急诊科是抢救和治疗危重患者的主要场所，接诊的多是突发性的急危重症，所以急诊科的布局设置应从应急出发，有利于患者的就诊，有利于争分夺秒地对患者进行抢救。急诊科应设在医院显要位置，最好为独立的楼层，多位于医院的前侧部，有醒目的标志。急诊科应设有独立、宽敞的出入口，运送患者的车辆可直接到达科室门口或抢救室门口，有条件者可建立停机坪。门前应设有专用的停车场，以供急救有关的车辆使用。门内大厅宽敞，以利于担架、担架车、轮椅等出入，便于较多的患者与患者亲属作短暂候诊时停留。走廊须足够宽，一般以两边有候诊人员的情况下，担架能够顺利通过为宜。与住院部和门诊相连的通道应方便、宽敞。设有专门的通讯联络系统，以方便与其他各部门联系。

一般情况下，500张床位以上的医院设急诊科，500张床位以下则设急诊室。急诊科的面积应与医院的总床位数及急诊就诊人次成合理的比例。急诊科应设有患者候诊大厅、诊查室、各专科检查室、抢救室、观察室、治疗室、清创室、输液室，以及值班室、更衣室、储藏室、杂物间、污物处理间、盥洗间、厕所等辅助用房。有条件者则应设有急诊监护室(EICU)、手术室，配备挂号收费、药房、检验、放射、超声等辅助科室，使之成为既是强化的监护单元，又是与院内外相关部门迅速沟通的机构。各处均应有醒目标志，可在墙壁或地面标有引路标记，夜间有明显的指示灯表明各区域的位置。室内采光明亮，空气流通，或设置换气净化设备，如空气层流装置，保持适宜的温度及湿度。

1. 急诊分诊台

分诊台应设在急诊入口的显要位置，标志明显，出入方便；配备工作电话、对讲机、呼叫器等通讯设备，并备有平车、轮椅、候诊椅等。有条件者应安装电视监控系统。分诊台应备有常用的检查器材及有关记录用品，如体温计、听诊器、血压计、手电筒、压舌板以及常规化验用品，急诊挂号单、患者就诊登记本(或电脑录入系统)、护理记录本等。

预检分诊工作一般由经验丰富的护士担任，具体负责分诊、指导就诊工作，并执行与急诊有关的咨询与联络事宜等。对分诊的正确率要进行统计，制定出相应的要求与标准。

2. 急诊诊断室

急诊诊断室的医生由急诊专科医生与各科室派值班医生轮流担任相结合。设内科、外科、儿科、妇产科、眼科、耳鼻喉科、口腔等专科急诊诊断室以及隔离诊断室。还可以根据医院特点设立其他的专科诊室。其中对特殊诊室的要求是：

(1) 妇产科诊断室的设置要求：设产科诊查床、立灯、检查操作台，并备有清洁消毒液、棉球和纱布球、持物钳、窥阴器、骨盆测量器、胎心听诊器、长穿刺针头、产包、新生儿吸引器等专科器材与常规用品。

(2) 耳鼻喉科诊断室的设置要求：设有耳鼻喉科特殊检查椅、立灯、检查操作台、吸引器、明胶海绵、碘纺纱条、凡士林纱布、棉球、咽喉镜、额镜、耳镜、鼻镜以及酒精灯、麻黄碱滴鼻剂等器材和用品。

(3) 隔离诊室的设置要求：隔离室内应设有检查床、患者椅、办公桌、听诊器、电筒、体温计等常规的诊室器械；配备独立的洗手池、卫生间以及相应的消毒物品。隔离诊室还应有独立的进出通道。

3. 急诊抢救室

抢救室是抢救急诊病危患者的场所，由专职急救人员负责抢救工作。抢救室的布局应遵循方便、高效的原则，抢救室应靠近护士站，室内宽敞明亮，设有2套以上的电源系统，保证不能断电。墙壁上有常见危重症的常规抢救程序示意图。床位数按医院总床位数的5%～10%设置。使用抢救专用推床，每张床之间有隔帘，天花板上有悬挂式输液架(2～3个/床)；每个床头墙上配有足够的电源插座、中心供氧与吸引装置、床头灯；床头悬挂简易呼吸器，放置多功能监护仪；有条件者每床安放按摩床垫。此外，抢救室内还应备有除颤仪、呼吸机、临时起搏器、便携式多功能监护仪、便携式呼吸机、多导联心电图机、全自动洗胃机、加压输液泵、微量注射泵、血糖测试仪、氧气袋等。

抢救室内还需配备移动式抢救车，并标志醒目，放置于抢救室的中心位置。车内放置吸氧、吸痰用物、棉垫、绷带、气管插管盒（盒内备有大小喉镜片、镜柄、不同型号的气管导管及导芯、口咽通气管、压舌板、舌钳、开口器、牙垫、胶布等），简易呼吸器，常用抢救药物，复苏板，静脉输液用物等。此外，应备有运送用抢救箱1个，箱内配气管插管用物及抢救药品等。抢救室内应有器械柜，最好是嵌入式的，器械柜内备有各种急救消毒包，如气管切开包、心脏按摩包、深静脉穿刺包、胸腔闭式引流包、导尿包、洗胃包等，无菌手套、无菌敷料、夹板等。

有条件的医院，急诊科应设立各专科抢救间，如外科抢救间、脑血管病抢救间等。

4. 观察室

急诊观察室是为明确诊断，需短期观察与治疗，或对病情较重但又无需住院的患者提供诊疗的场所，观察时限一般为24小时，最多3～5天。观察床位数根据医院的总床位数及门诊急诊就诊人次设置。设有单独的医生办公室、护士站、治疗室、换药室、观察病房等，基本设置与普通病房相同。

5. 急诊监护室

急诊监护室（EICU）是专门收治急危重症患者并进行高级抢救、集中治疗和监护的场所。应选在急诊科较中心位置或相对独立的单元。由专职医护人员负责。床位数一般占医院内总床位数的1%～2%，常为圆形、长方形、U形布局。有中央监护台，能观察到所有危重症患者，各种设施、设备齐全，实行24小时连续不间断监护，发现异常及时抢救处理。

6. 急诊清创室或手术室

室内光线充足，空气流通，有冷暖设施，室内分无菌区、清洁区、污染区，有明显标志。配有无影灯或立灯、空气消毒机、诊查床、药品器材柜、各类无菌包、洗手池等。各类物品分类放置，符合消毒隔离规范。

第二节　急诊科的护理管理

急诊护理工作具有时间性、复杂性、社会性、多学科性和条件性等特点，护理管理的首要任务是保证及时、迅速、准确地抢救急、危重症患者。管理的核心是围绕提高急诊护理质量。

一、急诊科护理组织形式

护理人员是急诊科的基本力量，应相对固定。不管是急诊科还是急诊室，医院都应设独立编制的急诊护理单元，设立护士长1～2名，护士若干名，根据医院急诊工作的特点与规律设立护理小组长，由医院护理部统一管理。

二、急诊科护理人员素质要求

1. 思想素质

急诊护理人员对其所从事的事业所抱的态度与立场是最基本、最重要的素质。首先要热爱急诊护理工作，有高度的责任感和强烈的事业心。急诊工作繁杂，劳动强度大，要有不怕苦、不怕脏、大公无私的奉献精神，努力进取，不断创新。能理解和贯彻领导的决定和意图，有良好的道德品质和个人修养，有强烈的团队精神，善于协作，乐于助人。

2. 业务素质

急诊科的工作性质要求急诊护士不仅要有一定的人体健康与疾病的基础病理生理学知识，较广泛的多专科护理知识或实践经验，熟练掌握各种监护仪器的使用、管理、监测参数和图像分析及其临床意义，还要善于创新及应用逻辑思维发现问题和总结经验，能主动利用一切时机更新知识，将护理的新概念、新理论和新技术运用于临床急诊护理实践，并能撰写专业论文。

3. 心理素质

急诊工作的特殊性决定了护士应具备健康的心理素质，这样才能胜任急诊护理工作。急诊护士应具有稳定而乐观的情绪，坚韧不拔的意志。处理急救各项工作时沉着、冷静，保持头脑清醒，才能快速准确地实施抢救方案和护理措施，做到忙而不乱。更应具有敏锐的观察力和快速准确的判断力，遇到急、危重症患者和紧急情况时反应迅速，灵活应对。同时，和谐的人际关系，医护之间的默契配合可大大提高抢救成功率。还要对外来刺激有强烈的耐受力和自控力，能主动进行自我心理调适。

4. 管理素质

急诊科是一个社会的缩影，因此，急诊护理人员应具备护理科学管理知识，善于组织和管理你所在的护理单元。运用心理学知识和良好的沟通技能，在独立工作的情况下正确调节和处理好医护、医患、患患之间的关系，保证医疗护理工作的有序进行，使各种矛盾防患于未然。

5. 身体素质

急诊护理工作要求护士有健康的体魄、旺盛的精力和饱满的情绪，以适应急诊科紧张的工作要求。

三、急诊科护理人员编制与管理

急诊科护理人员配备应根据急诊科的规模、急诊工作量、所设专科等条件确定人员编制，并参考国家卫生部医院急诊科（室）建设方案所定标准执行。急诊科护士与病床配备要求：观察室，三级医院1:4~6，每班至少2人；二级医院每班至少1人；重症监护室，三级医院1.0~1.5:1（每班21人），二级医院1.0~1.2:1（可与抢救室合并计算，每班21人）；抢救室，三级医院1.0~1.5:1，二级医院1.0~1.2:1（每班至少21人）。急诊科护士应相对固定，要求接受过急诊专业培训，具有一定的临床经验和扎实的理论基础知识、娴熟的技术。设护士长1~2名，全面负责科室的协调管理工作，护士长由护理部领导，接受科护士长的指导。护士在护士长的安排下开展工作。根据工作需要设立数名责任组长，责任组长由主管护师或高年资护师担任，协助护士长开展管理工作，指导低年资护士的工作。卫生员及勤杂人员在护士的指导下，向患者提供系列的生活服务。

急诊科业务范围广，工作涉及部门多，护理任务重，护理人员也有一定的变动性，目前很多医院都将急诊科作为护士的院内培训基地，故应建立严格的培训制度，不断提高护理人员的技能水平，如组织护士学习相关法律法规，增强法律意识，树立自我保护意识；组织学习急诊护理知识，如心肺复苏术、气管插管术以及各种穿刺技术的配合与护理；组织学习各种急救、监护仪器设备的使用方法、参数调试、报警处理以及常见故障处理等。通过科内业务学习、自学、晨间提问、业务查房、病例讨论等，不断提高护士的业务水平。

四、急诊科主要制度与管理

健全的急诊科制度与管理是发挥其功能和避免医疗事故的重要保证，制度与管理的好坏直接影响急诊科的护理质量，而护理质量与患者的生命安危息息相关，直接影响到急危重症患者的抢救成功率、死亡率和病残率。因此，必须加强制度建设与质量管理，使急诊科的护理质量不断提高。

(一) 急诊科的质量管理

1. 急诊科护理工作的基本原则

(1) 以患者为中心的原则：这是急诊护理工作的首要原则，体现了医院"全心全意为人民服务""以患者为中心"的服务宗旨。急诊科的患者除了由疾病所带来的生理痛苦外，还处在复杂的心理应激状态。因此，急诊科的各项护理制度均应以患者的利益为出发点和归宿。

(2) 质量第一的原则：急诊科的患者大都病情紧急、变化快，每一项护理操作都可能影响患者的抢救成功率与致残率，因此，必须牢固树立并在所有护理操作中贯彻质量第一的观念，从而确保取得最佳护理效果。

(3) 标准化的原则：标准化是科学管理的基本思想，包括制定标准、贯彻标准以及修改完善标准的全部活动过程。在急诊科，各项技术和操作必须简单可行，清晰明了，具有科学性和先进性、可比较性的质量管理标准，以此作为全体护理人员共同遵守的准则和衡量护士工作的尺度。

(4) 数据为依据的原则：在急诊科的管理中，要突出量化管理的概念，注重数据的收集，利用各种能确切反映各种实际情况的数字和资料，对患者病情做出准确评估与处理，对抢救成功率、患者满意率和护士满意率等进行分析，总结经验和教训，不断改进管理方法，提高护理质量。

(5) 全面质量管理的原则：科学的管理应该是整个单位、整个管理过程、全员参与的活动。急诊科的护理工作涉及到院内院外的多个方面、众多人员，更需要树立全面质量管理的理念。急诊科的全面管理包括三个方面：①全系统的质量管理，即急诊科的所有要素都要纳入护理质量管理的范畴，包括人员、设备、技术、环境和时间等；②全过程的质量管理，即对急诊科护理工作的每个环节进行质量控制，包括基础质量、环节质量以及终末质量；③全员质量管理，即所有护理人员都是科室的管理人员，都对护理质量负责。

2. 急诊科护理工作的质量要求

(1) 以患者为中心，树立全心全意为人民服务的思想，具有良好的医德和献身精神，工作热情主动。

(2) 急诊科应配备与其任务、功能、规模相适应的急诊医疗设备和药品，至少具备"五机八包"(五机：呼吸机、心电图机、除颤仪、洗胃机、吸痰器；八包：静脉切开包、气管切开包、缝合包、开胸包、胸穿包、腰穿包、导尿包、接生包)。所有急诊物品要保持性能良好，做到"四定"：定品种、定数量、定位置、定专人管理；"三及时"：及时检查维修、及时补充、及时消毒，并严格交接班。

（3）所有抢救工作均有相应的时间要求，所有急诊"绿色通道"畅通，如急诊抢救患者到院后应立即开始处置；院内急会诊10分钟内必须到位；需紧急手术者30分钟内做好术前准备等。

（4）强调危重患者的抢救成功率，省市各医院级别不同，要求不同，一般要求三级医院急危重症抢救成功率≥85%，二级医院≥80%。

（5）各种抢救记录、表格、病历等必须清楚、完整、真实、及时。

（6）建立常见病、成批伤病员的抢救预案以及各种突发事件的应急预案，如急性心肌梗死的抢救预案、过敏性休克的抢救预案、气管导管脱出预案、突然停电预案等。护士应熟练掌握主要危急重症和生命支持治疗的基本技术，熟悉各种应急预案，能熟练操作各种抢救仪器，并能排除一般故障。

（7）定期组织业务学习，不断提高护士的急救水平。经常召开差错事故分析会，积极采取措施防范医疗事故的发生。

（二）急诊范围

1. 危重病

（1）呼吸、心脏骤停。

（2）各类休克。

（3）多发性创伤。

（4）心血管急症，如急性心肌梗死、急性心律失常、急性心功能不全、高血压危象等。

（5）呼吸系统急症，如大咯血、哮喘持续状态、急性呼吸窘迫综合征（ARDS）等。

（6）消化系统急症，如消化道大出血、急腹症等。

（7）神经系统急症，如脑血管意外、癫痫持续状态等。

（8）内分泌急症，如糖尿病酮症酸中毒，各种内分泌代谢危象等。

（9）多器官功能障碍综合征（multiple organ dysfunction syndrome，MODS）。

（10）其他危重病，如昏迷、中毒等。

2. 一般急诊

包括发热、心绞痛、眩晕、呕吐、腹泻、哮喘，耳道、鼻道、眼内、气管及食管内异物，急性外伤等。

（三）急诊主要工作制度

1. 预检分诊制度

（1）急诊预检分诊工作由熟悉业务、责任心强的护士担任。

（2）坚守工作岗位，临时因故离开时应由护士长安排能胜任的护士代替。

（3）工作热情主动，认真接待每位患者，简要了解其病情，重点观察体征，进行必要的初步检查及化验并记录，尽量予以合理的分诊。

（4）根据病情轻重缓急安排就诊顺序。

（5）对危重患者，立即予以紧急处理，及时通知有关医护人员进行抢救。

（6）遇有大批伤病员时，立即通知科主任、护士长及医务部组织抢救工作；对涉及刑事、民事纠纷的伤病员，及时向有关部门报告。

（7）做好登记工作，详细登记患者姓名、地址、联系方式、就诊时间、初步印象等相关资料。

2. 首诊负责制

(1)第一个接诊急诊患者的科室和医生为首诊科室和首诊医生。首诊医生发现涉及其他科或确系他科患者时，应该在询问病史、体格检查、写好病例并进行必要的处置后，方可请有关科室会诊或转诊，不得私自涂改科别，或让患者到预检分诊处更改。

(2)遇多发伤、跨科室疾病及诊断不明的伤病员，首诊科室和首诊医生应首先承担主要诊治责任，并负责及时邀请有关科室会诊，在未明确收治科室前，首诊科室和首诊医生负责到底。

(3)如需转院，在病情允许搬动时，由首诊医生向医务部汇报，落实接受医院后方可转院。

(4)涉及多科疾病患者的收治，首诊医生可组织会诊或由医务部协调解决，各科室均应服从。

3. 急诊抢救室工作制度

(1)急诊抢救室设备应齐全，制度应严格，积极组织对病情危重者的迎接、抢救工作。在抢救过程中，各有关科室应积极配合，不得推诿。

(2)抢救药品、器械、用物要保持完好率100%，做到"四定三及时"（即定品种、定数量、定位置、定专人管理，及时检查维修、及时补充、及时消毒），保证标签醒目，清点、取用方便，班班交接，并有记录。所有抢救物品一律不得外借。

(3)参加抢救的医护人员要严肃认真，动作迅速准确，在抢救过程中服从指挥，指挥者为在场工作人员中职务最高者，各级人员既要分工明确，又要密切协作。

(4)对抢救工作中的疑难问题，应及时请示上级医生，护士如遇操作困难，应及时向他人求助，迅速予以解决。要求做到观察仔细、诊治正确、处理及时、记录准确完整、交接班详细。

(5)在抢救执行口头医嘱时，护士应复诵一遍，保留安瓿，并详细及时记录于病历上，事后由医生及时补写医嘱，如遇特殊情况不能立刻补写医嘱与记录时，应在抢救结束后6小时内补写完善。

(6)各种抢救药物的安瓿、输液空瓶、血袋等应集中放置，以便查对与统计。

(7)遇到大批伤病员需同时抢救时，应及时报告护士长、科主任及医务部，以及时组织人力、物力进行抢救。

(8)建立抢救室探视制度，除工作人员外，其他非工作人员未经许可一律不得入内。

(9)在抢救过程中注意保护患者的隐私。

(10)抢救结束后，及时做好床旁处置、终末处置。

4. 急诊留观制度

(1)留观对象：①病情需要住院，但无床位，病情允许留观者；②不能明确诊断，且病情可能出现突然变化者；③某些急症，如高热、腹痛、哮喘等经过治疗，病情尚未稳定者；④某些特殊检查、治疗之后，如腰穿等，以及其他特殊情况需要留观者。但精神病患者不予留观，传染病须住隔离留观室。

(2)建立留观病历，观察室的医生及时查看患者，开具医嘱，并及时记录病情变化及处理经过。

(3)值班护士及时巡视病房，按医嘱进行诊疗护理并及时完善相关护理记录，密切观察患者，出现病情变化及时或随时报告值班医生。

(4)留观时间一般为 24 小时，最多 3~5 天，特殊情况例外。

(5)对可以离院的患者，医护人员应及时动员其出院，并开好诊断证明，详细交代注意事项。

5.急诊监护室工作制度

(1)监护室内保持清洁、安静、安全，实行封闭式管理，非有关工作人员不得入内。

(2)建立并严格执行监护室探视制度。

(3)监护室工作人员在工作时须坚守岗位，集中精力，不得擅自离岗。

(4)严格按医嘱对危重病患者进行监护，密切观察病情，准确清楚填写监护记录，发现病情变化及时报告医生。

(5)监护室护士必须熟练掌握监护仪器、设备的操作、常见故障处理，能够分析监护数据的意义。

(6)监护室抢救仪器、设备要按操作规程使用，建立贵重仪器使用登记卡。仪器使用前应熟悉其性能、注意事项与保养，做好使用记录。仪器使用后能正确调整、检查，做好消毒处理工作，有故障及时检查更新，使其处于完好备用状态。

6.急诊交接班制度

(1)坚持床旁交接，做到"三交、四清、三洁"，即口头交接、书面交接、床旁交接；病情清楚、医嘱清楚、用药清楚、记录清楚；患者皮肤清洁、衣物清洁、床单位清洁。

(2)交班时病房整洁、安静、舒适、安全。

(3)抢救物品、仪器和其他用物处于完好状态，账物相符，记录完整。

(4)交班时，应保持各类管道通畅，并标识清楚，妥善固定，符合护理要求；输液及其他药物计划按时完成；护理记录完整准确。

(5)坚持做到"交不清不接，接不清不走"。

7.涉及法律问题的伤病员处理制度

(1)对于自杀、他杀、交通事故、斗殴致伤及其他涉及法律问题的伤病员，医护人员应实行人道主义，积极救治。

(2)预检护士应立即通知护士长、科主任、医务部、保卫部门。

(3)记录患者姓名、详细地址、就诊时间、陪送人员及联系方式等。清楚准确、实事求是地书写病历，并妥善保管，切勿遗失或涂改。

(4)开具验伤单或诊断证明要实事求是，并经上级医生核准。对医疗工作以外的问题不随便发表自己的看法。

(5)如遇服毒患者，将其呕吐物、排泄物送做毒物鉴定。

(6)如遇昏迷伤病员，应与陪送人员共同清点其财物，有患者亲属在场时应在有第三者在场时交给其亲属，若无亲属则由值班护士代为保管，但应同时有 2 人签写财物清单，并交接班。

(7)涉及法律问题的伤病员在留观期间，应留患者的亲属或公安人员陪守。

（李　丽）

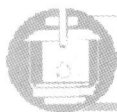

第三章 院前急救

院前急救是急诊医疗服务体系(EMSS)的一个子系统,是急救过程的前沿阵地。各种急危重症、意外伤害事故以及突发的灾难,均需要在现场进行紧急的初步救治,以维持伤病员生命体征的稳定,而后快速转送至就近的或有相应急救能力的医院做进一步的诊断和救治。现代医学告诉我们,猝死患者抢救的最佳时间是4分钟,严重创伤伤员抢救的黄金时间是30分钟。如果没有院前急救争取到这关键的几分钟或几十分钟,院内设施再好,医生的医术再高明,患者也难以起死回生。所以,院前现场急救是否及时、诊断是否正确、措施是否得当都将直接影响到患者的安危和治疗效果。

第一节 概 述

一、院前急救的研究范畴

院前急救的研究范畴包括:①建立完善的急救指挥系统与网络化管理;②急救伤病机制和抢救方法;③院前急救装备;④抢险救灾;⑤战地救护;⑥院前急救人才与群众自救的培训等内容。

1. 建立完善的急救指挥系统与网络化管理

急救指挥系统是指上下有合理的、健全的、强有力的指挥机构,从中央到地方,应是统一规划、统一建设、统一机构、统一指挥。急救网络化是指建立区、县急救网点,施行区域急救,其目的是保证患者就近获得迅速有效的救治。

2. 急救伤病机制和抢救方法

组织研究急救伤病的机制和抢救的方法,提高院前急救的成功率。

3. 院前急救的装备

筹措急救药品、物资,规划救护车和医院的急救装备,保证急救装备的合理化、完善化。

4. 抢险救灾

必须在平时做好应对灾难发生的应急准备并制定应急预案,一旦灾难发生,应立即启动应急预案。组织相关部门及人员赶赴现场,做好下列工作:①排除险情;②检伤分类,并根据不同的伤情给予不同处理;③现场施救;④转运和分流伤(病)员。

5. 战地救护

在战争情况下,对伤员进行包扎、固定、止血、转运等救护,以保护伤员生命,预防并发症，提高抢救成功率，降低伤残率。

6. 院前急救人才与群众自救的培训

院前急救人才与群众自救的培训，是发展我国院前急救事业的一个重要方面。首先要组织急救人员学习急救理论知识，掌握急救技能，熟悉急救仪器设备的使用，提高专业技术水平；其次，要培养急救人员高尚的医德医风，树立全心全意为患者服务的思想。另外，要普及群众急救知识，让群众懂得自救的重要性，从而克服院前急救人力、物力缺乏的弱点，在专业救护人员未达到之前，使患者得到妥善处理，降低死亡率，提高治愈率。

二、院前急救的特点

1. 社会性、随机性强

院前急救活动往往涉及到社会的各个方面，患者的随时呼救、病种的多样性、意外伤害事故以及突发的灾难都具有不可预测性，要求医护人员急救理论和技能掌握全面。这就使院外急救逾越了传统的分科范围。

2. 时间紧迫性

院前急救应充分体现"时间就是生命"的急救意识。一有呼救立即出车，一到现场立即施救。即使对无生命危险的急诊患者也要紧急处理，不容迟缓。其次，紧急不仅表现在对患者的救治上，也表现在缓解患者及其亲属心理上的焦虑和恐惧。

3. 流动性强

院前急救流动性大，服务区域广。可以是就近的工厂、学校或居民点，也可以跨区域，对重大灾害事故进行增援。

4. 救治环境的局限性

现场急救条件大多较差；地方狭窄、光线暗淡、人群围观、险情未排除及转运途中的噪声、震动等均给听诊、监测生命体征、注射等救治工作带来困难。

5. 病种多且复杂

急救患者的疾病涉及临床各科，院外急救无时间和无条件作鉴别诊断，在短时间内需要进行初步诊断和处理，只能以对症治疗为主。所以要求急救人员必需掌握常见急危重症的救治程序和护理。

6. 体力劳动强度大

现场急救，有时要弃车步行，有时要爬上高楼搬运伤病员，还要随身携带急救药箱和急救用品，这些活动均需付出较大的体力劳动。所以，要求急救人员还要有良好的身体素质。

三、院前急救的任务

1. 平时急救患者的院前急救

这是院前急救主要和经常性的任务。急救患者一般有两类：一类为短时间内有生命危险的危重患者，例如猝死、淹溺、窒息、休克、严重创伤等。对于此类患者，要做好现场的紧急处理，如心肺复苏、畅通气道、止血等，待生命体征初步稳定后在严密监护下转运至急诊科。第二类为病情紧急但短时间内尚无生命危险的患者，例如四肢骨折、急腹症、哮喘急性发作等，对此类患者院前急救的目的在于稳定病情、减轻患者在转送过程中痛苦，防止再损伤，视病情和条件采取 输液、止痛、包扎、固定、解毒等措施。

2. 大型灾害、事故或战争中的院前急救

在发生自然灾害、重大事故或战争后，伤员数量大，伤情复杂，重危伤员多，所以除了应做好医疗急救外，还要注意在现场与其他救灾队伍，如消防、公安、部队等部门的密切配合。加强现场伤员分类和救护，并根据具体情况进行及时分流，转送到预定医院。

3. 特殊任务时的急救值班

特殊任务时的急救值班是指当地的大型集会、重要会议、国际比赛、外国元首来访等救护值班。要求急救系统处于一级战备状态，随时应对可能的突发事件。

4. 通讯网络中心的枢纽任务

院前急救的通讯网络在整个急救过程中起着承上启下、沟通信息的枢纽作用。它包括三个方面的任务：一是负责接收急救信息；二是负责传递信息；三是负责指挥调度。

5. 肩负着社会教育的责任

第一目击者如果争分夺秒不失时机地在现场抢救急危重症或意外伤害导致生命垂危的伤病员，将大大减少伤病员的死亡率。因此，全社会应大力普及救护知识，提高全民的急救意识，掌握自救及互救的技能，为进一步救治赢得时机。平时可通过广播、电视、报刊、网络进行教育宣传，以及各种急救知识与急救技能培训班，如现场心肺复苏术、如何与急救中心联络，同时还应该让患者及其亲属明白患者在有生命危险的情况下，不能被送到他们自己所选择的医院等，从而提高与普及全民自救与呼救水平，达到挽救生命、减少伤残的目的。

四、院前急救的原则

院前急救总的任务是维持患者的生命、防止再损伤、减轻患者痛苦，为进一步诊治创造条件，提高抢救成功率，减少伤残率。其原则包括：

(1)先救治后运送：过去的急救办法是"抬起就跑"，致使不少患者丧失了救治的最佳时机。现在则采取先救后送。对垂危重伤病员应先做开放气道、心肺复苏、控制出血、骨折制动、止痛等重要而有价值的工作后再转运。

(2)先重伤后轻伤：优先抢救危重患者，后抢救病情较轻者。遵循"先重后轻"的原则。

(3)急救与呼救并重：当有成批伤病员时，又有多人在现场的情况下，急救与呼救同时进行，以尽快得到援助。只有一人在现场则应先施救，然后再呼救，以取得援助和法律见证人。

(4)先排险后施救：是指在实施现场救治前，先要排除环境危险，再实施救治工作。如救治电击伤患者，应先切断电源后再进行救护；如各种气体中毒现场，应先将患者脱离险区再进行救护；以保证救护者与患者的安全。

(5)救治、监护与转运的一致性：在转运途中要密切观察伤病员的病情，不要终止抢救措施，如除颤、气管插管、面罩加压通气、心肺复苏术等，而且要减少颠簸、注意保暖，以使伤病员平安到达目的地。

(6)先复苏后固定：有心跳、呼吸骤停又有骨折者，应首先实施心肺复苏术，心跳呼吸恢复后，再进行骨折固定。

(7)先止血后包扎：有大出血又有创口时，首先应采取各种方法止血，然后再消毒伤口进行包扎。

(8)争分夺秒，就地取材。

（9）保留并低温保存离断的肢体或器官。

五、院前急救伤员的分类

1. 现场伤员分类的意义

灾害发生后，伤员数量大，伤情复杂，重危伤员多。要解决这些矛盾，就要做好伤员分类。伤员分类的目的就是要按伤情的轻、重、缓、急，迅速安排伤员救治的先后次序。伤员分类是灾区院前急救工作的重要组成部分，做好伤员分类工作，以保证充分地发挥人力、物力的作用，使需要急救的轻重伤员各得其需，使急救和转运工作有条不紊地进行。

2. 现场伤员分类的要求

（1）边抢救边分类，坚持救人第一的原则。

（2）分类应按照先重后轻、突出救治重点的原则。

（3）分类应该有组织、有指挥地进行。

（4）分类应快速、准确、无误。

3. 现场伤员分类、转送的判断方法

根据患者伤情的轻重缓急，突出重伤是转送的重点。其先后顺序是：

（1）伤情严重，危及生命，需要立即实施手术的伤员：如活动性大出血、开放性气胸、重度颅脑外伤、急性心脏压塞等。

（2）伤情较严重，暂无生命危险，但需要早期手术的伤员：如四肢开放性骨折、腹部穿透伤、面部烧伤等。

（3）伤情较轻，可稍后进行手术处理的伤员：如一般软组织损伤、四肢闭合性骨折等。

（4）不需要手术处理的伤员：如扭伤、挫伤等。

4. 现场伤员的分类与标记

（1）第一急救区——红色：伤情严重，危及生命者。

（2）第二急救区——黄色：严重，但无危及生命者。

（3）第三急救区——绿色：受轻伤者，可以自己行走。

（4）第四急救区——黑色：死亡伤病员。

分类卡由急救系统统一印刷，挂在伤员身上的醒目处，通常挂在伤员的左胸衣服上，卡的背面有扼要病情转归，随伤员携带。

六、急救指挥系统与网络化管理

（一）我国城市院前急救模式

目前，我国城市院前急救组织管理形式，按照其与医院关系主要可分为以下几种模式：

1. 广州模式——指挥型

由急救指挥中心负责全市急救工作的总调度，以若干医院急诊科为区域，按医院专科性质分科负责急救的模式。其流程为：求救者通过120电话向市急救指挥中心呼救，当接到电话后，指挥中心立即通知该区域院前急救任务的医院急诊科，急诊护士接到电话指令后，由值班护士按病情通知有关专科医生、护士及驾驶员赴现场抢救，然后监护运送患者回本院继续治疗。其特点是急救中心为单纯性的指挥中心，与各医院无行政的隶属关系，具有投资少，充分利用现有的医疗资源，合理安排急救半径的优点。

2. 重庆模式——依托型

急救中心依托于一家综合性医院，拥有现代化的急救仪器设备和救护车，经入院前处理后可送到附近医院或重庆市区内大学的附属医院。其流程为：求救者向市县救护中心呼救，救护中心的入院前急救部派人派车到现场，然后监护运送患者回急救中心，由院内急诊科继续治疗。其特点是投资少，对入院前患者处理能力较强。

3. 上海模式——指挥协作型

院前急救由急救中心及其所属分站与该市若干医院紧密协作完成。急救中心的功能与广州市急救指挥中心相同。没有院内部分，但编制有专业院前急救医务人员和车管部门，院前救护系统和协作医院关系主要是业务协作。其流程为：求救者通过120向急救中心呼救，急救中心调度室调度派就近分站出车出人到现场急救，然后监护运送患者到协作医院。其特点是管理集中，院前反应速度快。

4. 北京模式——独立型

急救中心由指挥调度科、院前急救科、院内急诊科、重症监护室、住院病房组成。急救中心拥有现代化的调度通讯设备，可以和市政府卫生局、北京各大医院直接进行通信联系。部分急救患者经院前抢救处理后转送急救中心继续治疗，多数患者则转运到其他医院。急救中心是北京市院前急救和重大急救医疗任务的统一指挥、调度和抢救中心。其特点是急救中心具有院前、院内、重症监护和住院部，可独立完成急救任务，工作质量和流程易于保证，部门间协作性好。但由于未能充分利用其他医院的急救资源，造成资源浪费，同时自身成本增加。

5. 香港模式——联动型

香港急诊医疗服务有两部分，即院前救护服务和急诊医疗服务。日常的院前急救任务由消防部门提供，所有的政府救护车都归消防署管理及控制。呼救电话采用与消防、司警统一的通讯网络，为"999"。接到求救电话后，消防署从就近的救护站派出救护车赶赴现场，把患者送到医管局所辖的医院或患者指定医院。除救护车外，救护站还配有救护摩托，它主要在标准救护车因交通堵塞而延误到达现场时发挥作用。另外，还有一种名为"流动伤者治疗中心"的救护车辆。这种流动救护中心备有充气帐篷、各种急救器材以及外科手术仪器，供医生进行初步手术之用。

(二)院前急救指挥系统

1. 院前急救中心的设置

(1)数量：一个拥有30万人口以上的区域应该设置院前急救中心。可设在某一个医院内，也可设在医院外，有独立的"120"急救专用电话和其他基础设施。一个区域只设一个院前急救中心，既有利于专业院前急救队伍的发展，也有利于急救力量的集中和协调。

(2)地点：急救中心地点应符合以下条件：①在区域中心地带；②交通方便车辆进出；③设在医院内也可设在医院外，设在医院外时最好靠近大医院，以保证急救质量。

(3)基本设施：急救车辆、车修设备、医疗药品及器材、通信设备、电脑设备、教学科技设备、生活设备及其他必需设备。

(4)区域人口与急救车辆比例：急救车辆数量的配置，原则上每5～10万人口配1辆急救车，急救车性能完好能满足急救需要。

(5)随车医护人员、驾驶员配置：原则上每辆救护车与医护人员比例为1:5；每辆救护车配 1 名驾驶员。

（6）急救半径与反应时间要求：急救半径是指急救单元所执行院前急救服务区域的半径，它代表院前急救服务范围的最长直线辐射距离，缩小急救半径是急救单元能快速达到现场的重要条件之一，城区急救半径应≤5km。反应时间是急救中心调度室接到呼救电话至急救车到达现场所需的时间。反应时间长短是判断院前急救服务功能重要的综合指标之一，市区要求 15 分钟以内，条件好的区域要在 10 分钟以内，郊区要求 30 分钟以内。

2. 急救指挥系统的任务

（1）保证方便快捷，呼叫灵敏的通讯网络：要成功地处理好灾区急救现场各项工作，良好的通讯是必不可少的。它需要尽可能大的通讯覆盖面积，以便及时接到呼救，协调院前急救，在大型灾难中更好地发挥组织和指挥作用。

（2）建立布局合理，急救半径小的急救网点：以便接到呼救后急救人员在尽可能短的时间内赶到现场，展开急救工作。

（3）具有对大型抢险救灾的指挥和调度能力：有统一的领导和调度才能保证迅速而有条不紊地开展救治工作。卫生行政部门和各急救中心以及横向有关单位接到急救指挥部呼叫信息后，应作为指令性任务执行。能调动各急救单元服从统一的指挥和安排，互相协作，共同完成急救任务。

（4）安全护送：安全护送包括监控灾区现场的安全。联动有关部门及单位，恢复正常秩序，是为了消除危险，防治混乱，有利于抢救和运送伤病员，缩小灾情。尤其是有大批伤员的情况下，只靠医护人员是完不成护送任务的，还需要其他技术力量的支持。

（5）加强急救普及化、急救网络化和急救专业化的建设：为了让院前急救取得更好的效果，使伤病员在急救人员未到达之前得到妥善的处理，降低死亡率，提高治愈率，普及群众急救和自救知识势在必行；培养专业的急救人员、制定医学急救总体方案、研究急救伤病机制和抢救方法，使急诊医疗服务体系成为无缝隙的生存链。

3. 急救系统网络化建设与管理

（1）急救网络化的设置：建立健全的院前急救网络，实行区域急救的原则，其目的是保证患者能就近获得迅速有效的救治，也避免急诊患者过度集中在一个或少数医院，而造成该院急诊患者多而耽误抢救时机。各市、区、县将卫生行政部门所辖范围内的医院急诊科、社区医院纳入院前急救网络系统中，各网络医院按统一标准配备救护车、抢救仪器、通讯设备等，形成以市急救指挥调度为中心，各医院急诊科为急救站的急救网络，覆盖每个角落，并加强与交通、消防各部门的横向联系。明确各急救单元的职责和功能定位。急救中心按照统一受理、统一指挥、统一调度、就近出车的原则，调动急救网络的急救车，在最短的时间内到达呼救地点。

（2）良好的系统通讯网：建立顺畅、实时的现代化急救通讯信息系统是院前急救的首要环节。

①急救电话的畅通：中国大陆的电话呼救信号全国统一为"120"，香港地区为"999"。电话呼救是求救于附近急救站、医疗单位，是急救中重要而基本的举措。电话线路要满足需要进线，24 小时有专职指挥调度人员职守。

②自动显示呼救方位与救护车的动态变化：在调度室和救护车上安装 GPS 卫星定位系统和无线计算机网络电子地图。这样，急救车待命、执行任务与返回的动态变化可在电脑屏幕

上显示。一有呼救电话，即能准确定位呼救方位，并按照电子地图指引，迅速到达目的地。

③自动记录呼救时间、地址、电话号码，自动同步录音：患者或其亲属的呼救，计算机会自动将电话号码、家庭地址、来电时间显示在电脑屏幕上，调度员与呼救者的对话也会自动录音。这不但能提高调度的效率，也可避免医疗纠纷的发生。

④急救资料储存：将急救出车次数、人次、千米次、病种分类、病情程度、疗效、收费、油料消耗等输入计算机储存，并可在调度过程中完成统计，这样可即时查阅有关的资料。也可按报表提供的数据事后输入计算机，以备查阅。

⑤危重患者资料存储与提供医疗咨询：将危重患者的病情输入电脑储存，一旦遇有持卡者需院前急救，即可通过计算机查询既往病史，以节约时间，提高抢救成功率。

七、急救用品的配备

院前急救的现场处理和途中监护，需要一定的器材、仪器和药品，我们平时应将这些物资准备充分，并保证性能完好，只要有需要即可投入使用，以免延误抢救时机。

(一)救护车的装备

1. 急救器材

听诊器，血压计，体温表，舌钳，开口器，压舌板，氧气面罩或输氧管，手电筒，止血带，压脉带，各种型号的一次性注射器数支，输液器若干副，气管导管，口咽通气管，腹穿包，胸穿包，叩诊锤，络合碘，75%乙醇，消毒敷料，棉花和胶布，绷带若干，固定用小夹板，外科器械包(止血钳若干把，刀片，缝针，缝线若干，弯盘2个)。

2. 急救药品

各种急救药品根据需要可备3～5支，比较常用的急救药可备6～10支，用原装盒装好，并在盒外标以醒目的标志，按照一定的顺序排列，以便应用时一目了然，随手可取。常用的急救药品有：

(1)呼吸兴奋药：尼可刹米、洛贝林。

(2)拟肾上腺素药：肾上腺素、去甲肾上腺素、异丙肾上腺素、多巴胺。

(3)强心药：毛花苷C或毒毛花苷K。

(4)血管扩张药：硝普钠、硝酸甘油、酚妥拉明。

(5)抗心律失常药：利多卡因、普罗帕酮(心律平)、胺碘酮。

(6)利尿药：呋塞米、氢氯噻嗪(双氢克尿噻)。

(7)激素类药：地塞米松、垂体后叶素、甲基强的松龙。

(8)抗胆碱药：阿托品、山莨菪碱、东莨菪碱。

(9)镇痛、镇静药：哌替啶、吗啡、苯巴比妥、地西泮、氯丙嗪、异丙嗪、水合氯醛。

(10)解毒药：纳络酮、解磷注射液、亚甲蓝、硫代硫酸钠。

(11)止血药：血凝酶(立止血)、酚磺乙胺(止血敏)、维生素K_1。

(12)其他药品：50%葡萄糖注射液、20%甘露醇注射液、5%碳酸氢钠注射液、10%葡萄糖酸钙注射液、注射用水及各种大输液液体(如0.9%氯化钠注射液、低分子右旋糖酐、血浆制品等)。

3. 急救设备及仪器

5～10 L氧气瓶2个，吸引器，输液装置，气管插管盒，简易呼吸器，带电池的除颤仪、心电图机及监护仪,有条件者可配心肺复苏器等。

急救器材和药品可放置在专门的急救箱内,排放有序、合理,以便急用。

(二)急救盒

急救盒又称保健盒,适用于冠心病患者随身携带,一旦出现心绞痛或心肌梗死即可使用。急救盒市场有售,一般配有下列药物:①亚硝酸异戊酯0.2 mL×2支;②硝酸异山梨酯(消心痛)5 mg×10片;③罂粟碱3 mg×10片;④地西泮(安定)2.5 mg×10片;⑤硝酸甘油0.5 mg×10片。

注意急救盒内药品的有效期,过期或变质应及时更换,硝酸甘油片应避光储存。

第二节　院前急诊护理

随着社会的进步和医学的发展,院前急救已成为急救医学的首要环节,院前急诊护理则是院前急救的重要组成部分。当接到呼救信号后,护士随同医生赶赴现场,在院前工作现场救治与转运中,要配合进行较多的护理操作技术。利用所携带的药品、仪器设备等对患者立即进行救治,以达到保护患者生命、缓解痛苦、防止再损伤的目的。在急救中,主要护理工作包括护理评估、救护要点、伤员的转运与途中护理。

一、护理评估

院前急救的原则包括:①立即使患者脱离险区;②先救命后治病;③果断迅速,分秒必争,评估、抢救、治疗、转运同步进行;④加强途中监护并详细记录。根据以上原则,救护人员到达现场后,护士应配合医生果断而迅速地评估直接威胁患者生命的险情和伤(病)情,同时迅速对患者进行全面体格检查,尤其对于因创伤所致的昏迷患者,从外观上不能确定损伤部位和伤情程度时,体格检查越早越仔细越好。

(一)现场环境评估

快速评估造成事故、伤害及发病的原因,是否存在对救护者、患者或围观者造成伤害的危险环境。如对触电者,必须先切断电源;气体中毒者,应疏散围观者,使空气流通,必要时医护人员做好防毒防护措施后,再进行救治。

(二)患者病情评估

1. 首先评估生命体征,以判断病情危重程度

(1)意识:采用格拉斯哥昏迷评分法,判断患者意识状态,如对患者呼唤、轻推患者肩膀、指掐人中穴位等,观察患者有无呻吟、睁眼或肢体运动等反应;如对上述刺激无反应,则表明意识丧失,已处于危重状态;进一步查看瞳孔是否等大等圆,对光反射是否灵敏。瞳孔缩小与中毒有直接关系,瞳孔不等大说明可能存在颅脑损伤,瞳孔散大固定意味着心跳可能已经停止。

(2)呼吸:检查者将自己面颊贴近患者的口鼻处,通过一看(眼看胸廓有无起伏)、二听(耳听有无气流的声音)、三感觉(面感有无气体的排出)的方法来判断患者自主呼吸是否存在。对呼吸存在的患者注意测呼吸频率,观察其深浅度、节律有无改变,有无呼吸困难、被动呼吸体位、发绀及三凹征。如出现叹息样呼吸、间断呼吸、潮式呼吸提示病情危重,如出现呼吸停止,应立即进行人工呼吸。

（3）循环：测量患者血压，常规测量肱动脉压，血压过高需立即降压处理，血压过低说明有失血或休克存在。测量患者脉率及脉律，常规触摸桡动脉，猝死患者触摸颈动脉，注意脉搏的快慢、强弱及节律，缺氧、失血、疼痛、休克时脉搏加快、变弱；心律失常出现脉搏不规则；桡动脉摸不清，说明收缩压＜80 mmHg。

（4）体表温度：通过触摸患者皮肤，了解有无发热、湿冷；观察皮肤有无发绀、花纹出现。肢端冰凉或皮肤花纹出现，说明末梢循环不良，是休克的主要表现之一。

2. 创伤患者全身各部位的评估

对创伤患者应根据伤情对患者头、颈、胸、腹、脊柱、骨盆及四肢进行检查，迅速检查受伤部位。

（1）头部体征：

1）口：口腔内有无呕吐物、血液、食物或脱落牙齿、义齿，应及时清除，防止窒息；观察口唇色泽，有无发绀及破损，有无因误服腐蚀性液体致口唇及黏膜烧伤或颜色改变；通过患者呼吸，注意有无特殊的口腔异味。

2）鼻：鼻腔是否通畅，有无呼吸气流，有无血液或脑脊液自鼻孔流出，鼻骨是否完整或变形。

3）眼：观察眼球表面及晶状体有无出血、充血，视物是否清楚。

4）耳：耳郭是否完整，耳道有无异物，有无液体流出，如有血液或脑脊液流出，则提示有颅底骨折，并检查听力如何。

5）面部：注意观察脸色是否苍白或潮红。

6）头颅：注意头颅有无外伤，有无血肿或凹陷。

（2）颈部体征：注意有无颈椎损伤，小心地检查颈部的外形及活动情况，有无出血、血肿、颈项强直；如有颈椎损伤，即用颈托固定制动，防止在搬运时加重损伤；触摸颈动脉的强弱和脉率。

（3）脊柱体征：在未确定是否存在脊柱损伤的情况下，切不可盲目地搬动患者。检查时，用手平伸向患者后背，自上而下触摸，检查有无肿痛或形状异常。如有脊柱损伤，搬运时需保持身体正轴成一直线，防止脊柱扭曲。

（4）胸部体征：检查锁骨有无异常隆起或变形，在其上稍施压力，观察有无压痛，以确定有无骨折并定位；检查胸部有无创伤、出血或畸形，吸气时胸廓起伏是否对称，气管是否居中，有无异常呼吸。另外，通过双手轻轻在胸部两侧施加压力，检查有无肋骨骨折。

（5）腹部体征：观察腹部外形有无膨隆、凹陷，腹式呼吸运动情况以及有无创伤、出血，腹部有无压痛或肌紧张等，确定可能损伤的脏器及其范围。

（6）骨盆体征：两手分别放在患者髋部两侧，轻轻向两外侧施加压力和向内挤压（即骨盆分离试验和骨盆挤压试验），检查有无疼痛或骨折存在。观察外生殖器，检查有无明显损伤。

（7）四肢体征

1）上肢：检查上臂、前臂及手部有无形态异常、肿胀或压痛。如患者神志清楚，能配合体检，可以让患者自己活动手指及前臂；检查推力和皮肤感觉，并注意肢端、甲床血液循环。

2）下肢：用双手在患者下肢同时进行检查，看有无变形或肿胀，两侧相互对照，但不要随意抬起患者的下肢，以免加重伤情。还有注意检查足背动脉搏动情况。

上述评估应迅速而有条理，而且应根据患者的不同情况其重点评估的内容也不同，这就要求我们的医护人员有丰富的院前急救经验。对于不能确定的创伤患者,原则上尽量不移动患者身体,以免移动时加重伤情。

二、救护要点

在做完护理评估后,护士应配合医生对患者进行急救处理,常规的急诊护理措施包括给患者合理舒适的体位,建立静脉通路以维持循环功能,保持气道通畅以维持呼吸功能,维持中枢神经系统功能,为创伤患者松解衣服,协助电除颤、心电图检查及对症处理,如包扎、固定、止血、解痉、止痛、止呕、止喘等。

1. 根据病情,协助患者取合理舒适的体位

(1)休克患者取中凹卧位:抬高头胸部10°~20°,抬高下肢20°~30°。抬高头胸部,有利于保持气道通畅,改善通气;抬高下肢,有利于静脉血回流,增加心排出量。

(2)昏迷患者取平卧位时将头偏向一侧或取侧卧位,以防止分泌物、呕吐物吸入气管而窒息。

(3)呼吸困难患者取半坐卧位或端坐位,可以减少静脉回流,减轻肺淤血和心脏负担,并且使膈肌下移,能增加肺活量,有利于改善呼吸。

(4)脑外伤患者取头高足低位,患者仰卧,头部垫高15~30cm,以减轻颅内压,防治脑水肿。

(5)猝死者将其置于复苏体位(即仰卧位),并置于硬地板或木板上,进行现场心肺复苏术。

(6)其他体位,腹痛患者曲双膝于腹前,以减轻腹部张力,缓解疼痛;脚扭伤导致肿胀时,应抬高下肢,以利于血液回流。

2. 维持循环功能

(1)建立有效的静脉通路,对创伤出血、休克等危重患者,保障快速而通畅的输液通道,对在短时间内扩充血容量极为有力。对于所有需要建立静脉通道的院前急救患者,应尽量选用留置针进行静脉输液,一方面可以保证液体的快速输入,另外在患者躁动、体位改变和转运中均不易脱出血管外或刺破血管。必要时建立多条静脉输液通道。

(2)心脏骤停者,给予心肺复苏术。

(3)对于心血管病患者,遵医嘱给予扩血管药、降压药、强心药、利尿药及抗心律失常治疗。

3. 保持气道通畅,维持呼吸功能

(1)昏迷患者开放气道采用仰头抬颏法,疑有颈椎受伤者应采用托下颌法,保持气道通畅。

(2)给予氧气吸入,及时清理呼吸道分泌物、口腔内异物,并注意查看有无舌后坠,如现场无吸引装置,可用手指缠上纱布,将口腔内污物清除干净。

(3)心脏骤停的患者予以简易呼吸器辅助呼吸、气管插管等。

4. 维持中枢神经系统功能

对急性脑血管意外、颅脑外伤、癫痫发作的患者,应及时遵医嘱给予脱水降颅压、护脑治疗。

5. 创伤患者松解衣物方法

在院前急救现场中处理猝死、创伤、烧伤等患者时，为了便于抢救和治疗，均需适当地脱去某些衣服、鞋、帽。尤其是创伤、烧伤的患者，衣服不仅掩盖了真实的创口或出血，且有污染作用。具体松解衣物的方法是：

（1）脱上衣，应先健侧后患侧，情况紧急时，可直接使用剪刀剪开衣袖，以赢得时间和减少意外创伤。

（2）脱长裤，应置患者于平卧位，解开腰带及纽扣，从腰部将长裤推至髋下，保持双下肢平直，不可随意抬高或屈曲，将长裤平拉下脱出。如确知患者无下肢骨折，可以屈曲，小腿抬高，拉下长裤。

（3）脱鞋袜，应托起并固定住踝部，解开鞋带，向下再向前顺足型方向脱下鞋袜。

（4）脱头盔，应用力将头盔的边向外侧扳开，再将头盔向后上方托起，即可去除。

三、伤员的转运与途中护理

大量事实证明，不搬运、少搬运对伤病员是有利的。但现场的各种救治条件是有限的，为了使伤病员脱离危险地带，急救人员在现场对患者实施完开放气道、心肺复苏术、控制大出血、骨折制动、止痛等重要而有价值的工作后，须迅速将患者转运到安全、理想的医院进一步救治。为了提高抢救成功率，减少致残率，在转运途中，应坚持救治、监护与转运的一致性原则。所以，各种医疗运输工具，除运输之用外，还必须成为途中监护、急救的场所，才能使患者安全达到目的地。

1. 常用转运工具的特点

担架车、救护车、列车、轮船、飞机是常用的医疗运输工具，应根据不同的灾情、病情，选用合适的转运工具。

（1）担架：担架转运患者具有舒适、平稳、对伤员影响小，不受道路及地形限制的优点。担架工具不足时可以就地取材，临时制作使用。担架转运患者的缺点是速度慢，占用人力多，体力消耗大，受气候环境的影响大。

（2）救护车：救护车具有速度快、机动，受气候影响小的优点。救护车转运患者的缺点是颠簸，不便于途中的救护，而且有的患者晕车，出现恶心、呕吐会进一步加重病情。

（3）轮船：轮船转运患者具有平稳、运输量大的优点，其转运的缺点是速度慢、噪音大、风浪大时颠簸厉害，极易引起晕船。

（4）飞机：飞机转运患者具有速度快、效率高、平稳舒适，不受道路、地形的影响的优点。其转运的缺点是随着飞行高度的上升，空气中的氧含量减少，氧分压下降，对肺疾患的患者会导致缺氧加重。另外，飞机在上升或下降时气压的变化，会使开放性气胸的患者纵隔摆动；对腹部伤的患者会导致腹部手术后的患者疼痛加重，伤口缝合口裂开；外伤导致脑脊液漏的患者，气压低时会增加漏出量。

2. 途中护理

（1）体位：根据不同的运输工具和病情不同的患者，协助患者取合适的体位，如恶心、呕吐、昏迷、颅脑损伤患者应取侧卧位，平卧位时使头偏向一侧。

（2）担架转运护理：担架在行进的途中，担架员的步调力求协调一致、平稳，防止摆动加重患者的痛苦；患者卧于担架时，应使患者的头部在后，下肢在前，以便随时观察病情变化，并注意防雨、防寒、防晒。

（3）脊柱损伤患者转运的护理：对于脊柱损伤患者，应保证患者躯干正轴成一直线，并且在担架上垫硬板，让患者平卧；如为颈椎损伤患者，应用沙袋或颈托固定颈部，使头部制动，防止在行进途中加重损害，甚至危及生命。

（4）留有止血带患者的护理：使用止血带的伤员，应每隔1~2小时松解止血带1次，每次2~3分钟，并记录松解的时间。

（5）转运途中患者生命体征的监护：途中要加强生命体征及病情的观察，随时监测患者体温、脉搏、呼吸、血压、心律、心率、意识、瞳孔、面色、出血等情况。如对颅脑损伤患者，应注意观察双侧瞳孔是否等大等圆，对光反射是否灵敏，如有头痛、呕吐、心率变慢时为颅高压症状，应立即报告医生，并做好记录。

（6）长途转运患者的护理：对于长途转运的患者，要做好生活护理，积极预防并发症。根据病情定时给患者翻身、拍背，防止压疮的发生和感染；协助口腔护理，保持口腔清洁，无异味。协助大小便；协助进食；根据气候的温度随时增减衣被，防止感冒而加重病情。

（7）大批量伤员的转运护理：对于成批伤员的转运，要做好检伤分类及明显标志，要做到勤查体、勤询问、勤处理、勤巡视，及时发现病情变化，及时处理。全面观察，并重点监护病情危重者。

（8）采用飞机转运患者的护理：对于飞机转运的患者，由于高空温度、湿度较低，人工气道建立者应配用雾化器、加湿器，保持氧气湿润，防止气道分泌物粘稠结痂，吸引不畅；气管导管的气囊内注入的空气量要适当减少，以防空中气压降低气囊膨胀压迫气管黏膜而致缺血性坏死；脑脊液漏者，要用多层纱布加以保护，防止逆行感染；昏迷患者要用纱布覆盖眼球，并定时滴眼药水或眼膏，防止角膜干燥。

（9）留置有各种引流管、气管插管患者转运时的护理：转运途中，应确保各种管道通畅，有效。防止脱出、坠入、阻塞、扭曲、移位等，转运前要固定牢固，引流管要留有一定的长度，翻身时避免过度牵拉；脱出的导管不要随意插入，防止带入细菌导致感染。

（10）转运途中患者突发意外的急救：转运途中要加强生命的维护，一旦出现病情突变，应在途中进行紧急救护，如心肺复苏术、电击除颤术。

（11）转运途中患者的病情记录：转运途中做好病情观察、护理、治疗、抢救等有关医疗文件的记录，到达目的地后做好患者的交接工作。

（王珊苹　李　丽）

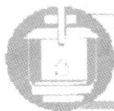

第四章 重症监护

重症监护是一门新兴的跨学科性学科，其任务是运用危重症医学理论，集具有抢救危重患者经验的专业人员和现代化的监测与治疗仪器为一体，加强对危重患者的集中治疗及护理，以争取患者尽可能高的存活率和生存质量为目的。鉴于此，国家卫生部已明文规定将重症监护室（intensive care unit，ICU）列为评定医院等级的重要标准之一。

第一节 ICU 的设置与管理

设置 ICU 的主要目的在于节省资源，能够最大限度地发挥现有人、财、物的作用，且符合医学专业分工发展方向，能极大推动包括重症医学科在内的各专科的整体医疗护理水平。设置 ICU 总的原则是救治设备先进、齐全，交通便利，靠近电梯并有宽敞的通道，以方便患者的转运；靠近相关科室，如输血科、检验科、手术室等，以便于急救。ICU 空间要足够大，以方便治疗和减少患者间的相互干扰；有良好的通风和消毒条件，以预防院内感染。

一、ICU 的布局与设置

1. ICU 的规模

ICU 的规模设计应依医院的需要而定。一般认为，100 张病床以下的综合性医院不需要设立 ICU；100～300 张病床的综合性医院可设立 ICU 和术后恢复室，400～500 张病床的综合性医院可设立综合性 ICU，500 张病床以上的医院可根据重点科室设立专科性 ICU。

2. ICU 的分类

（1）综合性 ICU：为综合性加强集中治疗单位，对各科需要集中强化治疗的患者进行治疗、监护与抢救，是治疗多器官功能衰竭综合征（multiple organ failure syndrome，MOFS）的重要场所。

（2）外科 ICU（surgical intensive care unit，SICU）：主要对大手术后、外科休克、大出血或各种严重创伤患者进行集中加强监护治疗，ICU 集中于外科病房。

（3）冠心病 ICU（coronary care unit，CICU）：主要是为冠心病、风湿性心脏病、心肌梗死的患者设立的重症监护病房，为综合性加强集中治疗单位，对各科心源性休克的患者进行集中加强监护治疗。

（4）呼吸 ICU（respiratory intensive care unit，RICU）：对各种内科性呼吸衰竭进行集中加强监护治疗，如呼吸道感染、肺心病等伴呼吸衰竭时进行机械通气、呼吸支持，使其渡过呼吸衰竭。

(5)急诊ICU(emergeney intensive care unit，EICU)：设置于急诊科内的监护病房，对各种内科、外科危急重症进行初步的诊治和抢救，取得时间后再做进一步相关专业科室的处理，特别是急性中毒、呼吸衰竭、心力衰竭、昏迷、复合性创伤、失血性休克等。

(6)神经科ICU(NICU)：设置于神经内科、外科病房内的监护室，对神经系统内外科性疾病、颅脑外伤，特别是对有昏迷、瘫痪和中枢性呼吸麻痹的患者进行监护治疗和护理。

(7)儿科ICU(PICU)：设置于新生儿科或小儿科的监护病房，对新生儿、早产儿和小儿科常见危重症进行监护治疗。

3. ICU常见设计方案

随着现代医学的进步以及医疗设备的不断改进与更新，急救医学中的重症监护病房设计与配置也越来越先进，常见的设计方案有：①圆形或方形放射状结构，并设中央监护台；②单独小房间或大厅式结构；③分隔房间以利隔离和防止院内交叉感染；④病房与辅助空间比例以1:1为佳；⑤设有ICU辅助室，ICU患者急症手术使用的手术室，做护理治疗的治疗室或准备室，清洁消毒室，实验室，医疗护理和仪器设备存放的库房，工作人员用房(包括主任办公室、护士长办公室、医生办公室、学习室、资料室、患者亲属接待室、医生护士值班室、更衣室及浴室)等。

4. ICU床单位设置

ICU每张床位占地面积不小于15 m^2，床间距≥1 m，单间隔离病房面积更大。床头处应留有至少60 cm的空隙，室温以22℃~24℃，湿度以60%~70%为宜。每张床配备有一定强度的可移动照明装置，一般色温在6 000~7 000 K时接近自然光，能够良好的辨别危重患者的皮肤色泽，夜间用照明灯应能够调节。病床要具有多种功能，可随时迁移，可自动调节床面高度和角度，并有翻身、牵引、功能锻炼和传呼报警的功能。ICU病区应有空气滤过装置或空气消毒装置，如空气净化层流装置、5 μm空气过滤器、臭氧消毒器、紫外线消毒器等。设备塔上有各种气体的插口，如氧气、负压吸引器、压缩空气等装置，并有4~8个电源插座，有独立的保险系统，如果短路，不影响其他电源。床顶天轨必须置于监护床的两侧，以保证在输液时液体不至于落在监护床或患者的身上，同时也有利于医护人员操作，可以设计成直轨、半环形或环形。

5. ICU医疗器械设备

除普通病室常用医疗器械外，ICU至少需要配备下列设备：中心监护仪、床边监护仪、心电图机、除颤仪、呼吸机、麻醉机、输液泵、心脏起搏器、气管插管及切开所需急救器材。有条件的医院应配备血液气体分析仪、血液生化分析仪、血及尿常规分析仪、计算机、脑电图机、B型超声波仪、床旁X线机、动脉内球囊反搏器等中高档设备。

二、ICU护理人员配备及素质

1. ICU护理人员配备

ICU护士的配备主要取决于ICU的规模和类型，国内外尚未有统一规定，对于一般综合性ICU，护士与床位比例为3:1以上。

2. ICU护理人员素质

ICU护士应当是技术全面、熟练，应急工作能力强，在临床实践及护理科研方面起重要作用的专职监护人员。在欧洲，英国护士从专科学校毕业后需进行 6~12 个月的 ICU 专业训练，瑞典是 1 年。结业者授予 ICU 护士证书，待遇优于普通病房护士。目前，国内专科护士培训正处于起步阶段，北京市于 2006 年制定了北京市 ICU 专科护士资格认证实施指南。

(1)素质标准：①有为护理事业奋斗的献身精神及开拓精神；②有一定的人体健康与疾病的基础病理生理学知识；③有较广泛的多专科护理知识或实践经验；④善于创新及应用逻辑思维发现问题及总结经验；⑤实际工作及接受新事物能力较强，操作敏捷，善于钻研，工作细致耐心；⑥掌握各种监护仪器的使用、管理、监测参数和图像的分析及其临床意义。

(2)心理素质：①ICU 护士应具有清晰敏捷的思维，善于分析、解决问题，能用最短的时间制订出最佳护理方案；②用积极稳定的情绪状态调节抢救气氛，帮助患者树立战胜疾病的信心；③具备精诚合作的团队精神，以保证各环节救护工作的衔接和开展；④以顽强坚韧的意志应对较普通病房护士更多的困难和挑战，从容应对紧张的局面和复杂的情况。

(3)身体素质：ICU 工作节奏强，体力消耗大，因此，ICU 护士必须有较为强健的体格，以适应 ICU 紧张的工作要求。

(4)专业素质：①熟练掌握急救复苏技术，如心肺复苏、电除颤技术、氧气吸入疗法、呼吸机的使用、各种穿刺技术和急救药品应用等；②具有专科护理知识和技术，包括循环、呼吸、消化、神经、血液、泌尿等专科护理知识和技能；③掌握各种监护设备的使用，包括心电监测，血压、呼吸、体温、血液生化和常规、电解质、血流动力学的监测；④具有娴熟的基础护理技能，包括生理、心理护理，各种护理制度的执行、护理文件的书写、各种标本留取、注射及药物疗法等。

三、ICU 的管理

(一) ICU 基本功能

综合性 ICU 应具备以下功能：①有心肺复苏能力；②有呼吸道管理及氧疗能力；③有持续性生命体征监测和有创血流动力学监测的能力；④有紧急实施心脏临时起搏能力；⑤有对各种检验结果做出快速反应的能力；⑥有对各个脏器功能较长时间的支持能力；⑦有实施全肠道外静脉营养支持的能力；⑧能够熟练地掌握各种监测技术和操作技术；⑨在患者转送过程中有生命支持的能力。

(二) ICU 服务对象

ICU 主要服务对象为：①心肌梗死、持续性或不稳定型心绞痛、三度房室传导阻滞、严重心律失常和心力衰竭；②各种类型休克、循环衰竭、弥散性血管内凝血(DIC)；③呼吸衰竭、成人呼吸窘迫综合征(ARDS)、急性肺水肿、肺梗死、慢性阻塞性肺疾患(COPD)、重症肌无力、格林巴利；④肝、肾衰竭，消化道大出血；⑤严重创伤、重大手术治疗后。

由于 ICU 资源及医疗费用的限制，一般认为虽然病情危重，但在目前认为无救治可能的患者，如恶性肿瘤晚期、脑死亡、自然死亡濒死期等，不宜收住 ICU。另外慢性疾病患者无急性恶化者、传染病和精神病患者亦不宜收住 ICU。

(三) ICU 质量管理基本原则

ICU 是重症、危急症患者集中的地方，抢救及治疗工作必须紧张有序，其医疗护理质量管理环节较多，但必须遵守以下基本原则。

(1)以患者为中心：这是 ICU 质量管理的第一要素，也是护理工作的首要原则。因此，

ICU 内各项护理制度均应以患者的利益为出发点和归宿，体现"以人为本"的基本思想，体现医院"全心全意为患者服务""以患者为中心"的服务宗旨。

（2）以质量为第一：由于 ICU 内每一项护理工作都与患者的生命安危息息相关，因此，ICU 护理人员必须牢固树立并在各项护理工作中贯彻质量第一的观念，从而确保护理取得最佳效果。

（3）预防为主：指运用可行的方法和手段对每项护理过程的主要环节进行预防性的质量控制，使各种不安全因素得到控制，从而确保患者的安全。在制定护理方案时，要预想到可能发生的问题，明确提出注意点和预防方法，注意观察，及时发现差错或事故苗头，从而防患于未然。

（4）以数据为依据：在 ICU 质量管理中，要突出量化管理的概念，注重数据的收集，依靠能够确切反映客观实际的数字和资料，利用包括各种积分法对患者病情进行评估，对感染发生率、并发症发生率及患者满意率等进行检测和分析，总结经验教训，并据此采用更为有效的管理方法。

（5）标准化原则：在 ICU，各种技术和操作必须制定简单易行、清晰明了、具有科学性和先进性的质量管理标准，将它作为全体护士共同遵守的准则及衡量护理工作质量的尺度。

（6）全面质量管理：包括全系统、全过程、全员质量管理，即将 ICU 系统内所有要素均纳入护理质量管理的轨道，对 ICU 工作的每个环节进行质量控制，要求系统内所有成员必须达到规定的标准，对质量负责。

（四）ICU 感染控制

1. ICU 内常见感染

ICU 是院内感染的高发区，医院感染发生率一般在 40% ~ 80%。常见感染类型有以下几种：

（1）尿路感染：经查证，医院内发生尿路感染者中约有 80% 是由于留置导尿管所引起，如导尿管多留 1 天，其带来的感染危害将增加 5%，留置达 10 天，约有 50% 的患者发生尿路感染，革兰阴性杆菌是常见的感染菌。

（2）肺部感染：引起医院获得性肺炎（HAP）的致病菌大多是革兰阴性杆菌。气管插管患者发生肺部感染的概率是非插管患者的 4 倍，机械通气治疗 1 周以上，呼吸机相关性肺炎发病率高达 60%。

（3）伤口感染：常见伤口感染的细菌，按发病机会依次为金黄色葡萄球菌、肠球菌类、大肠埃希菌、铜绿假单胞菌、链球菌、变形杆菌等。

（4）静脉导管相关性感染：静脉置管破坏了皮肤的解剖屏障，加上导管的存留，皮肤上的原籍菌或外来菌便得以通过这一敞开的门口入侵机体，即使是平时不致病的表皮葡萄球菌也能引起感染。

（5）真菌感染：多发生在免疫力低下者和应用广谱抗生素或糖皮质激素治疗的患者。真菌感染可累及口、咽部、胃肠道、肺部等。

（6）抗生素相关性肠炎：抗生素是一把"双刃剑"，特别是广谱抗生素，经肝脏排泄随胆汁入肠道后，抑制了肠道正常菌群中对其敏感的细菌，扰乱微生态平衡。临床突出症状是腹泻，停用相关抗生素后腹泻症状逐渐消失。

2. 感染的危险因素

（1）环境因素：感染患者及细菌相对集中，床间距小，工作人员感染控制依从性差，不良手卫生习惯，平面卫生不到位等。

（2）患者内在因素：年龄 >70 岁，有慢性基础疾病（如慢性阻塞性肺部疾患、糖尿病）；营养不良免疫抑制剂使用，不良生活方式等。

（3）疾病及治疗相关因素：重大创伤、休克、昏迷、误吸等，有创性检查和监测手段应用；广谱生素应用；镇静药、抗酸药和 H_2 受体拮抗药的应用等。

3. 感染控制措施

面对所有患者，落实各项标准预防措施，针对特殊病原体感染者落实相应的中断其传播途径的预防措施（包括空气隔离、飞沫隔离、接触隔离），监控各项指标达到 Ⅱ 类医疗环境要求，降低 ICU 院内感染，是提高抢救成功率的关键。具体控制措施包括：

（1）环境：①环境应布局合理，严格区分清洁区、半清洁区和污染区，并设隔离室；②重视室内卫生，室内应采用湿式清扫，防止灰尘飞扬，地面每日用 500 mg/1000 mL 的含氯消毒液拖擦 4 次以上，拖把分区放置、固定使用、定期更换。每日定时消毒、净化空气，定期进行室内大清扫；③病室内应通风良好，定时进行清洁消毒及细菌培养，空气净化装置定期保养、维修，每月空气监测培养 1~2 次，菌落数应 ≤200 CFU/m³；④控制人员出入，进入 ICU 应更换工作衣、鞋，戴帽子、口罩，外出时更换外出服和外出鞋。

（2）隔离：对于严重创伤、感染及免疫力低下的患者，应将之安置在隔离病房。

（3）标准预防：针对所有患者均实施标准预防，把血液、体液、分泌物（不含汗液，除非被血污染），均当成具有传染性的物质进行隔离预防，以降低医务人员与患者、患者与患者之间微生物传播的危险性。

（4）手卫生：按"医疗机构医务人员手卫生规范"落实各项洗手及手消毒措施（应采用感应式水龙头、流动水洗手，配备抗菌皂液、干手物品或设施），查房时使用免洗手消毒剂。手卫生要求菌落数应 ≤5 CFU/cm²。

（5）控制侵入性诊疗相关性感染：①熟练掌握各种操作技术，减少各种侵入性治疗所造成的感染；②需要长期留置静脉导管的患者，可选择抗菌药物包裹的导管或材料中含有抗菌成分的抗菌型导管。一旦发生静脉导管感染，应立即拔除导管，将拔除的导管尖端及导管的皮下段送检细菌培养，同时进行局部抗炎处理和全身性应用抗生素；③呼吸机管道应专人专用，呼吸机湿化液每日更换，呼吸机管路每周更换，患者停用呼吸机后管道做高压蒸汽消毒；④气管切开及介入治疗在病情允许时应尽早终止；⑤引流液和分泌物常规并反复做细菌培养，所有导管拔除时均应做细菌培养及药敏试验，以便及早发现感染并及时治疗。

（6）污物处理：①污染物的处理流程朝一个方向行进，避免回复和往返；②污物处理必须遵循"消毒→清洗→再消毒（或灭菌）"流程，一次性物品用后必须遵循"消毒→毁形→统一处理"的原则。

（7）终末消毒：①患者出院时应实施严格的终末消毒处理；②各种抢救或监护器械在更换使用者时应进行全面消毒。物体表面细菌数应 ≤5 CFU/cm²。

（8）合理应用抗生素：限制预防性应用抗生素，感染性疾病根据细菌培养与药敏结果，合理应用抗生素。

（9）口腔护理：清洁口腔每日早晚各 1 次。

(五)ICU 电器管理安全措施

为了保证患者和工作人员的安全，保持仪器正常运转，ICU 应加强对仪器设备的维修、保养和管理工作。

(1)配备 ICU 专职技术人员，负责精密仪器和电器设备的管理及清洁、调试、消毒与维修，并指导医护人员正确操作。

(2)建立电器设备的使用、保管、维修制度，要求设备随时处于备用状态。

(3)ICU 工作人员应掌握各种仪器设备的操作规程。

(4)ICU 的电源系统应有接地装置，最好每个仪器都有专用地线。电源线应使用三相软线，其中一根用作地线。

(5)不可用有缺陷的电器元件，电器和电缆的插头要完整，不得将机器改装使用。

(6)及时检查电器设备、金属材料及病床是否有漏电现象，应设有漏电警报和保护装置，以防触电。

(7)每个病床位置上应有独立的电源插座。电缆的插座应能承受足够的电流量，通电时发热的电缆不能使用。

(8)注意检查从他处搬入 ICU 的仪器设备。

四、ICU 监护内容及监护分级

临床上监护内容很多，根据不同的病种和病情严重程度，选择适宜的监测指标，对减轻患者的经济负担、减少不必要的浪费十分重要。但是监护的分级是人为划分的，临床上应根据患者的具体情况随时调整，不可一成不变。一般将监测分为三级。ICU 监护分级见表 4-1。

表 4-1　ICU 三级监测

项目	Ⅰ级监测	Ⅱ级监测	Ⅲ级监测
血压	持续(有创)	持续(有创)	持续(无创)
心电监护(含心率)	持续	持续	持续
意识、瞳孔、反射	每1小时1次	每3小时1次	每8小时1次
体温	每4~6小时1次(必要时持续)	每8小时1次	每8小时1次
中心静脉压(CVP)	每2~4小时1次	每2~4小时1次	必要时
肺动脉楔压(PAWP)	每2~4小时1次	必要时	必要时
肺循环血管阻力(PVR)	每2~4小时1次	必要时	必要时
呼吸监测	持续	持续	持续
血气分析	每4~6小时1次	每8小时1次	每24小时1次
血电解质	每12小时1次	每24小时1次	每24小时1次
血糖	每12小时1次	每24小时1次	每24小时1次
血常规	每24小时1次	每24小时1次	每24小时1次
肝功能	每24小时1次	每72小时1次	每72小时1次
肾功能	每12~24小时1次	每24小时1次	每24小时1次
出入量总结	每4~6小时总结1次	每8小时总结1次	每24小时总结1次

第二节　重症监测技术

一、血流动力学监测

血流动力学监测可分为无创性和有创性监测两种。无创性血流动力学监测(noninvasive hemodynamic monitoring)是应用对机体组织不造成损伤的方法来获得血流动力学指标,如自动的无创血压监测、心电图等。创伤性血流动力学监测(invasive hemodynamic monitoring)是指经体表插入各种导管或探头到心腔和(或)血管腔内,直接测定心血管功能参数的监测方法,如中心静脉压、漂浮导管等。20世纪60年代后期Swan-Ganz热稀释气囊导向导管(俗称漂浮导管)的创制和应用,使血流动力学监测的发展达到一个新的高度。目前ICU应用的Swan-Ganz导管可测得的直接参数有肺动脉压、右心房压、肺动脉楔压、右心室压、心排血量等,如果结合患者的身高、体重、动脉压等参数,还可计算出心脏指数、体循环阻力、肺循环阻力、左右心室做功等。

(一)动脉血压监测

1. 影响血压的因素

影响动脉血压(arterial blood pressure)的因素包括心排血量、循环血容量、周围血管阻力、血管壁的弹性、血液黏滞度等5个方面。血压能够反映心室后负荷、心肌耗氧及周围血管阻力,是反映循环功能的指标之一。在以下几种情况动脉血压会下降:①血液或体液丢失所导致的低血容量状态;②心力衰竭、急性创伤、败血症、过敏反应和血管迷走神经反射;③急性髓核或其他神经坏死;④多数疾病的终末阶段。血压下降也代表了循环系统的失代偿和某些治疗措施的失败。在应激、兴奋、焦急、烧伤状态下以及高血压患者等会出现血压升高;血压升高同时也反映了循环系统功能的提高、肾上腺系统的过度反应或过多的升压药物的应用等。

2. 测量方法

(1)无创性动脉血压监测:常用的是袖套测压和自动化无创动脉测压。间接测量血压的优点有:无创性,重复性好,操作简便,适应证广,包括不同年龄、各种大小手术;自动化血压监测,按需定时测压,省时省力;袖套测压法与直接穿刺插管测压有良好的相关性,测平均动脉压尤为准确。缺点是不能够连续监测,不能够反映每一个心动周期的血压,不能够显示动脉波形。低温时,外周血管收缩,血容量不足以及低血压时,均影响测量的结果。手臂过于粗大或测大腿血压时,用标准气袖测值会过高(成人标准气袖宽12~13 cm),此时气袖应增至20 cm;反之,手臂太细或儿童测压时用标准气袖则结果会偏低,其气袖宽度应在7~8 cm。测压间隔时间过短、测压时间过长等均可能导致上肢神经缺血、麻木等并发症,凝血机制障碍者可出现局部皮下淤血。

(2)创伤性动脉血压监测:动脉压力直接测量是指在动脉内置管进行血压连续监测,有严重血流动力学障碍或主动脉内球囊反搏时有必要监测动脉内压力。它可连续监测收缩压、舒张压和平均动脉压,及时、准确地反映患者血压的动态变化,有助于判断体内血容量、心肌收缩力、外周血管阻力以及有无心包填塞等,及时指导临床治疗。所测得的血压数值较袖带式测得的更精确，尤其是在听诊器听不清楚血压数值时，它仍可反映血压的水平（图4-1）。首选桡动脉穿刺置管，依次是股动脉、肱动脉。

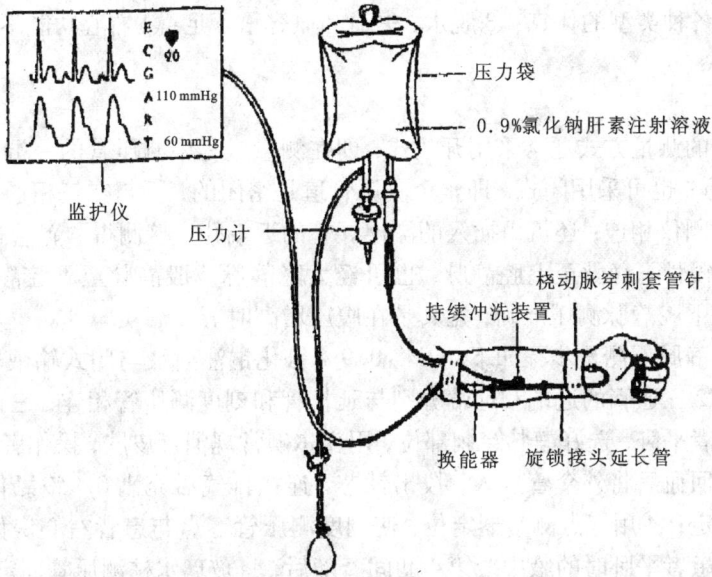

图4-1 直接血压测量装置示意图

正常情况下，动脉内导管测量的血压比通过袖带测量的血压高出2~8 mmHg，在危重患者可以高出10~30 mmHg。测量时注意换能器应放在腋中线第4肋间水平，测压前先与大气相通，调定零点。一般每15~20分钟以肝素稀释液（2~4 μg/mL）数滴冲洗1次，保证动脉导管的通畅。

动脉内压力监测的并发症有感染、血栓、空气栓塞，或与肝素相关的血小板减少症以及其他机械性和技术性并发症，如假性动脉瘤、穿刺局部疼痛、出血、血肿、神经病变等。

3. 血压监测的临床意义

收缩压（systolic blood pressure，SBP），重要性在于克服各脏器临界关闭压，保证脏器的供血。如肾脏的临界关闭压为70 mmHg（9.33kPa），当收缩压低于此值时，肾小球滤过率减少，发生少尿。舒张压（diastolic blood pressure，DBP），重要性在于维持冠状动脉灌注压（coronary perfusion pressure，CPP），CPP等于DBP和左心室舒张期末压力（lleft ventricular end-diastolic pressure，LVEDP）的差值。平均动脉压（mean arterial pressure，MAP），是心动周期血管内平均压力。MAP = DBP + 1/3脉压 = （2DBP + SBP）×1/3。MAP与心排血量和体循环血管阻力有关（因MAP = CO×SVR），是反映脏器组织灌注的良好指标之一。MAP正常值为60~100 mmHg（8~13.3 kPa），受收缩压和舒张压双重影响。

（二）中心静脉压监测

1. 概念

中心静脉压（central venous pressure，CVP）是指腔静脉与右房交界处的压力，由4部分组成：①右心室充盈压；②静脉内壁压即静脉内血容量；③静脉外壁压即静脉收缩压和张力；

④静脉毛细血管压。CVP高低主要反映右心室前负荷和血容量,不能反映左心功能。

2. 适应证

监测中心静脉压的适应证主要有:①各类大中型手术,尤其是心血管、颅脑和胸部大而复杂的手术;②各种类型的休克;③脱水、失血和血容量不足;④右心功能不全;⑤大量静脉输血、输液。

3. 测量方法

中心静脉压的测量方式通常采用开放式,即在测量过程中测压管的一端是开口的,与大气相通(图4-2);也可采用闭式,即整个测压管道是密闭的,不与空气相通,而是通过压力传感器与压力监测仪相连;还可由插入的漂浮导管的近端孔直接测得。置管途径可经颈外静脉、颈内静脉或锁骨下静脉至上腔静脉,也可经大隐静脉或股静脉至下腔静脉。通常认为,上腔静脉测压较下腔静脉测压准确,尤其是在腹压增高时。

开放式中心静脉压测量步骤如下:①将0.9%氯化钠注射液与闭式输液器相连,排尽管道内气体备用;②三通管的近端和远端分别与延长管和刻度测压管相连,三通管的侧端接输液器导管;③患者平卧,选好静脉穿刺部位,用安尔碘常规消毒皮肤,操作者戴无菌手套,用套管针穿刺,见回血后将外套管送入,拔出针芯,连接排气后充满0.9%氯化钠注射液的延长管,以胶布固定;④用零点测量器定位,使刻度测压管零点与患者右心房保持在同一水平线上,即相当于患者平卧时的腋中线第4肋间。随后,将玻璃水柱测压管固定在床头或床尾;⑤将0.9%氯化钠注射液快速注入测压管内,管内液面高度应比估计的压力高0.2~0.39 kPa(2~4 cmH₂O),转动三通管使测压管与大静脉相通即可测压;⑥当测压管中的液面下降至有轻微波动而不再下降时,测压管上的数字即为中心静脉压。

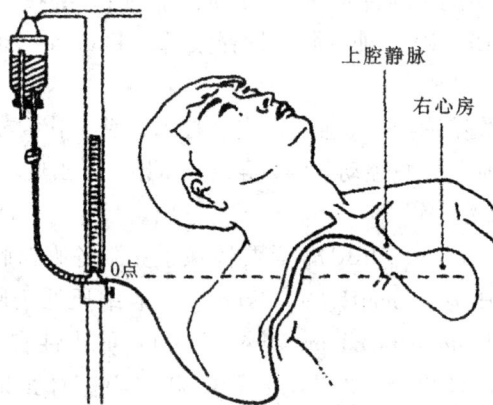

图4-2 开放式中心静脉压测量方法示意图

4. 正常值及临床意义

中心静脉压正常值为5~12 cmH₂O(0.49~1.18 kPa)。小于2~5 cmH₂O表示右心充盈不佳或血容量不足,大于15~20cmH₂O表示右心功能不良。当患者出现左心功能不全时,单纯监测CVP失去意义。临床上,中心静脉压异常的原因有右心功能、循环血容量、静脉张力、胸腔内压力及心包腔内压力等的变化。监护中应结合动脉压变化,综合分析,做出正确判断,并协助医生进行处理。此外,还应及时排除操作中的某些影响因素。

5. 注意事项

监测中心静脉压的注意事项有：①患者应取平卧位，使测压计零点与患者腋中线第四肋间保持在同一水平，体位改变后及时调零点；②测压时确保静脉内导管和测压管道系统内无凝血、空气，管道无扭曲等；③患者咳嗽、呕吐、用力、疼痛、躁动等均影响 CVP 测量结果，需安静 10～15 分钟后予以测量；④测量 CVP 管道应避开血管活性药物的通道，以免引起血压变化；⑤加强管理，严格无菌操作。

6. 并发症及防治

（1）感染：中心静脉置管感染率为 2%～10%。一旦发生感染，应及时拔除导管，管尖端剪下一小段常规送细菌培养及药物敏感试验。严格无菌操作，加强护理可减少感染的发生。

（2）出血和血肿：颈内静脉穿刺时，穿刺点或进针方向若偏向内侧时，易穿破颈内动脉，形成局部血肿。巨大颈部血肿可压迫气管，造成呼吸困难，肝素化后或凝血机制障碍的患者更易发生。一旦发生，应立即拔管并局部压迫，肝素化后或凝血机制障碍的患者需延长压迫时间，并严禁在对侧穿刺。

（3）空气栓塞：是最严重的并发症，可立即引起患者死亡。特别在插管、更换输液瓶或输液导管以及接头处不严密等情况下极易发生。应妥善固定静脉置管，避免脱出，及时更换输液瓶，防止空气进入。

（4）气胸、血胸、纵隔血肿：主要发生在锁骨下静脉穿刺术，发病率很低，但一旦发生后果严重。术后应密切观察患者血压、呼吸频率、呼吸音变化及有无胸痛等。

（三）Swan-Ganz 气囊漂浮导管监护

血流动力学监测 20 世纪 60 年代开始应用于临床，60 年代后期 Swan-Ganz 热稀释气囊导向导管（俗称漂浮导管）的创制及应用，使血流动力学监测的发展达到一个新的高度。尽管血流动力学监测没有心电监护易行，但却可提供非常有价值的资料，因而在重症监护中作用相当重要，有时甚至是决定性的作用。漂浮导管是靠血流作用于导管气囊上的推力进入肺动脉，由于导管远端十分柔顺和充胀的气囊表面与血流力量间的几何学关系，使之以很小的气囊面积获得最大的漂浮力，而易于漂入肺动脉。且由于充胀的气囊使导管顶端不超出气囊表面，使原作用于导管顶部的力分散于充胀气囊的表面，而减少了对心内膜的刺激。

1. Swan-Ganz 导管监护的目的

（1）早期发现患者的血流动力学改变。

（2）鉴别某些心力衰竭、休克患者的病因。

（3）鉴别某些严重血流动力学障碍患者的病因。

（4）指导心功能不全的治疗，监护血流动力学变化趋势，判断疗效。

（5）对药物和其他治疗措施进行科研观察。

2. 监测方法

（1）导管：成人一般用 7F 的 Swan-Ganz 气囊漂浮导管，该导管有 2～6 个腔之分。一般使用 4 腔导管，3 腔及 2 腔导管无心排血量测定功能，5 腔导管多一个右心房输液腔，6 腔导管具有连续心排血量监测和混合静脉血氧饱和度监测功能。4 腔导管的功能有：端孔一般接黄色末端，送导管时用于判断管尖的位置，到肺动脉时用于测定 PAP 和 PAWP；侧孔在距端孔 30 cm 处，一般接蓝色末端，用于测定 RAP 和推注冷无菌注射液测定心排血量；气囊末端带一 1.5 mL 注射器，用于气囊充气。在送导管时气囊使导管沿血流方向前进，到肺动脉时用于测定 PAWP；热敏电阻位于管尖 1 cm 处，用于测定血温，推注冷无菌注射液时感知肺动脉温度变化，以测定心排血量。

（2）插管方法 通常选择右侧颈内静脉，此处从皮肤到右心房的距离最短，导管可直接达右心房。穿刺成功后，送管的方法有两种：压力监测指导送管和用 X 线指导送管。若用压力监测指导送管，须将端孔（黄色末端）与测压装置相连，边监护压力边送管。首先判断导管是否已进入右心房：嘱患者深吸气，若压力曲线（房压曲线）随呼吸有波动，说明已进入胸腔。确信导管进入右房后，向气囊充气，然后继续送管，理想的情况是顺利进入右心室，肺动脉，最后是肺动脉嵌顿位。压力监测法的优点是可在床旁进行，可用于危重患者；缺点是有时导管不易到位。用 X 线透视下导引送管，事先可不连接测压装置，将导管一直送到肺动脉的分支，然后连接测压装置，在 X 线透视下用此指导法能清楚看到导管的走行，但患者必须到导管室去才能进行，需搬动患者。

3. Swan-Ganz 气囊漂浮导管可测得的参数

（1）肺动脉压（pulmonary artery pressure，PAP）：用于提供肺循环的压力状况，同时根据其舒张压可间接推测左心室舒张末压，是计算肺循环阻力的必需参数。参考值：收缩压 < 30 mmHg（4kPa），舒张压 < 12 mmHg（1.6kPa），平均压 < 16 mmHg（2.13kPa）。

（2）右心房压（right atrial pressure，RAP）：可代替中心静脉压，右心房压的改变取决于血容量、静脉血管张力和右心室功能。正常值平均压 2 ~ 6 mmHg（0.27 ~ 0.8kPa）。RAP 在右心衰竭、三尖瓣病变、限制性心包心肌病、心包压塞、右心室压力增高时升高，降低见于循环不足。

（3）肺动脉楔压（pulmonary arterial wedge pressure，PAWP）：也称肺动脉嵌顿压，这是 Swan-Ganz 气囊漂浮导管所能测得此压力独具的功能。在没有肺静脉和二尖瓣阻塞型疾病的情况下，它可较准确地反映左心室舒张末压，因此对判断心功能，判断血容量是否充足，指导治疗都有十分重要的价值。PAWP 正确参考值平均压为 5 ~ 12 mmHg（0.67 ~ 1.6 kPa）。

（4）右心室压（right ventricular pressure，RVP）：一般导管只能在进出导管的时候测得右心室压，多用于诊断性目的，如判断有无右心室梗死，是否有肺动脉瓣或流出道狭窄等。参考值收缩压 < 30 mmHg（4kPa），舒张末压 < 8 mmHg（1.07kPa）。

（5）心排血量（cardiac output，CO）：这也是 Swan-Ganz 导管所独具的功能，是反映心泵功能的重要指标。采取的是温度稀释法，原理是通过漂浮导管在右心房上部一定的时间注入一定量的无菌低温液体，该无菌低温液体与心内的血液混合，使温度下降，温度下降的血流到肺动脉处，通过该处热敏电阻监测血温变化。其后低温血液被清除，血温逐渐恢复。肺动脉处的热敏电阻所感应的温度变化，记录温度稀释曲线。通过公式计算出 CO。成人通常在进端孔向右心房上部快速注入 0 ~ 5℃ 的 5% 葡萄糖注射液或 0.9% 氯化钠注射液 10 mL，可每隔 1 分钟重复注射 1 次。连续 3 次，取平均值。正常值为（6.0 ± 2.0）L/min。

以上参数均为直接测定而得。如果结合患者的身高、体重、动脉压等参数，还可计算出以下参数：心脏指数（cardiac index，CI）、体循环阻力（systemic vascular resistance，SVR）、肺循环阻力（pulmonary vascular resistance，PVR）、每搏量（stroke volume，SV）、每搏指数（stroke index，SI）、心搏作功（stroke work，SW）、左心室作功（left ventricular work，LVW）、右心室作功（right ventricular work，RVW）、左心室每搏量指数（left ventricular-stroke volume，LVSV）、右心室每搏量指数（right ventricular-stroke volume，RVSV）等。关于血流动力学指标正常值，可

参考表 4 - 2。

表 4 - 2　血流动力学指标正常值

血流动力学指标	公式	正常范围
心排血量(CO)	$CO = SV \times HR$	$4 \sim 6$ L/min
心脏指数(CI)	$CI = CO/BSA$	$2.8 \sim 4.2$ L/(min·m^2)
每搏量(SV)	$SV = CO \times 1000/HR$	$50 \sim 110$ mL/beat
每搏指数(SI)	$SI = SV/BSA$	$30 \sim 65$ mL/(beat·m^2)
每搏作功(SW)	$SW = (MAP - PAWP) \times SV \times 0.136$	119 g·m
左心室每搏量指数(LVSV)	$LVSV = 1.36(MAP - PAWP) \times SI/100$	$45 \sim 60$ g·m/m^2
右心室每搏量指数(RVSV)	$RVSV = 1.36(MAP - CVP) \times SI/100$	$5 \sim 10$ g·m/m^2
体循环血管阻力(SVR)	$SVR = (MAP - CVP) \times 8/CO$	$90 \sim 150$ kPa·s/L
肺循环血管阻力(PVR)	$PVR = (PAP - PAWP) \times 8/CO$	$15 \sim 25$ kPa·s/L

4. 插入漂浮导管并发症

(1)心律失常:多发生在插管术中,由于导管尖端接触心肌壁或心瓣膜所致,可出现室性期前收缩、室上性心动过速等心电图改变,将导管退出后,室性期前收缩很快消失。但如出现严重心律紊乱,如室性心动过速、室性颤动时应立即拔除心导管,给予药物治疗及急救处理。

(2)导管气囊破裂:常见于反复使用的导管,气囊弹性丧失所致。充气后不能回抽出气体即可肯定气囊已破。应封闭注气口,取下注射器,千万不要反复注气测试,造成气栓。为预防此点,充气所用气体最好是二氧化碳。

(3)血栓形成和栓塞:导管周围的血栓形成可堵塞插入导管的静脉,出现上肢水肿、颈部疼痛和静脉扩张;放置导管的患者一般长期卧床,形成下肢血栓的可能性增大;休克和低血压患者处于高凝状态,抽取血标本后导管内未经冲洗、抗凝处理,也容易发生血栓。应注意抗凝治疗或定期用0.9%氯化钠肝素注射液(用0.9%氯化钠注射液500 mL + 肝素钠1 000 U)冲洗。

(4)肺栓塞:导管尖端栓子脱落可导致肺栓塞,导管插入过深,气囊过度膨胀和长期嵌顿可压迫血管形成血栓。为减少肺栓塞发生,充气量不可 >1.5 mL,应间断缓慢充气,必要时摄胸片,检查导管尖端位置及气囊充气情况。

(5)导管在心腔内扭曲、打结:因导管质软、易弯曲,插入血管长度过长时发生。应注意导管置入长度,从右心房进入肺动脉一般不应超过15 cm,发现扭曲应退出。如导管已打结,可用针丝插入导管内解除打结退出,如无效,将结拉紧,缓缓拔出。

(6)感染:包括沿皮肤入口处的逆行感染和管腔内的感染,也可引起细菌性心内膜炎。注意无菌操作,加强护理,定期更换敷料。

(7)肺出血和肺动脉破裂:见于肺动脉高压、血管壁变性的患者,由于导管在肺动脉内反复移动、气囊过度充气所致。应注意气囊内保持适当的充气量并严密监测肺动脉压力改变。

(8)导管移位:如果因缝合不牢使皮肤固定处松脱,导管一般向后滑出,充气后不能获得 PAWP，如果退至右心室，则会发生心律失常，必须处理。原则上退出后不能再次送入，否则可造成感染，如果使用了导管套袖，则可重新送入。

5. 监护技术

（1）压力监测：①一定要注意 0 点的校正，换能器应置于患者右心房水平。凡压力出现问题，患者体位变动时，均应重新调整 0 点；②漂浮导管前端最佳嵌入位置，应在肺动脉较大分支；③测定任何压力均应在患者平静时进行（运动试验除外），若有呼吸性压力波动，应连续记录一次呼吸周期的图形，求其均值；④PAWP 只可间断测定，给气囊充气注意动作不可太快，边看压力边充气，测完后立即放气；⑤要保持管道畅通，一般有加压输液装置应无问题。若压力曲线变平、变钝，可用肝素氯化钠注射液快速冲洗或直接用注射器推入 5 ～ 10 mL 肝素氯化钠注射液。

（2）心排血量测定：①根据导管的型号，所用液体种类和容量（有的仪器还要求进管深度）设定计算常数。一般可在导管的厂家说明书上查到；②如果使用大瓶抽取冰液法，置冰温探头的标准液应尽早与注射液放入同一冰液中，使其温度达到平衡；③测定前，应使监护仪上的注射液温度恒定，且 <4℃；④取注射器或从大瓶中抽取冰液时，动作要迅速，尽量减少手与注射器的接触时间和接触面积；⑤推注时力量前后一致，在 5 秒内推入；⑥一般应取 3 次测定的平均值，且 3 次差异应在 10% 以内，超过此范围要重新测定；⑦操纵仪器者与注射者要配合默契，按下测定指令键后要尽快注入液体。

二、心电图监测

心电图（electrocardiogram，ECG）是从体表记录的心脏电位随时间而变化的曲线。它可以反映出心脏兴奋的产生、传导和恢复过程中的生物电位变化。临床多年来已将心电图列为各种心脏和非心脏手术前常规检测手段，对于各种类型休克、心律失常、心力衰竭、MODS 等危重患者其监测尤为重要。其临床意义是：能及时发现和识别心律失常、心肌缺血或心肌梗死；监测电解质改变；观察起搏器功能等。

（一）监护仪种类

1. 多生理参数监护系统

多生理参数监护系统由一台中央监测仪和 4 ～ 12 台床旁监测仪组成，床旁监护仪的心电图信号可以通过导线、电话线或遥控输入中心监测站连接，是一种用来对危重患者的众多生理（或生化）进行连续、长时间、自动、实时监测，并经分析处理后实现多类别的自动报警、自动记录的监护装置。

2. 动态心电图监测仪（Holter 监测仪）

动态心电图监测仪可随身携带，动态观察心脏不同负荷状态下的心电图变化。Holter 监测仪主要用于冠心病和心律失常、监测起搏器功能等。

3. 遥控心电图监测仪

遥控心电图该监测仪不需要导线与心电图监测仪相连，一般遥控半径为 30 m，中心台可同时监测 4 个患者，患者携带一个发射仪器。

（二）心电导联连接

1. 标准十二导联

现在广泛应用的是标准十二导联，分别记为 I、II、III、aVR、aVL、aVF、V1 ～ V6。I、

Ⅱ、Ⅲ为双极导联，aVR、aVL、aVF为单极肢体加压导联，V1~V6为单极胸导联。心电各导联连接方法如图4-3。

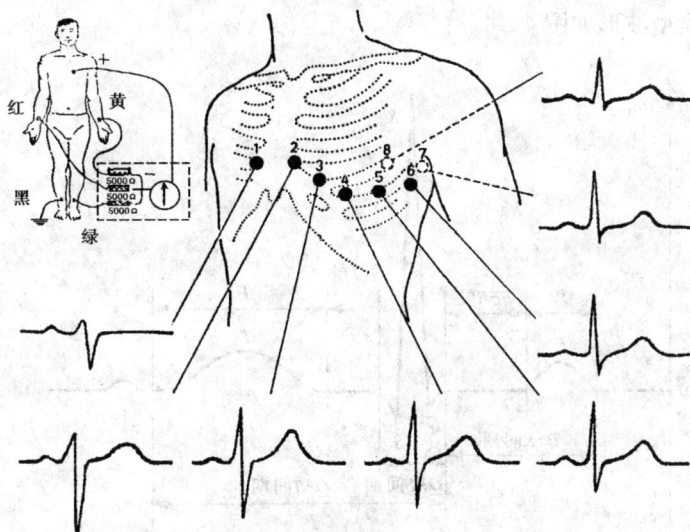

图4-3　心电各导联连接方法

2. 五导联

ICU持续心电监测一般采用五导联装置，安放位置为：

（1）红色（右臂）电极：安放在锁骨下，靠近右肩。

（2）黄色（左臂）电极：安放在锁骨下，靠近左肩。

（3）黑色（右腿）电极：安放在右下腹。

（4）绿色（左腿）电极：安放在左下腹。

（5）白色（胸部）电极：安放在胸壁上。

另外，美国及欧洲标准中各导联的名称有所不同（表4-3），在操作时应仔细核对后再使用。

表4-3　美国及欧洲各导联名称对照

美国		欧洲	
导联名称	颜色	导联名称	颜色
RA	白色	R	红色
LA	黑色	L	黄色
LL	红色	F	绿色
RL	绿色	N	黑色
V	棕色	C	白色

（三）心电图的典型波形和典型段

在心电图记录纸上，横轴代表时间。当标准走纸速度为 25 mm/s 时，每 1 mm 代表 0.04 s；纵轴代表波形幅度，当标准灵敏度为 10 mm/mV 时，每 1 mm 代表 0.1 mV。

正常心电图典型波形如图 4-4。

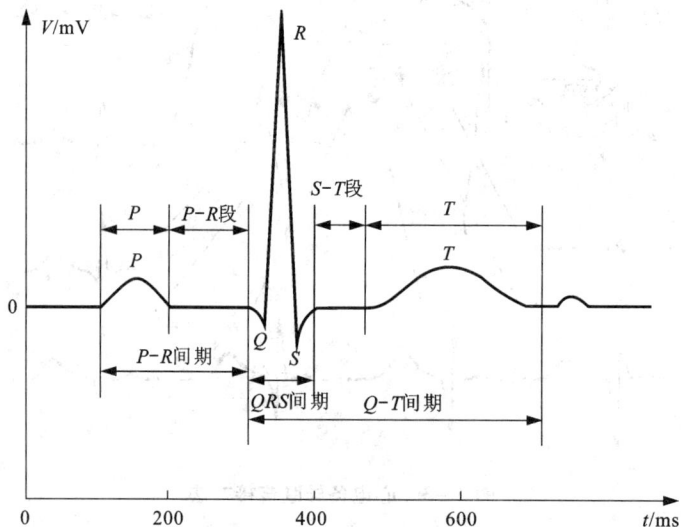

图 4-4　正常心电图典型波形

（1）P 波：由心房的激动所产生。前一半主要由右心房所产生，后一半主要由左心房所产生。正常 P 波的宽度不超过 0.11s，最高幅度不超过 2.5 mm。

（2）QRS 波群：反映左、右心室的电激动过程，称 QRS 波群的宽度为 QRS 时限，代表全部心室肌激动过程所需要的时间。正常人最高不超过 0.10s。

（3）T 波：代表心室激动后复原时所产生的电位。在 R 波为主的心电图上，T 波不应低于 R 波 1/10。

（4）U 波：位于 T 波之后，可能是反映心肌激动后电位与时间的变化。

（5）P-R 间期：是从 P 波起点到 QRS 波群起点的相隔时间。它代表从心房激动开始到心室开始激动的时间。这一期间随着年龄的增长而有加长的趋势。一般成人 P-R 间期为 0.12~0.20 s。

（6）QRS 间期：从 Q 波开始至 S 波终了的时间间隔。它代表两侧心室肌（包括心室间隔肌）的电激动过程。正常成人为 0.06~0.10 s、儿童为 0.04~0.08 s。

（7）S-T 段：从 QRS 波群的终点到 T 波起点的一段。正常人的 S-T 段是接近基线的，与基线间的距离一般不超过 0.05 mm。

（8）P-R 段：从 P 波后半部分起始端至 QRS 波群起点。同样，正常人的这一段也是接近基线的。

（9）Q-T 间期：从 QRS 波群开始到 T 波终结相隔的时间。它代表心室肌除极和复极的全过程。Q-T 间期同心率有密切关系。心率越快，Q-T 间期越短，反之，则越长。一般心率 70 次/min 左右时，Q-T 间期约为 0.40 s。

（四）心电监护注意事项

（1）除颤期间不要接触患者、桌子或仪器。

（2）皮肤是不良导体，因此，要获得电极和皮肤的良好接触，皮肤准备非常重要，必要时，在安放电极处剔除体毛，用肥皂和水彻底洗净皮肤（不可使用乙醚和纯乙醇清洁皮肤，因为这样会增加皮肤的阻抗）。

（3）每日检查 ECG 电极贴片是否刺激皮肤，若有过敏迹象应改变位置，每 24 小时更换电极。

（4）系统只有在诊断方式时，才能提供未经处理的真实信号。在"监护"和"手术"滤波状态下，心电波形均会有不同程度的畸变发生。此时系统仅仅能提供心电的基本状况，对于 S－T 段的分析结果将会有较大的影响。

（5）应当根据各种患者的不同情况设置报警极限，对于起搏患者，必须开启起搏脉冲分析功能。

三、呼吸功能监测

呼吸功能监测是抢救危重患者的重要内容，连续动态分析各监测指标可及时发现病情变化，提供科学合理的治疗依据，判断治疗效果。呼吸功能监测主要适用于急性呼吸窘迫综合征（ARDS）、慢性阻塞性肺疾病急性加重期（AECOPD）、肺性脑病、心力衰竭和休克并发急性呼吸衰竭、肺梗死及肺栓塞、重症肺炎或休克型肺炎、气管切开或气管插管术后的患者，也适用于心胸外科手术后需用机械通气及心肺监护的患者。

（一）呼吸运动的观察

1. 呼吸频率（respiratory rate，RR）

呼吸频率可通过目测测得，还可由呼吸机直接监测，也可通过监护仪以阻抗法测得。呼吸频率反映患者通气功能及呼吸中枢的兴奋性，正常成人为 12～18 次/min，小儿随着年龄减小而增快，8 岁为 18 次/min，1 岁为 25 次/min，新生儿为 40 次/min。呼吸频率明显增快或减慢，提示有呼吸功能障碍可能。呼吸减慢见于碱中毒、严重缺氧及高碳酸血症等，麻醉药抑制呼吸中枢可以使呼吸频率减慢。呼吸频率 >25 次/min，提示呼吸功能不全；>28 次/min，可能继发急性呼吸窘迫综合征。

2. 常见的异常呼吸类型

（1）哮喘性呼吸：发生在哮喘、肺气肿及其他喉部以下有阻塞者，其呼气期较吸气期延长，并带有哮鸣音。心源性哮喘是哮喘性呼吸困难的一种。左心衰竭表现为阵发性端坐呼吸。

（2）紧促式呼吸：呼吸运动浅促而带有弹性，多见于胸膜炎、胸腔肿瘤、颈胸椎疾病引起疼痛者等。

（3）不规则呼吸：常以深浅不规则的方式进行呼吸，多见于周围循环衰竭、脑膜炎或多种因素引起的神志丧失者。

（4）叹息式呼吸：见于神经质、过度疲劳、周围循环衰竭等患者。

（5）蝉鸣性呼吸：患者在吸气时发生高音调啼鸣声，因会厌部部分阻塞、空气吸入困难所致。吸气时有"三凹征"。

（6）鼾音呼吸：患者在呼吸期间可闻及大水泡音，主要是空气进入气管时激动了上气道中大量的分泌物所致。多见于昏迷或咳嗽反射减弱或消失者。

（7）点头样呼吸：多见于垂危患者，呼吸不规则。

（8）潮式呼吸：呼吸逐步减弱以至停止和呼吸逐渐增强两者交替出现。多见于中枢神经疾病、脑循环障碍和中毒等患者。

（三）呼吸功能测定

1. 肺容量监测

（1）潮气量（tidal volume，V_t）：是静息状态下每次吸入或呼出 1 次的气体量，可分为吸气潮气量和呼气潮气量，多数呼吸机可直接监测，也可通过呼吸功能监测仪进行监测。潮气量正常值为 8~12 ml/kg，它反映了患者的通气功能。潮气量增大多见于中枢神经系统疾病及酸中毒等，潮气量减少见于间质性肺炎、肺纤维化、肺梗死、肺淤血和肺水肿等。潮气量 <5 ml/kg 有机械通气的指征，而吸气潮气量与呼气潮气量的差异可反映呼吸机及气管插管是否漏气。

（2）肺活量（vital capacity，VC）：是指最大吸气之后缓慢呼出的最大气量（呼气肺活量）或最大缓慢呼气后用力吸气的最大气量（吸气肺活量）。正常成人男性为 3.5 L，女性为 2.4 L。用力肺活量（forced vital capacity，FVC）是指深吸气至肺总量后以最大的努力最快的速度呼气至残气位时所呼出的气量。用力肺活量可通过肺量计以及小型肺功能机在床旁测定，正常值为 65~75 ml/kg，它是反映患者深呼吸和咳嗽能力的指标，阻塞性或限制性通气功能障碍、呼吸肌疲劳及神经肌肉病变均可使用力肺活量下降，它是危重患者常用的呼吸监测指标。最大通气量、时间肺活量增大提示通气过度，减少则提示通气不足。肺活量 <15 mL/kg 需给予辅助通气治疗，>15 mL/kg 可作为撤离呼吸机的指标之一。1 s 用力呼气容积、1 s 用力呼气容积与时间肺活量之比值降低，提示阻塞性通气障碍，增加则提示限制性通气障碍或呼吸肌衰竭。

（3）肺功能残气量（functional reserve capacity，FRC）：肺功能残气量是平静呼气后肺内残留的气体量。肺功能残气量的生理意义是对吸入肺泡的空气具有缓冲作用，使肺泡内氧和二氧化碳分压保持相对稳定，其大小取决于胸廓和肺组织弹性的平衡。因此，其值具有呼吸力学上的意义。功能残气量增多提示肺充气过度，见于肺弹性减退，如肺气肿和支气管哮喘等；肺功能残气量减少提示肺内氧合功能改善，分流量下降。但肺功能残气量降低增加了肺泡陷闭的倾向性，为动 – 静脉分流的原因之一。

2. 肺通气功能测定

（1）每分种通气量（minute ventilation，V_E）：是患者平静呼吸时每分钟吸入或呼出的气体量，为潮气量和呼吸频率的乘积，正常值为 6~8 L/min。每分钟通气量可反映患者的通气功能，V_E >10 L 为通气过度，V_E <3 L 为通气不足，每分钟通气量也可指导调整呼吸机参数。

（2）生理无效腔（physiological dead space，V_D）：即解剖无效腔和肺泡无效腔的总和。解剖无效腔系指口、鼻、气管和细支气管这一段呼吸道。肺泡无效腔系指一部分在肺泡中未能与血液发生气体交换的空间。疾病时生理性无效腔量可增大。V_D/V_t 比值对正确应用呼吸机有一定指导意义。根据 Bohr 公式可计算出 V_D/V_t 比值：$V_D/V_t = (PaCO_2 - P_ECO_2)/PaCO_2$，正常值为 0.2~0.35。式中 $PaCO_2$ 为动脉血二氧化碳分压，P_ECO_2 为呼出气二氧化碳分压。

（3）呼气末二氧化碳压力（$PetCO_2$）：呼气末二氧化碳压力监测属于无创监测方法。目前临床进行的床边监测均采用红外线法，将二氧化碳感受器直接连接于气管导管与"Y"形管连接处或置于呼吸机主机内，通过采样管将气体样本送入红外线感受器中即可测得呼气末二氧化碳压力。呼气末二氧化碳压力能够反映患者通气、循环功能和肺血流情况，其正常值范围是 $4.66 \sim 5.99$ kPa。

（4）经皮血氧饱和度（SPO_2）：将血氧饱和度探头夹在手指、脚趾或耳垂等处，通过将红光、红外光投射到毛细血管并测量周期性的心动光吸收变化，即可测出经皮血氧饱和度，它是一种无创性的连续的动脉血氧饱和度监测方法。正常值 >94%。持续经皮血氧饱和度监测有助于及时发现危重患者的低氧血症，可用以指导危重患者的机械通气模式和吸入氧浓度的调整。经皮血氧饱和度与动脉血氧分压的高低、碳氧血红蛋白的多少及末梢循环状况等有关。以下情况可能导致测量结果不正确：①患者存在有心脏停搏或休克症状；②患者有低血压，严重的血管收缩、贫血或者体温过低；③靠近传感器的地方存在动脉血管栓塞；④传感器太紧或者使用了不正确的传感器；⑤病室内过度照明，如暴露在外科手术灯、胆红素等光源下；⑥患者过度移动等。

（5）经皮氧分压（$PtcO_2$）：经皮氧分压主要反映组织灌注状态，与动脉血氧合情况、心排血量有关，故在判断经皮氧分压值变化的原因时，应同时测定动脉血氧分压。经皮氧分压值较动脉血氧分压低 $1.33 \sim 2.66$ kPa，当血流灌注正常时，两者的变化是一致的。$PtcO_2$ 下降表明肺氧合功能障碍；当动脉血氧分压正常而经皮氧分压值明显减低时，提示组织灌注功能低下，见于心力衰竭或微循环障碍。

四、体温监测

（一）体温正常范围

机体体温是受大脑体温中枢调节的，正常人体温均衡在一定的范围。用不同的体温表在不同的部位可测得正常范围值的体温，可参考表 4-4。

表 4-4　不同部位正常体温值

部位	平均温度	正常范围
口温	37.0℃(98.6℉)	36.3℃～37.2℃,(97.3℉～99.0℉)
肛温	37.5℃(99.5℉)	36.5℃～37.7℃,(97.7℉～99.9℉)
腋温	36.5℃(97.7℉)	36℃～37℃,(96.8℉～98.6℉)

（二）异常体温

异常体温是指机体体温高于或低于正常值体温范围，主要指发热或低体温。

1. 发热程度的判断

发热程度的判断以口温为例，低热：37.3℃～38℃(99.1℉～100.4℉)；中等热：38.1℃～39℃(100.6℉～102.2℉)；高热：39.1℃～41℃(102.4℉～105.8℉)；超高热：41℃以上(105.8℉以上)。

2. 体温过低的判断分期

过低的体温判断分为轻度、中度、重度、致死体温四种。轻度：32℃～35℃(89.6℉～95℉)；中度：30℃～32℃(86℉～89.6℉)；重度：<30℃(86.0℉)，瞳孔散大，对光反射消

失;致死体温:23℃~25℃(73.4℉~77℉)。

(三)皮肤与中心温度差

皮肤温度能反映末梢循环状态,在血容量不足或低心排血量时,外周血管收缩,皮肤温度下降,皮肤各部位温差大,受皮下血运、出汗等因素影响,应作多部位测量。目前临床常用的方法是测胸壁、上臂、大腿和小腿四个部位温度,按下列公式算出平均值:平均皮肤温度 = 0.3 × (胸壁温度 + 上臂温度) + 0.2 × (大腿温度 + 小腿温度)。长期临床观察发现大腿内侧皮肤温度与平均皮肤温度非常接近,故现在常将皮肤温度探头置于大腿内侧。中心温度监测探头置于后鼻孔或直肠内(距肛门10cm)。连续监测皮肤与中心温度差,是了解外周循环灌注是否改善的指标,正常情况下温差应 < 2℃。当患者处于严重休克时,温差增大,经采取有效措施治疗后,温差减小,则提示病情好转,外周循环改善;相反,温差进行性增大是病情恶化的指标之一。

五、动脉血气和酸碱监测

凡危重患者,大多存在着不同程度、不同类型的酸碱失衡,尤其是呼吸急症。三电极系统(pH、PCO_2、PO_2电极)的问世,为血气分析和酸碱监测提供了方便。正确评价酸碱失衡对提供危重患者的治愈率、减少病死率具有非常重要意义。

(一)血气监测参数的正常值及临床意义

1. 血液酸碱度(pH)是氢离子[H^+]的负对数

【正常值】 动脉血中的pH为7.35~7.45,平均7.40;氢离子浓度为45~35 mmol/L,平均为40 mmol/L。

【临床意义】 在pH7.1~7.5范围内,pH与氢离子浓度近似直线关系,pH变化0.01,氢离子浓度则反方向变化1 mmol/L。正常情况下,尽管机体不断地产生或摄取酸性或碱性物质,但pH总是维持在狭小的正常范围内,这是由于机体缓冲系统、细胞内外离子交换、肾脏和肺脏代偿调节作用所致。病理情况下,调解代偿失调,则发生了酸碱失衡或代偿性酸、碱中毒。pH > 7.45时,表示失代偿性碱中毒;当pH = 7.35~7.45,表示无酸碱失衡或代偿性酸、碱中毒;当pH < 7.35时,表示失代偿性酸中毒。由于静脉血的二氧化碳分压($PaCO_2$)较动脉血的$PaCO_2$高,因此静脉血的pH较动脉血低0.03~0.05,常用pHv表示。

2. 动脉血二氧化碳分压($PaCO_2$)

系物理性溶解在动脉血中的CO_2所产生的张力。由于CO_2的弥散能力很强,比氧大20倍,因此动、静脉血中二氧化碳(CO_2)的差值很小(40:46,差值为6)。

【正常值】 $PaCO_2$ 35~45 mmHg(4.7~6.0 kPa),平均40 mmHg(5.33 kPa)。

【临床意义】 $PaCO_2$是反映呼吸性酸碱平衡的重要指标。当$PaCO_2$ > 46 mmHg(6.1 kPa),表示肺通气不足,有CO_2潴留,见于呼吸性酸中毒和代偿后的代谢性碱中毒;相反,当$PaCO_2$ < 33 mmHg(4.4 kPa),则表示肺通气过度,CO_2排出过多,见于呼吸性碱中毒或代偿后的代谢性酸中毒。$PaCO_2$ > 55 mmHg有抑制呼吸中枢的危险。

3. 动脉血氧分压(PaO_2)

PaO_2是指物理溶解于动脉血中的氧产生的张力。氧在动脉血中溶解的多少,与吸入气中氧分压(PaO_2)高低成正比关系,而PaO_2的高低又决定于吸入气(肺泡气)中的氧分压

(PaO_2)。

【正常值】 中青年 PaO_2 正常值为 90~100 mmHg(12.0~13.3 kPa)。PaO_2 随年龄的增加而降低，其年龄预计方程式(卧位)是：$PaO_2 = 103 - 年龄(岁) \times 0.42 \pm 3.5$ mmHg。但年龄再增长，PaO_2 不应低于 70 mmHg。

【临床意义】 ①判断是否存在低氧血症及其分级，PaO_2 为 90~100 mmHg(12~13.3 kPa)或年龄预计值以上为正常，低于此值为低氧血症。低氧血症多采用以下标准分级：轻度缺氧，90~60 mmHg；中度缺氧，60~40 mmHg；重度缺氧，40~20 mmHg。理论上低氧血症以 36 mmHg(4.8 kPa)的 PaO_2 为生存极限，但缺氧患者由于红细胞代偿性增多，脑血流量代偿性增加，常常能耐受 30 mmHg(4.0 kPa)的 PaO_2。$PaO_2 < 20$ mmHg(2.67 kPa)，大脑皮质细胞不能从血中摄取氧，生命将会停止；②间接反映是否存在酸碱失衡，PaO_2 明显降低时，可作为乳酸中毒的旁证；③PaO_2 和 $PaCO_2$ 是诊断呼吸衰竭的必备条件，Ⅰ型呼吸衰竭常表现为 PaO_2 降低，$PaCO_2$ 降低或正常，pH 增高或正常；Ⅱ型呼吸衰竭常表现为 PaO_2 降低，$PaCO_2$ 升高应 > 50 mmHg(6.67 kPa)，pH 降低。

物理溶解于静脉血的氧产生的张力，称之为混合静脉血的氧分压($P_V O_2$)，其参考值为 35~45 mmHg (4.7~6.4 kPa)，均值为 40 mmHg (5.3 kPa)。$P_V O_2$ 能更好地反映组织细胞缺氧的程度。

4. 动脉血氧饱和度(SaO_2)

动脉血氧与血红蛋白结合的程度，也就是氧合血红蛋白占还原血红蛋白的百分比。

【正常值】 动脉血氧饱和度正常值96%~100%。

【临床意义】 SaO_2 与血红蛋白(Hb)的多少无关，而与 PaO_2 高低、Hb 与氧的亲和力有关。即 PaO_2 越高，SaO_2 亦越高，反之亦然，但两者并非呈直线关系，而呈"S"型关系，即所谓的氧合血红蛋白离解曲线。氧离解曲线分为平坦段和陡直段，PaO_2 在 60~100 mmHg 时，SaO_2 为 90%~100%，为平坦部分；而 $PaO_2 < 60$ mmHg，曲线处于陡直部分。氧解离曲线的这一特点既有利于血流从肺泡摄取氧，又有利于氧在组织中的释放。

5. 标准碳酸氢盐(SB)和实际碳酸氢盐(AB)

标准碳酸氢盐(standard bicarbonate, SB)是全血在标准条件下[即在37℃、血红蛋白氧饱和度为100%、$PaCO_2$ 为40 mmHg(5.3 kPa)]测得血浆中碳酸氢根的含量。因为已排除了呼吸因素的影响，故为判断代谢因素影响的指标。实际碳酸氢盐(actual bicarbonate, AB)是指隔绝空气的标本，在实际 $PaCO_2$ 和血氧饱和度条件下测得的血浆碳酸氢根的浓度。AB 受代谢和呼吸因素的双重影响。

【正常值】 SB：22~27 mmol/L，平均 24 mmol/L；AB：(25±3)mmol/L。

【临床意义】 正常情况下 AB = SB，AB - SB = 呼吸因素。AB - SB 为正值为高碳酸血症，为 CO_2 潴留；若 AB - SB 为负值为低碳酸血症，为 CO_2 呼出过多。AB 下降为代谢性酸中毒或呼吸性碱中毒代偿；AB 增高为代谢性碱中毒或呼吸性酸中毒代偿；AB 正常不一定表示患者体内情况正常，如呼吸性酸中毒 + 代谢性酸中毒。

6. 缓冲碱(BB)

缓冲碱(buffer base, BB)是指血液中一切具有缓冲作用的负离子的总和。主要包括血浆 HCO_3^-(占35%)、红细胞内 HCO_3^-(占18%)、HbO_2 与 Hb(占35%)、血浆蛋白(占7%)及有机与无机磷酸盐(占5%)。

【正常值】 BB：45～55 mmol/L。

【临床意义】 BB 是反映代谢因素的指标，BB 减少提示存在代谢性酸中毒或呼吸性碱中毒代偿；BB 增高提示代谢性碱中毒或呼吸性酸中毒代偿。

7. 剩余碱(BE)

剩余碱(base excess，BE)是在标准状态下(条件同 SB)将每升动脉血的 pH 滴定到 7.40 时所用的酸或碱的 mmol 数。若滴定所需要的是酸，说明血内为碱性，BE 为正值；若滴定所需要的是碱，说明血内是酸性，BE 为负值。

【正常值】 BE：±3 mmol/L，平均为 0。

【临床意义】 BE 的正值增大，表示代谢性碱中毒；BE 负值增大，表示代谢性酸中毒。

8. 动脉血氧含量(CaO_2)

CaO_2 是指每 100 mL 血液中所带氧的毫升数。包括物理溶解的氧和血红蛋白相结合的氧。呼吸大气压空气条件下，物理溶解氧相对于血红蛋白结合氧是微不足道的，但由于物理溶解氧与血氧分压成正比，在高压氧舱 0.303MPa(3 个大气压)条件下，100 mL 动脉血液物理溶解氧量可达到 6 mL 以上，仅物理溶解氧便能满足机体需要。

【正常值】 动脉血氧含量正常值：16～20 mL/dL。

【临床意义】 CaO_2 受 PaO_2 与 Hb 的质和量的影响，故呼吸、血液、循环对之都有影响。其与 Hb 成正比，贫血时 CaO_2 下降；红细胞增多，CaO_2 增高。肺功能受损时，CaO_2 下降；心功能受损时，CaO_2 下降。

9. 血浆阴离子间隙(AG)

血浆阴离子间隙(anion gap，AG)是血浆中未测定的阴离子(UA)和未测定阳离子(UC)之差。

【正常值】 血浆阴离子间隙正常值：(12±2)mmol/L

【临床意义】 AG 增高，见于 HCO_3^- 减少，有机酸根增加引起的代谢性酸中毒，如糖尿病酮症酸中毒、尿毒症酸中毒、乳酸酸中毒等；大量使用羧苄青霉素或其他阴离子药物，AG 也会增加，但无酸中毒。高血氯性代谢性酸中毒 AG 可正常。

AG 减低，见于代谢性碱中毒、低蛋白血症、多发性骨髓瘤、高镁血症、高钙血症和锂中毒等。

10. 二氧化碳总量(TCO_2)

TCO_2 是指存在于血浆中的一切形式的二氧化碳的总含量，包括物理溶解的二氧化碳、与蛋白质氨基相结合者、碳酸氢根、碳酸根及碳酸。碳酸氢根是血浆中二氧化碳运输的主要形式。

【正常值】 二氧化碳总量正常值：28～35 mmol/L。

【临床意义】 TCO_2 增高，见于代偿性呼吸性酸中毒、呼吸中枢抑制、代谢性碱中毒；TCO_2 减低，见于代偿性呼吸性碱中毒、代谢性酸中毒。

(二)酸碱失衡的判断原则

酸碱平衡只是相对的，正常情况下，人体通过血液缓冲系统和肺、肾脏、组织细胞等的参与，协调调节使血浆 pH 保持在较小范围内变动。在异常情况下，如进入体内的酸碱物质过多或体内代谢紊乱，使产生的酸性或碱性物质大量涌入血液，或是体内酸性或碱性物质丢失过多，超出了机体的调节能力，或调节机构（肺、肾）的功能障碍，都可导致机体发生酸碱失衡。早期，由于缓冲系统，pH 和 H^+ 浓度维持在正常范围，称为代偿性酸或碱中毒。当病情严重 pH 和 H^+ 浓度超出正常范围，则发生失代偿性酸或碱中毒。根据原发改变是代谢因素还是呼吸因素，是单一的失衡还是两种以上的酸碱失衡同时存在，酸碱平衡紊乱可分为单纯型和混合型。

1. 根据 pH 确定有无酸血症或碱血症

在酸碱检查的众多指标中，最重要的是 pH、$PaCO_2$、HCO_3^- 三项，这三个指标代表着 Hender – Hasselbalch 方程式中的三个变量（表 4 – 5）。pH 变量方向总是与原发分量相一致，代偿不会过度，也就是说，代偿分量改变不会超过原发分量改变。

表 4 – 5　根据 pH 与 HCO_3^-、$PaCO_2$ 判断酸碱失衡

pH ↑	HCO_3^- ↑ 原发	pH ↓	HCO_3^- ↑ 继发
	HCO_3^- ↓ 继发		$PaCO_2$ ↑ 原发
pH ↑	$PaCO_2$ ↑ 继发	pH ↓	HCO_3^- ↓ 原发
	$PaCO_2$ ↓ 原发		$PaCO_2$ ↓ 继发

2. 根据 HCO_3^- 与 $PaCO_2$ 变量关系，确定有无复合型酸碱失衡

当 HCO_3^- 与 $PaCO_2$ 呈反向变量时，应诊断为复合性酸碱失衡。

$$\frac{HCO_3^- \uparrow}{PaCO_2 \downarrow}\text{代谢性碱中毒合并呼吸性酸中毒}$$

$$\frac{HCO_3^- \downarrow}{PaCO_2 \uparrow}\text{代谢性酸中毒合并呼吸性酸中毒}$$

当 HCO_3^- 与 $PaCO_2$ 呈同向变量关系，即同时增加或减少，有下列几种情况：①纯性酸碱失衡：两者之间的关系属于原发性改变与继发性改变关系，如代谢性酸中毒呼吸代偿或者称呼吸分量代偿分量；②合性酸碱失衡：决定代偿出现的时间和限度，该高的不高，该低的不低，超过"正常"升高，超过"正常"降低。

3. 代偿的时间

体内代偿的方式有两种：代谢分量代偿呼吸分量（即肾代偿肺）和呼吸分量代偿代谢分量（即肺代偿肾）。肺快、肾慢，也就是说，肺代偿起始于代偿分量发生变化后 30 ~ 60 分钟，24 小时达高峰；而肾脏代偿则开始于呼吸分量发生变化后的 12 ~ 48 小时，5 ~ 7 天方能达高峰。

4. 代偿限度

代偿限度是判断复合性酸碱失衡的主要依据。$HCO_3^- \geq 40$ mmol/L 或 ≤ 15 mmol/L 是肾脏的极限。慢性呼吸性酸中毒最大代偿 $HCO_3^- \geq 40$ mmol/L 时提示呼吸性酸中毒合并代谢性碱中毒；慢性呼吸性碱中毒最大代偿 $HCO_3^- \leq 15$ mmol/L 时，说明已超过肾脏的代偿极限，应诊断为呼吸性碱中毒合并代谢性酸中毒。代谢性酸中毒时肺代偿的最大极限为 $PaCO_2$ 不能 <15 mmHg，否则提示代谢性酸中毒合并呼吸性碱中毒；代谢性碱中毒时呼吸代偿最大极限为 $PaCO_2$ 不能 >55 mmHg，否则应诊断为代谢性碱中毒合并呼吸性酸中毒。

5. 根据阴阳离子平衡原则

阴阳离子是否平衡，可以判断出酸碱是否失衡，特别是血清中阴离子间隙（AG）与碳酸氢盐（HCO_3^-）的改变在临床中最为常用（表4-6）。

表4-6 根据 AG 与 HCO_3^- 判断酸碱失衡

AG 改变	HCO_3^- 改变	诊断
AG↑	HCO_3^-↓	代谢性酸中毒
AG↑	HCO_3^- 正常	代谢性酸中毒 + 代谢性碱中毒
AG↑	HCO_3^-↑	代谢性酸中毒 + 呼吸性酸中毒
AG 正常	HCO_3^-↓	呼吸性碱中毒

六、脑功能监测

（一）颅内压监测（intracranial pressure，ICP）

颅腔内容物包括脑组织、脑脊液、血液，脑组织的体积在颅腔内最大，约重1 400 g，占颅腔总容量的80%~90%；脑脊液约150 mL，血液约75 mL。颅内压系指颅内容物对颅腔壁的压力，它是由液体静力压和血管张力变动的压力两个因素所组成。正常成人平卧时颅内压为10~15 mmHg（1.33~2 kPa）。

1. 影响颅内压的因素

（1）脑脊液量：脑脊液是由脉络丛和脑实质产生，正常情况下，人的脑脊液形成率为每分钟约0.35 mL，每天为500 mL左右。脑脊液量因年龄而异，婴儿为50 mL，成人为150 mL，每8小时更换一次。脑脊液的产生、循环及吸收处于平衡状态，保持了脑脊液静水压的相对恒定，调节着颅内压的正常生理变化。凡影响脑脊液产生、循环和吸收的因素都能阻挠、破坏脑脊液调节颅内压的作用而造成颅内压异常。如脑脊液通路阻塞，形成脑积水，可致颅内压迅速增高；当血管破裂，血液大量进入蛛网膜下隙，红细胞可将蛛网膜颗粒堵塞而影响脑脊液的吸收，可导致颅内压升高；外部损伤造成脑脊液外漏时可出现低颅压。

（2）脑血流量：脑血流的变化可伴有相同方向的颅内压变化，增加或减少脑血管容量可使脑脊液压力升高或降低。但是，如果原来脑脊液压力就很高，则脑血流的增加对颅内压的效应就更大。脑血流对脑脊液压力的效应是通过脑脊髓腔血容量的变化而变化的，动脉阻力的减少（即增加脑血流）可非线性方向地增加颅内压，伴有脑血流增加的血管扩张可增高颅内压，血管扩张可导致静脉部分受压，引起脑脊液压力的进一步增加。PaO_2下降至50 mmHg（6.65 kPa）以下时，脑血流明显增加，颅内压升高。

（3）脑膜、脑组织：各种原因导致脑膜体积增大，如脑膜肿瘤、脑膜血管破裂出血等，均能使颅压增高；各种原因导致脑膜破裂后出现的脑脊液漏、耳漏均能降低颅压甚至出现低颅压。中毒、缺血、缺氧或广泛性脑组织损伤引起的脑水肿可引起弥漫性颅内压增高；颅内占位性病变包括导致局限性颅内压增高，常致脑组织移位。

（4）其他因素：气管内插管、咳嗽、喷嚏均可使颅内压增高，颈静脉受压也能使颅内压升高。颅内压与体温高低有关，体温每降低1℃，颅内压下降5.5%~3.7%；另外，颅内压还随着血压的升高而升高。

2. 测压方法

(1)脑室内测压：在颅缝与瞳孔中线交点处行颅骨钻孔并行脑室穿刺，或在手术中置入细硅胶管，导管可与任何测压装置相连接。脑室内测压最准确，且可通过引流脑脊液控制颅内压，但有损伤脑组织的风险。在脑组织严重受压而使脑室移位或压扁时插管成功率低，同时，导管也容易受压或梗阻而影响测压的准确性。脑室内测压最严重的并发症是感染，因此管道内必须保持绝对无菌并防止液体反流。

(2)硬膜下测压：即将带有压力传感器的测压装置置于硬脑膜下、软脑膜表面，可以避免脑穿刺而损伤脑组织，但准确性较脑室内测压差，感染仍是主要风险。

(3)硬脑膜外测压：将测压装置放在内板与硬膜之间，操作简单，可连续监测，活动时对压力影响不大，无感染风险，但准确性最差。

(4)腰部蛛网膜下腔测压：即腰椎穿刺测压，在急性ICP升高，特别是未做减压术的患者不宜采用，因有诱发脑疝形成的可能。同时，颅内高压时，脑室与蛛网膜下腔间可有阻塞，脊髓腔内压力将不能准确反映ICP。

3. 颅内压监测适应证

(1)重度颅脑损伤。

(2)高血压脑出血及外伤性颅内血肿的保守治疗。

(3)颅脑大手术后。

(4)化学药品和各种感染所合并的中毒性脑病。

(5)高血压脑病及子痫。

(6)实施机械通气的患者。

(7)正常颅内压性脑积水。

4. 颅内压监护

(1)颅内压力的分级：颅内压持续超过15 mmHg(2 kPa)称为颅内压增高。为便于临床观察，将颅内压力分为4级：①正常，10~15 mmHg(1.33~2 kPa)；②轻度升高，15~20 mmHg(2~2.7 kPa)；③中度升高，20~40 mmHg(2.67~5.32 kPa)；④重度升高，>40 mmHg(>5.32 kPa)。

(2)颅内压的波形分析：①正常波形：压力水平在正常范围内，压力曲线平直，无快速与大幅度的升降，但也可有轻微的起伏变动；②C型波：为正常或接近正常的波形，特征为压力曲线平坦，小的起伏是受呼吸心跳波的影响，此时数字显示正常颅内压或略高；③B型波：异常波形，在正常压力波的背景下出现短时骤升又骤降的高波，一般不超过50 mmHg(6.67 kPa)，随着颅内压的增高，B波频繁出现，此时颅内压为中、高度升高；④A型波：也称高原波，表现为压力突然升至50~100 mmHg(6.67~13.30 kPa)，持续5~20分钟后又骤降到原水平或更低。A波频繁出现，提示颅腔的代偿功能已接近衰竭，病情危重，预后不良。

(3)临床意义：①帮助早期诊断和处理，因为颅内压改变往往先于临床表现，颅内压监测可起到早期报警作用；另外，颅内压监测还可以帮助诊断有无脑死亡，若颅内压接近或超过平均动脉压并失去正常搏动，证明脑灌注接近或等于零，持续5分钟以上则可诊断脑死亡，这一标准已为多数人接受；②指导治疗，采用颅内压监测能准确了解颅内压压力变化，合理采用降颅压措施，减少治疗的盲目性；③判断预后，下列情况病死率和残废率明显增高：颅内压 >40 mmHg(5.3 kPa)；经治疗颅内压不能降至 20 mmHg(2.7 kPa)以下；频繁出现异常压力波型。

（二）脑血流监测

脑由颈内动脉和椎动脉供血。脑血流量(cerebral blood flow, CBF)指单位时间内每 100 g 脑组织所通过的血液流量，以 mL/(100 g·min)表示。单位时间内流经整个脑的血液流量称为全脑血流量，以 mL/min 表示。健康成人的全脑血流量为 700~1000 mL/min，占心脏总排血量的 1/5；儿童为 400 mL/min，占心脏总排血量的 1/3。其中 4/5 的血流量经颈内静脉系统，1/5 经椎动脉系统流入颅内。记录局部脑组织的血液流量称为局部脑血流量(reional cerebral blood flow, rCBF)。自 1945 年以后，世界上脑血流量研究进展迅速，有多种方法用于测定脑血流量。如应用 Fick 原理的一氧化氮测定法和放射性核素氪(Kr)为示踪剂测定法，侵入性在颈内动脉注入放射性核素氪(Kr)或氙(Xe)测定脑的局部血流量，吸入或静脉注射放射性核素 Xe 法，正电子发射扫描(PET)和单光子断层扫描(SPECT)测定法，计算机体层摄影术(CT)、磁共振成像(MRI)等方法用于脑血流量的测定，其中 Xe 吸入仍是目前较常用的脑血流量的测定方法。

七、肾脏功能监测

肾脏是调节体液的重要器官，它担负着保留体内所需物质，排泄代谢废物，维持水、电解质平衡以及细胞内外渗透压平衡，以保证机体的内环境相对恒定的作用。肾功能检查的目的是了解肾脏是否受损、受损程度，借以制订治疗方案，判断预后。

（一）尿量、尿比重测量和镜下检查

1. 尿量

尿量是肾滤过率的直接反映，少尿是急性肾衰竭最明显的临床表现。临床上通常记录每小时及 24 小时尿量。每小时尿量少于 30 mL，多为肾血流灌注不足，间接提示全身血容量不足，24 小时尿量少于 400 mL 称为少尿，表示有一定程度肾功能损害；24 小时尿量少于 100 mL 为尿闭，是肾衰竭的基础诊断依据。无论是肾前性或肾性肾衰竭，真正完全无尿是少见的。一旦发生，应首先排除尿路梗阻或损伤。腹膜后血肿有可能压迫单侧或双侧输尿管或手术误伤输尿管导致无尿，须借助造影才可明确诊断。

2. 尿比重

通过测量尿比重可判断肾小管浓缩功能。无论尿量多或少，尿比重 >1.020，提示肾灌注不足，为肾前性肾功能衰竭；反之，比重 <1.010 则为肾性肾功能衰竭。但是，当尿液中混入较大分子物质时，如血细胞、蛋白、造影剂、渗透性利尿剂等，可使低比重尿的比重增加。

3. 尿液显微镜下检查

尿液镜下检查有时可提供重要信息。血尿和蛋白尿不是急性肾损伤的特征，而更多见于尿路损伤或肾小球疾患。相反，肾前性肾功能衰竭镜下常无重要发现；而所谓"肾衰管型"是肾小管坏死和确立肾性肾功能衰竭诊断的有力依据。

（二）内生肌酐清除率(Ccr)测定

血浆中的肌酐来源有 2 种：①外源性肌酐：进食鱼、肉等食物后，肌酐由肠道吸收入血；②人体肌肉中的磷酸肌酸释放能量、脱水后转变为肌酐。肌酐的相对分子质量小，又不与血浆蛋白结合，除少量肌酐由肾小管排泌外，绝大部分肌酐由肾小球滤过，且不被肾小管重吸

收，最后完全从终尿中排出。由于内源性肌酐生成相对恒定，因此 Ccr 试验在控制饮食、排除外源性肌酐来源的前提下，能可靠地反映肾小球的滤过功能，是目前临床上检测肾小球滤过功能最常用的试验。

1. 计算方法

(1)24 小时法：患者低蛋白饮食 3 天，每日蛋白质应少于 40g，并禁肉食；第 4 天晨 8 时排尿，然后收集 24 小时尿液，加入甲苯 4~5 mL 防腐；于第 4 天任何时候采取自凝血 5~7 mL，与 24 小时尿同时送检，测定尿及血浆中肌酐浓度，并测量 24 小时尿量。应用下列公式计算出 24 小时内生肌酐清除率：24 小时内生肌酐清除率 = 尿肌酐(mg/L) × 24 小时尿量(L) ÷ 血肌酐浓度(mg/L)。

(2)4 小时法：即于试验当日晨收集 4 小时尿液，并取血，分别检测尿液中和血液中的肌酐含量，计算出每分钟尿量，按下列公式计算清除率：肌酐清除率 = [尿内肌酐(mg/dl) ÷ 血浆肌酐(mg/dl)] × 每分钟尿量(mL)。

2. 临床意义

(1)正常成人 Ccr 平均值为 80~100 mL/min。Ccr 如降到正常值的 80% 以下，则表示肾小球滤过功能已有减退，若降至 51~70 mL/min 为轻度损伤；降至 31~50 mL/min 为中度损伤；降至 30 mL/min 以下为重度损伤。多数急性和慢性肾小球肾炎患者皆可有 Ccr 降低。

(2)当 Ccr < 40 mL/min 时，应限制蛋白质摄入；< 30 mL/min 时，使用噻嗪类利尿药常无效；< 10 mL/min 时，可作为血液透析治疗的指征，此时患者对呋塞米等利尿药物的疗效明显减低。

(三)血肌酐(Cr)

【正常值】 83~177μmol/L(1~2 mg/dL)

【临床意义】 肌酐是肌肉代谢产物，由肾小球滤过而排出体外，故血清肌酐浓度升高反映肾小球滤过功能减退。各种类型的肾功能不全时，血肌酐明显增高。

(四)血尿素氮(BUN)

尿素氮是体内蛋白质代谢产物，正常情况下，血中尿素氮主要由肾小球滤过，随尿排出。当肾实质受损时，肾小球滤过功能降低，致使血液中浓度增高。因此，测定血中 BUN 含量，可判断肾小球滤过功能。

【正常值】 2.9~6.4 mmol/L(8~20 mg/dl)

【临床意义】 血尿素氮增高见于：①肾脏本身疾病：肾脏功能轻度受损时，BUN 可无变化；当 BUN 高于正常时，肾脏的有效肾单位往往已有 60%~70% 的损害。因此，BUN 测定不是一项敏感指标，但是，其对尿毒症诊断有特殊价值，其增高的程度与病情严重程度成正比。临床上动态监测 BUN 非常重要，进行性升高是肾功能进行性恶化的重要标志之一；②蛋白质分解代谢旺盛或蛋白质摄入过多：如上消化道出血、甲状腺功能亢进、大面积烧伤、高热、急性传染病等；③肾前或肾后因素引起的尿量减少或无尿时，如脱水、循环衰竭、尿路结石引起的尿路梗阻。

(五)肾浓缩 - 稀释功能

主要用于监测肾小管的重吸收功能。现在临床上常采用简化或改良的浓缩 - 稀释试验。方法为：在试验的 24 小时内患者保持日常的饮食和生活习惯，晨 8 时排弃尿液，自晨 8 时至晚 8 时每 2 小时留尿 1 次，晚 8 时至晨 8 时留尿 1 次，分别测定各次尿量和比重。

【正常值】　昼尿量∶夜间尿量 = 3 ~ 4∶1，夜间 12 小时尿量应 <750 mL，最高的一次尿比重应在 1.020 以上，最高尿比重与最低尿比重之差应 >0.009。

【临床意义】　夜尿尿量超过 750 mL 常常为肾功能不全的早期表现。昼间各份尿量接近，最高尿比重低于 1.018，则表示肾脏浓缩功能不全。当肾脏功能损害严重时，尿比重可固定在 1.010 左右(等张尿)，见于慢性肾炎、原发性高血压、肾动脉硬化等的晚期。

(六)酚红排泄试验(PSP)

酚红亦称酚磺酞，在碱性条件下呈红色，是一种对人体无害的染料，也是实验室常用的指示剂。做肾功能测定时，从静脉注入的酚磺酞经肾小球滤过的只有 4%，94% 由肾小管分泌而排泄。临床上作为检查远端肾小管功能的客观指标之一。

【正常值】　正常成人 15 分钟酚磺酞排泄率为 25% ~ 50%，30 分钟为 40% ~ 60%，60 分钟为 50% ~ 75%，120 分钟为 55% ~ 85%。

【临床意义】　①各种肾脏病变均可导致肾血流量改变，常在肾小球滤过率有显著降低之前已出现酚磺酞排出下降的现象；②严重高血压、心力衰竭及显著水肿等，也可导致肾血流量的改变，而影响了酚磺酞的排泄；③PSP 可作为尿路病变诊断的参考指标，当尿路梗阻或膀胱功能障碍有排尿困难时，酚磺酞排出受阻；④妊娠后期，由于酚磺酞参与胎盘循环及上泌尿道扩张等原因，可出现酚磺酞 15 分钟排出量降低；⑤肝脏病变时，排泄酚磺酞的作用减弱，故使更多的酚磺酞由尿中排出，2 小时酚磺酞排出量可高于正常，但 15 分钟排出值，一般不受影响；⑥有些药物，如青霉素、各种利尿药及静脉肾盂造影剂等，可能与酚磺酞在肾近曲小管通过共同转运系统而分泌，影响酚磺酞的排泄。

(七)尿/血渗透压比值

【正常值】　尿渗透压 600 ~ 1000 mOsm/L，血渗透压 280 ~ 310 mOsm/L，尿/血渗透压比值为 2.50 ± 0.8。

【临床意义】　尿/血渗透压比值是反映肾小管浓缩功能的指标。功能性肾衰竭时，尿渗透压大于正常。急性肾衰竭时，尿渗透压接近血浆渗透压，两者比值 <1.1。

八、肝脏功能监测

肝脏的生理功能极其复杂，目前常用的肝功能试验主要检测肝脏排泌能力、合成与分解代谢能力及清除能力，以提供诊断与鉴别诊断的依据、了解肝脏损害的程度、观察病情发展、预测预后、指导治疗。

(一)血清胆红素代谢功能

1. 血清胆红素定量测定

血清胆红素包括血清总胆红素(STBIL)、直接胆红素[(DBIL)，又称结合胆红素(CB)]和间接胆红素[(IBIL)，又称非结合胆红素(UCB)]，血清总胆红素含量减去直接胆红素含量即为间接胆红素含量。

【正常值】　血清总胆红素(STBIL) >17.1 μmol/L 或 ≤34.2 μmol/L 为隐性黄疸；STBIL >34.2 μmol/L 为临床肉眼可见黄疸(显性黄疸)；STBIL 34.2 ~ 171 μmol/L 为轻度黄疸；ST-BIL 171 ~ 342 μmol/L 为中度黄疸，STBIL >342 μmol/L 为重度黄疸。血清胆红素、尿胆色素、粪便正常值及临床三种类型的黄疸异常状态见表 4 – 7。

表 4 – 7　血清胆红素、尿胆色素、粪便颜色正常值及三种类型黄疸的异常状态

| | 血清胆红素（μmol/L） | | | 尿胆色素（μmol/L） | | 粪便颜色 |
	总胆红素	直接胆红素	间接胆红素	尿胆红素	尿胆原	
正常	1.7 ~ 17.1	0 ~ 6.8	1.7 ~ 10.2	阴性	0.84 ~ 4.2	浅黄色
梗阻性黄疸	↑↑ ~ ↑↑↑	↑↑↑	↑	强阳性	减少或缺少	变浅或白色
溶血性黄疸	↑	↑	↑↑↑	（—）	↑↑↑	变深
肝细胞性黄疸	↑ ~ ↑↑	↑↑	↑↑	（+）	正常或↑	变浅或正常

注：↑：轻度增加；↑↑：中度增加；↑↑↑：明显增加。

【临床意义】　总胆红素含量是反映肝细胞损伤严重程度的重要指标，但不能鉴别黄疸类型；直接胆红素和间接胆红素对黄疸的鉴别诊断有重要价值。溶血性黄疸间接胆红素（UCB）增高明显，直接胆红素与血清总胆红素（CB/STBIL）<0.2；梗阻性黄疸直接胆红素增高明显，直接胆红素与血清总胆红素（CB/STBIL）>0.5；肝细胞性黄疸，CB、UCB 均增加，CB/STBIL >0.2，但 <0.5。当 1 分钟胆红素升高时，多表示肝功能有一定损害。

2. 尿三胆测定

尿三胆系尿中胆红素、尿胆原、尿胆素的合称。

【正常值】　通常尿中无胆红素；正常尿中尿胆原排出量 <4 mg/24h，一般为 0.4 ~ 1.0 mg/24h。临床通常用半定量法即尿胆原稀释倍数来表示胆原含量的多少，通常为 1：20 稀释度以下；尿胆素同尿胆原。

【临床意义】　若尿中出现尿胆红素提示血中直接胆红素增高，见于阻塞性黄疸、黄疸性肝炎早期；尿胆原增高提示血中非结合胆红素增多，见于溶血性黄疸及肝细胞性黄疸；肝内、肝外胆管阻塞时，因结合胆红素排入肠道受阻，尿胆原形成障碍，故尿胆原明显减少，胆管完全梗塞时，尿胆原消失。

（二）血清酶测定

1. 转氨酶

血清丙氨酸氨基转移酶（ALT）与血清门冬氨酸氨基转移酶（AST）广泛存在于机体组织细胞内，ALT 分布次序大致为：肝 > 肾 > 心 > 肌肉；AST 分布次序大致为：心 > 肝 > 肌肉 > 肾，但肝内 AST 绝对值超过 AST。肝细胞内转氨酶浓度比血清高 1 000 ~ 5 000 倍，在肝细胞损伤通透性增加时，即使无坏死，细胞内转氨酶也可由此种浓度差而泄露。转氨酶活性高低与肝细胞受损的程度大体相一致。

【正常值】　ALT 5 ~ 40U/L, AST 8 ~ 40U/L, ALT/AST≤1。

【临床意义】　① ALT 在肝细胞损伤时释放入血，是临床反映肝细胞功能的最常用指标。ALT 对肝病诊断的特异性比 AST 高。急性肝炎时 ALT 明显升高，AST/ALT 常 <1，黄疸出现后 ALT 开始下降。慢性肝炎或肝硬化时 ALT 轻度至中度升高或反复无常，AST/ALT 常 >1。重型肝炎患者可出现 ALT 快速下降，胆红素不断升高的"胆酶分离"现象，提示肝细胞大量坏死；②80% 的 AST 存在于肝细胞线粒体中，仅20% 存在于胞浆。肝病时血清 AST 升高，提示线粒体损伤。病情持久且较严重，通常与肝病严重程度呈正相关。急性肝炎时如果 AST 持续在高水平，有转为慢性肝病的可能。

2. 乳酸脱氢酶(LDH)

乳酸脱氢酶(LDH)是由 4 个亚基组成的四聚体,其亚基有 H 亚基(心肌型亚基)和 M 亚基(骨骼肌型亚基)两种类型,这两种亚基按不同比例可组成 5 种同工酶,即 LDH_1、LDH_2、LDH_3、LDH_4、LDH_5,心肌中以 LDH_1 活性最高,肝和骨骼肌中以 LDH_5 活性最高,患肝病时,血清中 LDH_5 活性升高;心肌梗死、心肌炎时,血清中 LDH_1 活性升高。因此,检测血清中 LDH 对肝脏疾病患者有诊断意义。

【正常值】 乳酸脱氢酶正常值:104~245U/L。

【临床意义】 肝病时 LDH 可显著升高,但心肌病、骨骼肌病也可升高,须结合临床加以鉴别。

3. γ-谷氨酰基转移酶(γ-GT 或 GGT)

GGT 广泛分布于人体组织中,肾内最多,其次为胰和肝,正常人血清中 GGT 主要来自于肝脏。

【正常值】 γ-谷氨酰基转移酶正常值:4~50IU/L。

【临床意义】 在急性肝炎时,GGT 下降至正常较转氨酶为迟,如 GGT 持续升高,提示转为慢性肝病;慢性肝病尤其肝硬化时,GGT 持续低值提示预后不良;在肝外肿瘤病例,动态测定 GGT 有助于发现肝转移,如 GGT 持续正常,几乎可排除肝转移;酒精中毒者 GGT 明显增高,有助于诊断酒精性肝病。

4. 血清碱性磷酸酶(ALP)

ALP 升高的机制有两种假说:一是认为 ALP 经肝脏从胆汁中排出,当排泌障碍时,ALP 也升高;另一假说为肝脏过度产生,肝脏是产生该酶的主要器官,当肝细胞损害或肝细胞再生、胆管梗阻等发生,刺激该酶生产过多,用以解释上述临床现象。

【正常值】 血清碱性磷酸酶正常值:42~128IU/L。

【临床意义】 阻塞性黄疸时,血清 ALP 常明显升高。肝细胞性黄疸时,此酶亦升高。在急性肝衰竭患者,如 ALP 下降,常提示肝细胞严重广泛损害。因此,ALP 活性是胆管梗阻、肝内阻塞的灵敏指标,也可辅助判断肝病的预后。

5. 胆碱酯酶(CHE)

CHE 是一类催化酰基胆碱水解的酶类,故又称酰基胆碱水解酶,肝脏是 CHE 唯一合成器官。

【正常值】 胆碱酯酶正常值:100~230 U/L。

【临床意义】 CHE 活性降低提示肝细胞内已有较明显损伤,CHE 值愈低,提示病情愈严重。

(三)血清蛋白测定

主要由血清清蛋白(A),α_1,α_2,β 及 γ 球蛋白(G)组成。前 4 种主要由肝细胞合成,γ 球蛋白主要由浆细胞合成。清蛋白半衰期较长,约 21 天。

【正常值】 血清总蛋白:成人为 60~80g/L;新生儿为 46~70 g/L。血清清蛋白:成人为 36~50 g/L;新生儿为 28~44 g/L;大于 60 岁血清总蛋白为 34~48 g/L。血清清蛋白与球蛋白比值(A/G 比值):正常成人为 1.5~2.5:1。

【临床意义】 血清蛋白检测主要反映慢性肝损害。急性肝炎时,血清蛋白质和量可在正常范围内。慢性肝炎中度以上、肝硬化、亚急性及慢性重症肝炎时清蛋白下降,γ 球蛋白升高，A/G 比值下降甚至倒置。

（四）凝血酶原时间（PT）和凝血酶原活动度（PTA）测定

PT 主要测定凝血因子Ⅶ、Ⅹ、Ⅱ、Ⅴ和Ⅰ活性，上述因子中任何一种缺乏均可引起 PT 延长。凝血酶原活动度（PTA）按下列公式计算：

$$PTA = \frac{\text{正常对照 PT 秒数} - 8.7}{\text{患者实测 PT 秒数} - 8.7} \times 100\%$$

【正常值】 PT 为 12～16 秒，比对照值延长 3 秒为异常；PTA 为 80%～100%。

【临床意义】 PTA 高低与肝损害程度呈反比；PTA < 40% 是诊断重症肝炎的重要依据；PT、PTA 也是判断预后的一项重要指标。PT 延长、PTA 降低愈明显，预后愈差。PTA 低于 20% 者可发生自发性出血，降至 10% 以下预后恶劣。

（五）血氨

体内氨主要在肝内经鸟氨酸循环合成尿素，再由小便排出体外。肝功能不全时，鸟氨酸－瓜氨酸－精氨酸循环障碍，尿素形成减少，氨被清除减少；或由于门静脉高压，门－体静脉短路存在，门静脉内氨逃脱肝的解毒，直接进入体循环，从而引起血氨增高。

【正常值】 酚－次氨盐酸法，27～81.6μmol/L（46～139μg/dl）。

【临床意义】 肝病时测定血氨浓度主要用于估计肝损害程度及其预后。肝炎时血氨正常或轻微增加，肝功能衰竭时血氨可显著增高。血氨 > 200 μg/dl 的患者常常伴有不同程度的意识障碍。在脑电图上，血氨越高，慢波的表现越明显。但暴发性肝衰竭患者往往血氨尚未明显升高即已陷入深度昏迷。

（六）血清胆固醇（TC）

【正常值】 血清胆固醇正常值成人：2.82～5.95 mmol/L；儿童：3.12～5.2 mmol/L；新生儿：1.65～1.95 mmol/L。

【临床意义】 60%～80% 的血清胆固醇来自肝脏。肝细胞严重损伤时，胆固醇在肝内合成减少，故血清胆固醇明显下降，胆固醇愈低，预后愈险恶。梗阻性黄疸时胆固醇升高。

（七）胆汁酸（BA）

BA 由胆固醇在肝脏合成，随胆汁排入肠道，约 95% 入肠肝循环。

【正常值】 胆汁酸正常值：5～10μmol/L。

【临床意义】 血清中胆汁酸含量很低，当肝炎活动时胆汁酸升高。由于肝脏对胆红素和胆汁酸的转运系统不同，检测胆汁酸有助于鉴别胆汁淤积和高胆红素血症。

（八）甲胎蛋白（AFP）

AFP 是胎儿发育早期由肝脏和卵黄囊合成的一种血清糖蛋白，胎儿出生后不久即逐渐消失。当肝细胞或生殖腺胚胎组织发生恶变时，原已丧失合成 AFP 能力的细胞又重新开始合成，使血 AFP 增高。妊娠 3 个月后，AFP 开始增高，分娩后 3 周恢复正常。

【正常值】 ELISA 法检测，AFP 正常值应 < 25μg/L。

【临床意义】 检测 AFP 是早期诊断肝癌的常规方法。肝炎活动和肝细胞修复时有不同程度的升高，应动态观察。急性重型肝炎 AFP 升高时，提示有肝细胞再生，对判断预后有帮助。

（袁素娥　卢敬梅）

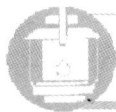

第五章 心脏骤停与心肺脑复苏

心脏骤停（cardiac arrest）是指患者的心脏在正常或无重大病变的情况下，突然遭到严重的打击，致使心脏突然停搏，有效泵血功能消失，引起全身严重缺血、缺氧。当心脏骤停患者处于"临床死亡"期，通过及时、有效的心肺脑复苏，其存活率可达70%～80%，否则，将造成全身器官、组织的不可逆损害而导致死亡。

第一节 概 述

一、心脏骤停的原因

导致心脏骤停的原因可分为两大类：①心源性心脏骤停，因心脏本身的病变所致；②非心源性心脏骤停，因其他疾患或因素影响到心脏所致。

1. 心源性原因

（1）冠状动脉粥样硬化性心脏病：急性冠状动脉供血不足或急性心肌梗死常引发室颤或心室停顿，是造成人心脏骤停的主要原因。

（2）心肌病变：急性病毒性心肌炎及原发性心肌病常并发室性心动过速或严重的房室传导阻滞，容易导致心脏骤停。

（3）主动脉疾病：主动脉瘤破裂、夹层动脉瘤、主动脉发育异常等。

2. 非心源性原因

（1）呼吸停止：气管异物、烟雾吸入、烧伤、脑卒中、头部外伤、巴比妥类药物过量等原因均可导致呼吸停止。呼吸停止时气体交换中断，心肌和全身器官组织严重缺氧，可导致心脏骤停。

（2）严重的电解质与酸碱平衡失调：如严重的酸中毒、高血钾、低血钾均可致心脏骤停。

（3）药物中毒或过敏：如过敏锑剂、洋地黄类等药物的毒性反应可致严重心律失常而引起心脏骤停。青霉素、链霉素、某些血清制剂发生严重过敏反应时，也可导致心脏骤停。

（4）意外事件：电击、雷击或溺水等突发的意外事件可导致心脏骤停。

（5）麻醉或手术意外：如呼吸道管理不当、麻醉过深、低温麻醉温度过低、心脏手术等，也可能引起心脏骤停。

（6）其他原因：某些诊断性操作，如心导管检查、血管造影，某些疾病，如急性胰腺炎、脑血管病变等。

不论原因如何，最终都通过以下环节彼此影响而导致心脏骤停(图 5 -1)。

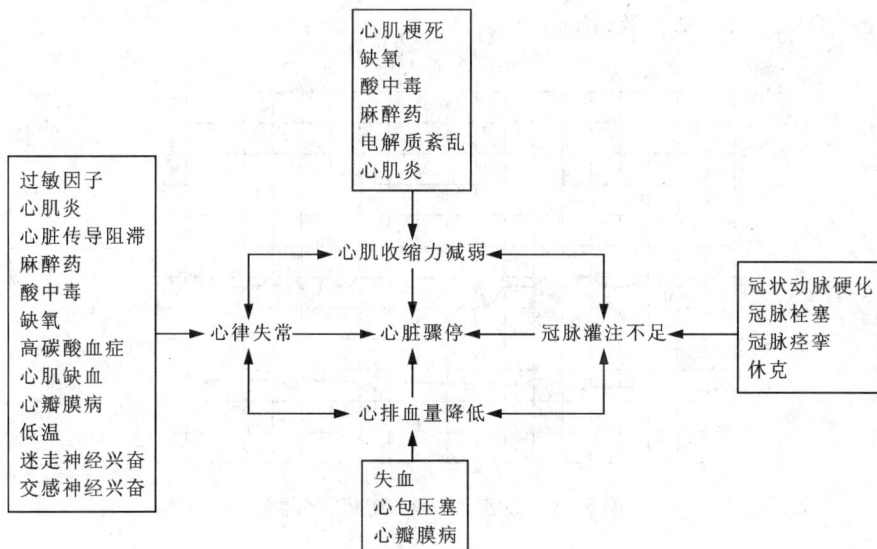

图 5 -1　心脏骤停环及心脏骤停发生原因

二、心脏骤停的类型

根据心脏活动情况及心电图表现，心脏骤停可分为三种类型：

1. 心室颤动(ventricular fibri1lation，VF)

心室颤动又称室颤。指心室肌发生极不规则、快速而又不协调的颤动；心电图表现为 QRS 波群消失，代之以形态各异、大小不等的颤动波，频率为 200～400 次/min(图 5 -2)。颤动波波幅高且频率快时较容易复律；若波幅低且频率慢，则复律可能性小，多为心脏停顿的先兆。

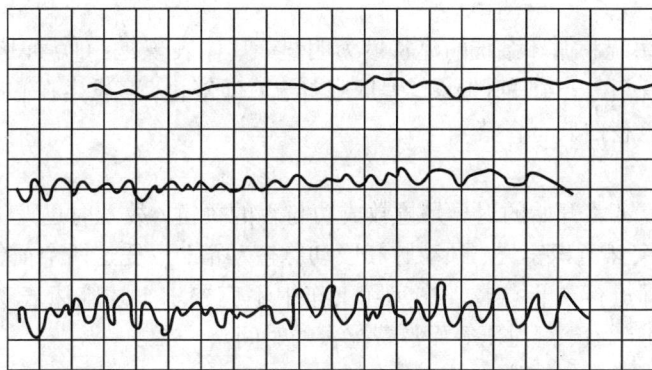

图 5 -2　心室颤动

2. 心脏停搏(ventricular standstill)

心脏停搏又称心室静止。指心房、心室肌完全失去电活动能力，心电图上房室均无激动波可见，呈一直线，或偶见 P 波(图 5 – 3)。

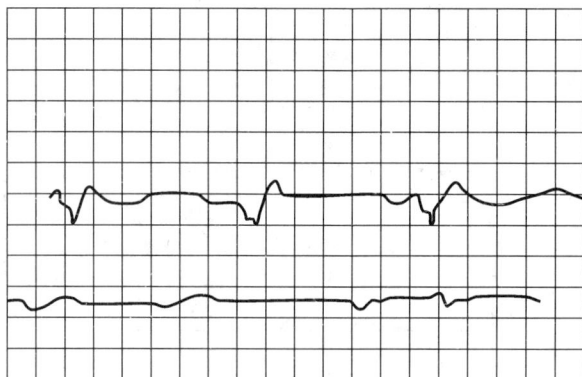

图 5 – 3　心脏停搏和心电机械分离

3. 心电机械分离(electro-mechanical dissociation，EMD)

心电机械分离现象在心电图上可呈缓慢(20～30 次/min)、宽大畸形、矮小的心室自主节律变化(图 5 – 3)，但无心排血出量，即使采用心脏起搏，也常不能获得效果，为死亡率极高的一种心电图表现，易被误认为心脏仍在跳动。

以上三种不同类型的心脏骤停，导致的结果是使心脏丧失有效的收缩和排血功能，血液循环停止而引起相同的临床表现。其中以室颤为最常见，是冠心病猝死的常见原因，也见于外科心脏手术后，其复苏成功率最高。心脏停搏多见于麻醉、外科手术及休克、缺氧、酸中毒等。心电机械分离，多为严重心肌损伤的结果，常为左心室泵衰竭的终期表现，也可见于人工瓣急性功能不全、张力性气胸和心包压塞等。

三、心脏骤停的临床表现与诊断

1. 临床表现

临床上以神经系统和循环系统的症状最为明显，具体表现是：①意识突然丧失；②大动脉搏动消失；③心音消失；④呼吸断续，呈叹息样，后即停止，多发生在心脏骤停后 30 秒内；⑤瞳孔散大；⑥面色苍白兼有青紫。

2. 诊断

心脏骤停后，复苏术开始的迟早是抢救成功与否的关键，故及时迅速地判定心脏停搏具有重大意义。患者突然意识丧失、颈动脉和股动脉搏动消失，凭这两个征象即可肯定心脏骤停的诊断，并应立即进行初步急救。在实际工作中不应要求上述临床表现都具备才确立诊断，不能因反复心脏听诊、测血压等而浪费宝贵的时间。

第二节　心肺脑复苏

自 1956 年 Zoll 首先应用胸外除颤获得成功后，1958 年，Safar 明确了口对口呼吸优于"压胸抬臂通气法"，1960 年 Kouwenhoven 创用"不开胸心脏按压术"。开创了以胸外心脏按压为基础的心肺复苏术（cardio pulmonary – cerebral resuscitation，CPR）。此后各国先后制定了内容大致相同的成人心肺复苏术标准和指南。1979 年和 1985 年又制定和完善了小儿心肺复苏术。但接受现场 CPR 且存活者中 10%～40% 遗留有明显的永久性脑损害。这一事实引起人们对脑保护及脑复苏的重视，推动了脑复苏的研究和实施，将 CPR 扩展为心肺脑复苏（cardio – pulmonary – cerebral resuscitation，CPCR），即包括心、肺、脑复苏三个主要环节。

完整的心肺脑复苏是指对心脏骤停患者采取的使其恢复自主循环和自主呼吸，并尽早加强脑保护措施的紧急医疗救治措施。它包括基础生命支持、进一步生命支持和延续生命支持三部分。心肺脑复苏的成功率与抢救是否及时、有效相关。若能在心脏骤停 4 分钟内进行基础生命支持，8 分钟内进行心脏除颤，则存活率可达 40%，越早抢救，复苏成功率越高。

美国有关心脏紧急救治（ECC）和 CPR 的指南，原由美国心脏病协会（AHA）及其下属的各个专业委员会共同负责，多次修订再版。AHA 组织国际专家于 2000 年修订并审定了"心脏紧急救治和心肺复苏国际指南 2000"。2005 年又进行修订，AHA 及国际急救联系委员会（ILCOR）在 2005 年的心肺复苏国际研讨会中，又一次把心肺复苏的理论及技术进行了更新，制定了 2005 心肺复苏指南。2010 年再次进行了修订，构建了 2012 年 AHA 组织心肺复苏指南，这种新指南以批判的态度去分析心肺复苏技术中的每个步骤，最终确定出最有效的急救方法。

一、基础生命支持

基础生命支持（basic life support，BLS）又称 I 期心肺复苏或现场急救。是在心脏骤停患者发病现场进行的徒手心肺复苏技术，是 CPCR 最重要、最基本、最核心的内容。BLS 的顺序包括：评估、急救医疗服务系统（emergency medical service system，EMSS）、CPR 的气道、呼吸与循环（airway breathing and circulation，ABC）和电复律/除颤。ABC 三个主要步骤是：①开放气道（A：airway）、②人工呼吸（B：breathing）、③胸外心脏按压（C：circulation）。BLS 的目的是向心、脑及全身重要器官供氧，延长机体耐受临床死亡时间。临床死亡指心跳、呼吸停止，机体完全缺血，但尚存在心肺复苏及脑复苏机会的一段时间，通常约 4 分钟。

1. 判断并启动 EMSS

（1）判断患者有无意识丧失：在判定事发地点宜于就地抢救后，急救人员应迅速判断患者有无损伤，是否有反应。在检查中，轻轻摇动患者肩部，大声喊叫："你怎么啦?"如果患者无反应，可判断为意识丧失。如患者有头颈部创伤或怀疑有颈部损伤，切勿轻易搬动，以免造成进一步损伤。

（2）启动 EMSS：一旦判定患者意识丧失，无论能否肯定有无循环，急救人员都应立即启动 EMSS 系统，并原地高声呼救："快来人呀! 救命呀!"目的是呼喊附近的人参与急救或帮助拨打当地的急救电话启动 EMSS。同时尽快开始 I 期心肺复苏的操作。

2. 患者体位

在进行 CPR 之前，首先将患者平卧在平地或硬板上。如果患者俯卧或侧卧，应立即使其翻转成仰卧体位，搬动患者应整体搬动或整体翻转，特别是有颈椎外伤者，应防止颈部扭曲，即头、肩、躯干同时转动，头、颈部应与躯干始终保持在同一个轴面上。将双上肢放置于身体两侧，解开衣领及裤带。

4. 开放气道（A）

开放气道以保持呼吸道通畅是进行人工呼吸前的首要步骤。患者意识丧失后，下颌肌松弛，舌根后坠，压迫咽后壁，舌骨同时后退，声门趋于关闭。患者颈椎弯曲使咽道狭窄，吸气时气道内呈负压也使舌向后靠近咽后壁，阻塞气道（图5-4）。急救者应清除患者口中的异物和呕吐物，用指套或指缠纱布清除口腔中的液体分泌物，取出义牙，然后按以下手法开放气道。

（1）仰面举颏法：患者平卧，救护者一手置于患者前额，用手掌把额头用力向后推，使头部向后仰，另一只手的手指放在靠近颏部的下颌骨的下方，将颏部向前抬起，使牙关紧闭，下颏向上抬动（图5-5）。此法适应于无颈部外伤者。

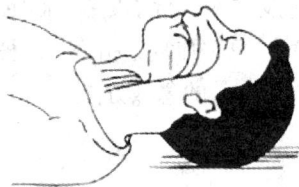

图5-4　舌后坠堵塞气道

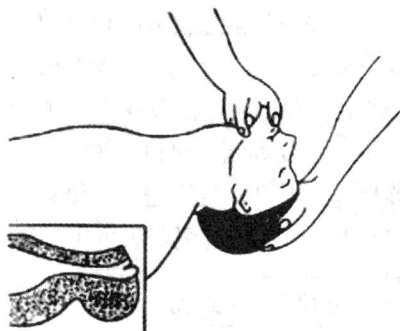

图5-5　仰面举颏法

（2）仰头抬颈法：患者仰卧，救护者一手抬起患者颈部，另一手以小鱼际侧下压患者前额，使头后仰，气道开放。对疑有头、颈部外伤者，不应抬颈，以免进一步损伤脊髓。

（3）托下颌法：把手放置在患者头部两侧，肘部支撑在患者躺的平面上，握紧下颌角，用力向上托下颌。如患者紧闭双唇，可用拇指抵住下唇协助开口。此法适应于颈部有外伤者。

5. 人工呼吸（B）

人工呼吸是用人工方法（手法或机械）借外力来推动肺、膈肌或胸廓的活动，使气体被动进入或排出肺脏，以保证机体氧的供给和二氧化碳的排出。人工呼吸方法包括口对口人工呼吸、口对鼻人工呼吸、口对气管套管呼吸、口对通气防护装置呼吸、口对面罩呼吸、球囊面罩装置等。

新指南对心脏骤停的人工呼吸的建议如下：①每次人工呼吸时间超过1秒；②每次人工呼吸潮气量足够（口对口人工呼吸或球囊-面罩人工呼吸，有或没有氧气），能够观察到胸廓起伏；③避免迅速而强力的人工呼吸；④如果已经有人工气道（如气管插管，食管气管联合式导气管或喉罩），并且有2人进行CPR，则每分钟通气8～10次，不用呼吸与胸外按压同步。在人工呼吸时，胸外按压不应停止。

（1）口对口人工呼吸：口对口人工呼吸是一种快捷有效的通气方法。人工呼吸时，先开放患者气道，捏住患者的鼻孔，急救者用口唇把患者的口全罩住，形成口对口密封状，每次吹气＞1秒，确保呼吸时胸廓起伏（图5-6）。每按压胸部30次后，吹气两口，即30:2。如急救者只进行人工呼吸，那么通气频率应为10～12次/min。婴儿人工呼吸的频率为20次/

min，8 岁以下的儿童为 15 次/min。

（2）口对鼻人工呼吸：口对鼻人工呼吸主要用于不能经口进行通气的患者（如牙关紧闭不能开口、口唇创伤、口对口人工呼吸难以实施者）。口对鼻人工呼吸时，一手置于患者前额使头部后仰，另一手提起下颌，使口唇紧闭。救护者用嘴唇包住患者的鼻部进行吹气，吹气后口离开患者鼻部，让患者被动呼气。有时患者在被动呼气时鼻腔闭塞，必要时，可间断放开患者的口部，或用拇指分开口唇，这对有鼻腔阻塞的患者呼气非常重要。

在对婴儿进行人工呼吸时，抢救者的嘴必须将婴儿的口鼻一起盖严。

6. 人工循环（C）

（1）判断患者有无脉搏：判断患者心跳是否停止，常用触摸颈动脉搏动的方法来确定，时间不要超过 10 秒。方法是急救人员一手按住患者前额，使头后仰，用另一手的示（食）指和中指尖并拢，先触及气管正中部位，然后两指下滑到气管与颈侧肌肉之间的沟内即可触及颈动脉（图 5-7）。1 岁以下的婴儿则触摸肱动脉。

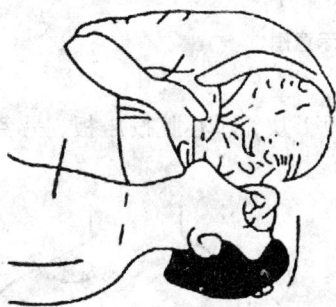

图 5-6　口对口对人工呼吸　　　　　图 5-7　触摸颈动脉搏动

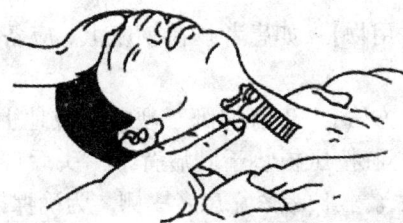

（2）心前区捶击：在胸外心脏按压前，予以迅速的心前区捶击，可通过机械→电转换产生→低能电流（5~15 Ws）而终止异位心律的折返通路，使心室颤动转为较稳定的节律。心前区捶击只能刺激有反应的心脏，对心室停顿无效，也不具有胸外按压推动血流的作用。故心前区捶击对心脏骤停无脉者而一时又无电除颤器可供立即除颤时考虑采用。

【方法】　右手松握空心拳，小鱼际肌侧朝向患者胸壁，以距离胸壁 20~25cm 高度，垂直向下捶击心前区，即胸骨下段。捶击 1~2 次，每次 1~2 秒，力量中等。观察心电图变化，如无变化，应立即进行胸外心脏按压和人工呼吸。

【注意事项】　①捶击不宜反复进行，最多不超过 2 次；②捶击时用力不宜过猛；③婴幼儿禁用。

（3）胸外心脏按压：心脏骤停患者的胸廓有一定弹性，胸骨和肋软骨交界处可因受压而下陷。因此按压胸骨时，对位于胸骨和脊柱之间的心脏产生直接压力，引起心室内压力的增加和瓣膜的关闭，主动脉瓣、肺动脉瓣开放，使血液流向肺动脉和主动脉，在按压松弛期，肺动脉血回流至右心房，二尖瓣开放，左心室充盈，这是"心泵机制"。"胸泵机制"是指胸外心脏按压时，胸廓下陷，容量缩小，使胸内压增高并平均地传至胸廓内所有大血管。由于动脉不萎陷，动脉压的升高全部用以促使动脉血由胸腔内向周围流动；而静脉血管由于两侧肋骨和肋软骨的支持，回复原来的位置，胸廓容量增大，胸内压减小，当胸膜腔内压低于静脉压时，静脉血回流至心脏，心室得到充盈。如此反复，可建立有效的人工循环（图 5-8）。

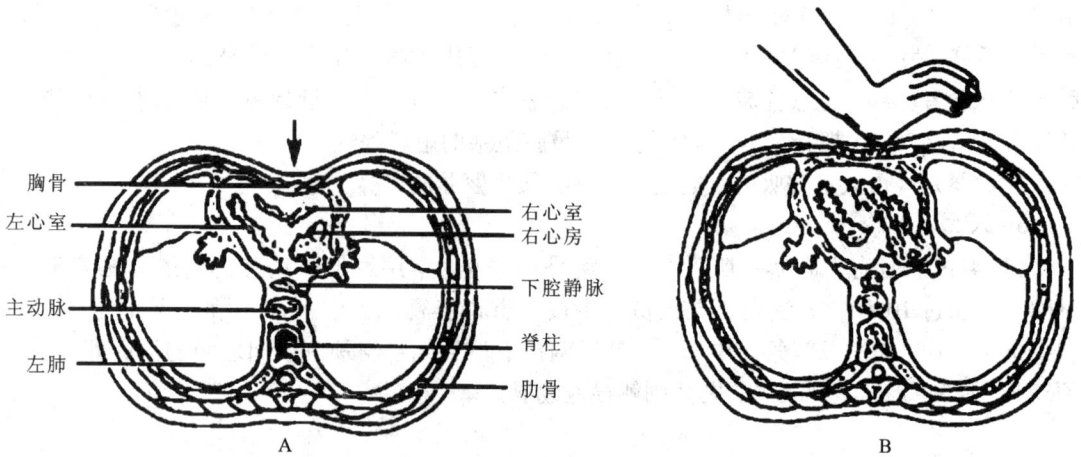

图 5-8　胸外心脏按压解剖示意图

图中标注：胸骨、左心室、主动脉、左肺（左侧）；右心室、右心房、下腔静脉、脊柱、肋骨（右侧）；A、B

【用物】　如患者睡在软床上，应备与床等宽的硬板 1 块，即心脏按压板，另备踏脚凳 1 个。

【方法】　患者仰卧于硬板床或地上，如为软床，则用心脏按压板垫于其肩背下。头后仰 10°左右，解开上衣。救护者紧靠患者一侧。为确保按压力垂直作用于患者胸骨，救护者应根据个人身高及患者位置高低，采用踩踏脚凳或跪式等相应姿势。确定按压部位的方法：胸骨与双乳头连线的点即正确的按压部位（图 5-9）。操作时将另一只手平行重叠在已置于患者胸骨按压处的手背上，手指并拢或互相握持，仅以掌根部位接触患者胸骨，操作者两臂位于患者胸骨正

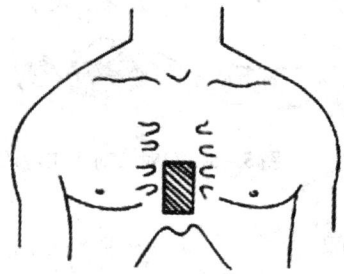

图 5-9　胸外心脏按压的正确部位

上方，双肘关节伸直，利用上身重量垂直下压，对中等体重的成人下压深度至少 5 cm，而后迅速放松，使胸廓恢复原来位置，使血流返回心脏。按压与放松时间接近，按压频率为至少 100 次/min（图 5-10）。

【注意事项】

1）按压部位要准确：如部位太低，可能损伤腹部脏器或引起胃内容物反流；部位太高，可伤及大血管；若部位不在中线，则可能引起肋骨骨折。

2）按压时用力要均匀适度：过轻达不到效果，过重易造成损伤。按压与放松时间基本相等。

3）按压姿势要正确：注意肘关节伸直，双肩位于双手的正上方，手指不应加压于患者胸部，在按压间隙的放松期，操作者不加任何压力，但手掌根仍置于按压部位，不离开胸壁，以免移位。

4）患者头部应适当放低：以避免按压时呕吐物反流至气管，也可防止因头部高于心脏水

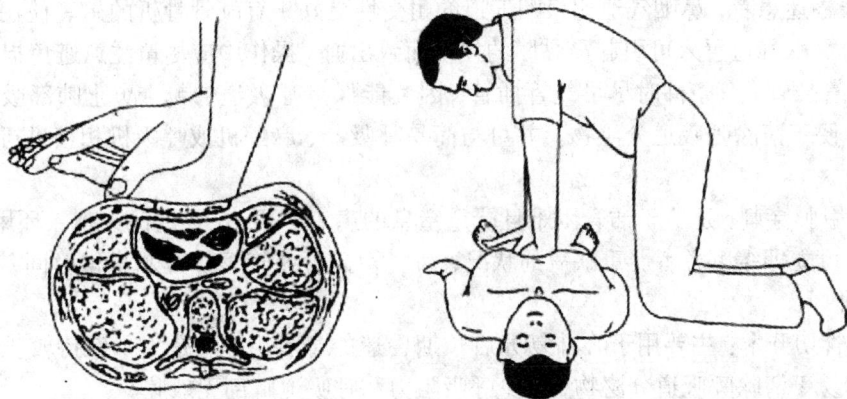

图 5-10 胸外心脏按压的手法及姿势

平而影响血流。

5）心脏按压必须同时配合人工呼吸：对婴儿(不包括新生儿)、儿童及成人，单人或双人心肺复苏均采用30:2的按压与通气比例。

6）最新观点强调胸外按压的质量，要有足够按压速度与深度。操作过程中，救护人员应两分钟替换，以减少疲劳对胸外按压的幅度和频率的影响。替换可在完成一组按压、通气的间隙中进行，胸外按压中断时间尽量不超过10秒。

7）按压期间密切观察病情，判断效果。胸外心脏按压有效的指标是：按压时可触及颈动脉搏动及肱动脉收缩压≥60 mmHg(8 kPa)；有知觉反射、呻吟或出现自主呼吸。

二、进一步生命支持

进一步生命支持(advanced life support，ALS)是指在BLS基础上应用辅助设备及特殊技术，建立和维持有效的通气和血液循环，识别并治疗心律失常，建立有效的静脉通路，改善并保持心肺功能和治疗原发疾病。它是心脏骤停后5～10分钟的第二个处理阶段，一般在医疗单位中进行。包括建立静脉输液通道、药物治疗、电除颤、气管插管、机械呼吸等一系列维持和监测心肺功能的措施。ALS应尽可能早开始，如人力足够，BLS与ALS应同时进行，可取得较高的疗效。

1. 明确诊断

迅速进行心电监护和必要的血流动力学监测，明确引起心脏骤停的病因和心律失常，采取及时有效的救治措施。

2. 控制气道

心肺复苏时急救人员可采用口咽气道、鼻咽气道或其他可选择的辅助气道保证人工呼吸。

(1)口咽气道：口咽气道主要应用于浅昏迷而不需要气管插管的患者。操作者将通气管由舌面上方压入后作180°翻转，放置于中央位置，直至通气管前端开口面对声门。但应注意其在口腔中的位置，因为不正确的操作会将舌推至下咽部而引起呼吸道梗阻。

(2)鼻咽气道：鼻咽气道对牙关紧闭、颞颌关节紧闭、咬伤、妨碍口咽气道置入的颌面部创伤患者是很有用的。鼻咽气道长约15cm，管外涂上润滑油，插入鼻孔后沿鼻腔下壁插入至下咽部。浅昏迷患者，鼻咽气道比口咽气道的耐受性更好。有颅骨骨折的患者使用鼻咽气道要谨慎。且鼻咽气道置入可引起鼻黏膜的损伤而致出血，操作中应尽量注意避免损伤。

（3）气管插管：有条件时尽早气管插管，因其能保持呼吸道通畅，防止肺部吸入异物和胃内容物，便于清除呼吸道分泌物。并可与简易呼吸器、麻醉机或呼吸机相接进行机械人工呼吸。

（4）环甲膜穿刺：适应于插管困难且严重窒息的患者。用16号粗针头刺入环甲膜，接T形管给氧，可立即缓解患者严重缺氧的状况，为气管插管或气管切开术赢得时间，为完全复苏打下基础。

（5）气管切开术：主要用于心肺复苏后长期昏迷的患者，目的是为了保持较长时间的呼吸道通畅，易于清除呼吸道分泌物，减少呼吸阻力和呼吸道解剖无效腔。

3. 氧疗和人工通气

（1）简易呼吸器法：简易呼吸器（呼吸囊）由面罩、衔接管、三通呼吸活门和一个有弹性的球体组成。在球体后面空气入口处有一单向活门，以确保球体舒张时空气能单向流入；球体侧方有氧气入口，有氧气条件下可自此输入氧气 10～12L/min，使吸入氧气浓度增至75%以上。

【操作方法】

1）将患者仰卧，去枕，头后仰。

2）清除口腔与喉中假牙等任何可见的异物。

3）插入口咽通气道，防止舌咬伤和舌后坠。

4）救护者应位于患者头部的后方，将头部向后仰，并托牢下颌使其朝上，使气道保持通畅。

5）将面罩扣住口鼻，并用拇指和示指紧紧按住，其他的手指则紧按住下颌并向上托，保持头后仰姿势。此手法又称为"CE"手法。

6）用另外一只手挤压球体，将气体送入肺中，规律性地挤压球体提供足够的吸气/呼气时间（成人：12～15次/min，小孩：14～20次/min）。

7）救护者应注意患者是否有如下情形，以确认患者处于正常换气：观察患者胸部是否随着压缩球体而起伏；通过面罩透明部分观察患者嘴唇与面部颜色的变化；通过透明盖，观察单向阀是否适当运用；在呼气时，观察面罩内是否呈雾气状。

（2）机械人工呼吸和机械人工循环：气管插管、呼吸机加压给氧人工呼吸可减少呼吸道无效腔，保证足够的氧供，使呼吸参数易于控制，是最有效的人工呼吸，院内复苏应予提倡使用。徒手胸外心脏按压的体力消耗大，难于长时间持续节律性操作。复苏时间较长或患者需要转运时，可应用胸外机械按压装置。目前有电动的、气动的和手动控制的胸外机械压胸器，有的更兼施机械人工呼吸，有利于长途转运中继续进行胸外心脏按压术。

4. 开胸心脏挤压

【适应证】 ①严重胸廓畸形、心包填塞、严重肺气肿或胸部创伤引起心脏骤停者；②经常规胸外心脏按压10～15分钟（最多不超过20分钟）无效者；③动脉内测压条件下，胸外心脏按压时舒张压 <40 mmHg。

【方法】 于左前外侧第4肋间切口，以右手进胸。进胸后，右手大鱼际肌和拇指置于心脏前面，另四手指和手掌放在心脏后面，以80次/min的速度，有节律地挤压心脏。也可将两手分别置于左心室、右心室同时挤压，称两手法。

5. 药物治疗

【用药目的】 ①提高心脏按压效果，激发心脏复跳，增强心肌收缩力；②提高周围血管阻力，增加心肌血流灌注量和脑血流量；③纠正酸血症或电解质失衡，使其他血管活性药物更能发挥效应；④降低除颤阈值，为除颤创造条件。

【给药途径】

(1) 静脉给药：为首选给药途径。为保证复苏药物准确、迅速地进入血液循环及重要脏器，必须建立可靠的静脉输液通道。首选建立周围静脉(肘前或颈外静脉)通道或经肘静脉插管到中心静脉。虽然外周静脉给药较中心静脉给药的药物峰值浓度要低、起效循环时间较长(外周静脉给药到达中央循环时间需 1~2 分钟，而通过中心静脉给药时间则较短)，但易操作，并发症少，且不受心肺复苏术的干扰。建立颈内或锁骨下静脉等中心静脉通道往往会受胸外按压术的干扰。且外周静脉给药时，如果在 10~20 秒内快速向静脉内推注 20 mL 液体，往往可使末梢血管迅速充盈，缩短起效时间。若电除颤、周围静脉给药均未能使自主循环恢复，在急救人员有足够经验的前提下，需考虑放置中心静脉导管。

(2) 气管给药：如在静脉通道建立之前已完成气管插管，某些药物可经气管插管或环甲膜穿刺注入气管，通过气管、支气管黏膜吸收而迅速进入血循环。常用药物有肾上腺素、利多卡因、溴苄胺、阿托品、纳洛酮及地西泮等。用药剂量应为静脉给药的 2~3 倍，至少用 0.9% 氯化钠注射液或无菌注射用水 10 mL 稀释后，以一根稍长细管自气管导管远端推注，并接正压通气，使药物弥散到两侧支气管。其吸收速度与静脉注入相近，而维持作用时间为静脉给药的 2~5 倍。但药物可被气管内分泌物稀释或因气管黏膜血循环不足而吸收减慢，需用大剂量。因此，其作为给药的第二途径选择。

(3) 心内注射给药：特别在开胸心脏挤压的可视条件下可以应用。自胸外向心内注药一般不主张采用，因其有许多缺点，如用药过程中需中断 CPR，操作不当可发生气胸、血胸、心肌或冠状动脉撕裂、心包积血等，且注入心腔内的准确性不到 50%，若将肾上腺素等药物注入心肌内，还可造成顽固性心室颤动。

【常用药物】

(1) 肾上腺素(adrenaline)：到目前为止，肾上腺素仍是心肺复苏的首选药物。肾上腺素又名副肾素、副肾碱(epinephrine, suprarenaline)，是肾上腺素能 α 受体和 β 受体的兴奋药，对两种受体几乎有同等程度的作用。可以加速心率，增强心肌收缩力，并增加周围血管阻力。肾上腺素的 α 肾上腺素能效用在 CPR 时有利于增加冠脉和脑的灌注量。而其 β - 肾上腺素能效用是否有利于复苏尚有争议，因为它可能增加心肌作功和减少心内膜灌注。肾上腺素的"标准剂量"为 1 mg，3~5 分钟给药 1 次。2000 年美国心脏协会(AHA)的心肺复苏指南指出：目前不推荐常规大剂量静脉应用肾上腺素，如果"标准剂量"治疗无效，可以考虑应用较大剂量肾上腺素，其方式可以逐渐增加剂量(1 mg、3 mg、5 mg)、直接使用中等剂量(每次 5 mg，而不是原来的 1 mg)或根据体重增加剂量(0.1 mg/kg)。但是否需要使用大剂量肾上腺素治疗目前尚无定论。

(2) 阿托品(atropine)：阿托品是 M 胆碱受体阻滞药，可干扰乙酰胆碱和拟胆碱药的作用，降低胃肠平滑肌的张力和蠕动。大剂量应用可抑制胃酸及消化酶，增加膀胱括约肌的活力；解除迷走神经对心脏的抑制，加快心率，解除小血管痉挛。心脏骤停时首剂 1 mg 静脉注射，若疑为持续性心脏停搏，可每3~5分钟重复给药，最大总剂量为3次或3 mg。总剂量为3 mg（约0.04 mg/kg）的阿托品可完全阻滞迷走神经，逆转心脏停搏。在补充血容量的基础上，可改善微循环使回心血量增加，有效血容量增加，血压得以回升，尿量增加。

（3）利多卡因（1idocainc）：利多卡因具有起效迅速而较安全的抗心律失常作用。在心肺复苏期间，静脉注射利多卡因有利于心脏保持电的稳定性。在CPCR中，主要用于持续和反复发作的心室颤动或室性心动过速。心脏骤停患者，初始剂量为1.0~1.5 mg/kg静脉注射，30秒至1分钟注射完，如无效则每5~10分钟静注0.5~0.75 mg/kg一次。起效后可用5%葡萄糖注射液100 mL＋利多卡因100 mg，1~4 mg/min静脉滴注予以维持，1小时内总剂量不可超过200~300 mg。一般极少有用药24小时以上者，必要时可改用口服抗心律失常药。

（4）碳酸氢钠：目前认为在心肺复苏最初的15~20分钟内应慎用碳酸氢钠。近年来，人们认为心脏骤停早期酸中毒的原因是低血流和组织CO_2滞留，此时通过调整通气量就可纠正。当心脏骤停时间较长，才会出现乳酸增多的代谢性酸中毒。因此，碳酸氢钠的选择应用需严格掌握时机与剂量。

存在以下情况时，应考虑适量应用碳酸氢钠：心脏骤停时间在15分钟或以上，动脉血pH <7.2；心脏骤停前已有明显的代谢性酸中毒、严重高血钾、三环类或苯巴比妥类药物过量；在胸外心脏按压、除颤、气管插管、机械通气和血管收缩药治疗无效时动脉血pH仍<7.2。用法：首剂为1 mmol/kg体重（如为5%碳酸氢钠溶液，1 mL＝0.6 mmol）静脉滴注，以后根据血气分析结果用下面的公式计算用量：5%碳酸氢钠缺少量（mL）＝剩余碱（mmol/mL）×体重（kg）×1.7/4。当pH >7.26时，停止使用碳酸氢钠，以免加重组织缺氧。

6. 电复律

（1）非同步电除颤：早期除颤对于救活心脏骤停患者至关重要。心脏骤停患者一旦确定为心室颤动，应迅速选用除颤器进行非同步除颤，它是心室颤动最有效的治疗方法。目前强调越早除颤越好。因为心室颤动发生的早期一般为粗颤，此时除颤易于成功，故应争取在2分钟内进行，否则心肌因缺氧由粗颤转为细颤，则除颤不易成功。在除颤器准备好之前，应持续心脏按压。一次除颤未成，应当创造条件重复除颤。

【操作步骤】

1）在准备电击除颤同时，作好心电监护以确诊心室颤动。

2）有交流电源（220 V，50 Hz）时，接上电源线和地线，并将电源开关转至"交流"位置，若无交流电源，则用机内镍铬电池（15 V），将电源开关转至"直流"位置。目前以直流电击除颤为常用。

3）按下胸外除颤按钮和非同步按钮，准备除颤。

4）按下充电按钮，注视电功率数的增值，当增加至所需数值时，即松开按钮，停止充电。

5）电功率的选择，救护者使用单向电击除颤时应该一开始就用360 J进行除颤，如果第一次电击后心室颤动仍持续存在，则第二次以及以后的电击均应予360 J。

6）将电极板涂好导电膏或包上有0.9%氯化钠溶液的纱布。标准的电极安放位置是：一个电极置于胸骨右缘锁骨下方；另一个电极置于左乳头的外侧，电极的中心在腋中线上。另一种电极放置部位是将心尖电极放于心前区左侧，另一个电极（胸骨电极）放在心脏后面、右肩胛下角区（图5-11）。注意电极板需全部与皮肤紧贴。

7）嘱其他人离开患者床旁。操作者两臂伸直固定电极板，使自己的身体离开床缘，然后

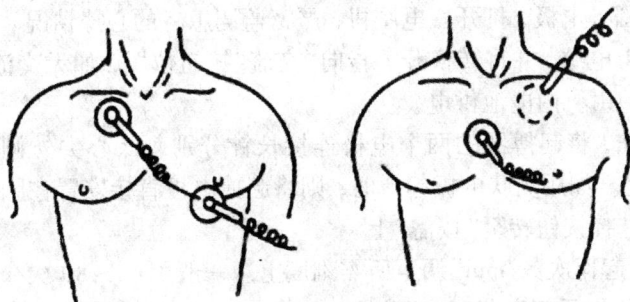

图 5-11　胸外电击除颤电极板的位置

双手同时按下放电按钮，进行除颤。

8）放电后立即观察心电示波，了解除颤效果。如除颤未成功，可再次除颤。

【注意事项】　①除颤前详细检查器械和设备，并做好抢救准备；②电极板放置位置要准确，并与患者皮肤密切接触，保证导电良好；③电击时，任何人不得接触患者及病床，以免触电；④如为细颤型心室颤动者，应先进行胸外心脏按压、氧疗、药物治疗等处理后，使之变为粗颤，再进行除颤；⑤电击部位皮肤可出现轻度红斑、疼痛，也可出现肌肉痛，3～5天后可自行缓解；⑥开胸除颤时，电极直接放在心脏前后壁，除颤能量一般为5～10J。

（2）自动体外除颤（AED）：是一种便携式、易于操作，专为现场急救设计的急救设备，稍加培训即能熟练使用。从某种意义上讲，AED更是一种由现场目击者最早进行有效急救的新观念。其优点是可以经内置电脑分析和确定发病者是否需要予以电除颤。除颤过程中，AED的语音提示和屏幕显示使操作更为简便易行。美国心脏病协会认为，学用AED比学CPR更为简单。

在除颤前必须确定被抢救者具有"三无征"，即无意识、无脉搏、无呼吸。

【操作方法】　打开电源开关，将两个电极固定在患者胸前，机器会自动采集和分析心律失常，操作者可获得机器提供的语音或屏幕信息。一经确定为致命性心律失常（室性心动过速、心室颤动），语音即提示急救人员按动除颤按钮。如不经判断并按除颤按钮，机器不会自行除颤，以免误电击。

（3）紧急起搏：心脏起搏器系利用电子装置，节律性地发放一定频率的脉冲电流，通过导线和电极的传导，刺激心肌，使其发生节律性收缩。一些严重心动过缓的患者发生宽大逸搏可突发室性心动过速甚至心室颤动，当常规抗心律失常药物不能抑制这些逸搏时，通过起搏增加固有心率可消除这些逸搏。在心跳完全停止时（包括心室静止和电机械分离），起搏通常无效。

许多新的除颤器都附有体外起搏器，更增加了其快速起效的可行性。最近发展的多功能电极可同时进行自动除颤、起搏和心电监测，而这些功能通过同一个前后胸电极即可做到。心脏起搏的方法很多，在紧急情况下，多用皮肤电极起搏和皮下心肌针起搏。

【用物】　按需型体外起搏器、心电图机、抢救物品及药品、普通注射盘、无菌长针或针灸针2根。

【方法】

1）安放好心电图各电极，打开心电图机，严密监测患者的心律情况。

2）将起搏器接上电源，并将转换开关指向"交流"按钮位置，如无交流电源，可将开关指向"电池"按钮位置，由机内电池供电。

3）常规消毒皮肤，将起搏器的两个电极连接长针分别刺入心尖外侧和胸骨左缘第4肋间，刺在心室外膜上。如用皮肤电极起搏时，则将起搏电极直接安置在胸壁上即可。

4）将起搏方式选择按钮转至"按需"上。

5）将起搏频率"起搏次数/min"调至所需刻度上。一般用60～80次/min。

6）将"起搏电压"指示刻度调至"0"位置。

7）插入"起搏输出线"，按下"起搏按钮"。

8）逐步升高起搏电压，直至有血压、脉搏为止。

【注意事项】 ①必须按照操作规程使用心脏起搏器；②使用前及使用过程中均应注意检出和排除仪器故障，如导线断裂、接触不良、电极脱落、插头焊接处脱落等；③在起搏过程中应严密观察血压、脉压等情况。如发现有缺脉，说明起搏电压不足，应予调整；④当起搏阈值增高时，常表现为起搏失灵或仅部分起搏有效，此时可将正负极对调或加大输出幅度，常可恢复起搏。心电图上出现心室综合波表示起搏成功；⑤体外起搏时，电刺激作用可引起肌肉抽动、疼痛。此方法只作为临时紧急措施，不宜较长时间应用。有条件且又必要时，可通过静脉导管放置临时心内起搏器；⑥中止使用起搏器时，频率一定要在数分钟内逐渐减慢，但不改变电压。继续观察脉搏和心电图，待心室自搏性节奏点控制心跳后，再关心脏起搏器。

三、延续生命支持

近代心肺脑复苏的目的不仅要求提高复苏成功率，而且提出了以提高生存率为目标的理念。延续生命支持（prolonged life support，PLS）是在心肺复苏获得成功后为提高生存率所进行的生命支持过程。PLS的重点是脑保护、脑复苏及恢复神经病学功能，同时严密监测心、肺、肝、肾、凝血及消化器官的功能并采取有针对性的治疗措施。

（一）脑完全性缺血缺氧的病理生理

由于脑组织的高代谢率、高氧耗和对高血流量的要求，人体器官中脑组织最容易受缺血伤害。心脏骤停时，因缺血、缺氧，最易受损的是中枢神经系统。复苏的成败，在很大程度上与中枢神经系统功能能否恢复有密切关系。临床数据表明：心脏骤停患者恢复自主循环后1/3因未能得到脑复苏而死亡，1/3长期存活者遗留有运动、认知障碍，其中仅1%～2%能生活自理。近年来，心脏骤停后神经系统受损的严重性及脑功能的恢复已越来越引起临床专家的关注。

脑组织对缺氧很敏感，正常体温下，心搏停止3～4分钟，即可造成"不可逆转"的脑损伤。研究证实，神经细胞的损害发生在心跳恢复后，即缺血后再灌注损害。

1. 缺氧对脑组织造成的损害

缺氧对脑组织的损害包括：①脑血管自动调节功能丧失，脑血流量减少；②微血管管腔狭窄，微循环灌注受限；③脑细胞代谢紊乱、脑水肿；④二氧化碳蓄积，渗透压升高，加重脑水肿。

2. 复苏后综合征及分期

有学者将复苏后的脑损伤称之为"复苏后综合征"，大致可以分为三期：

(1)充血期：这是最初很短暂的时期，灌流可以超过正常时期，但是分布不均匀。目前尚不清楚这些增加了的血流是否确切灌注了微循环。

(2)低灌流期(无再灌流期)：经过充血15~30分钟后，开始发生细胞水肿，同时出现血凝块，红细胞凝集，血流成泥流状，血小板聚集。此外，还可能存在颅压增高、脑血管收缩、毛细血管周围红细胞肿胀等，最终发生脑血管痉挛。此时脑血流显著淤滞。这一低灌流现象在脑组织各部的严重程度并不一致，一般可持续18~24小时。

(3)后期：低灌流期以后，经过救治，脑组织可能部分恢复功能，并逐渐完全恢复(这与抢救是否及时及所采取的措施是否得当有密切关系)；或持续性低灌流，导致长时间或永久性昏迷，甚至脑死亡。

(二)脑复苏

1. 治疗措施

(1)维持血压：心脏骤停患者循环停止后，脑血流的自主调节功能丧失，而依赖于脑灌注压，故应维持血压于正常或稍高于正常水平，以恢复脑循环和改善周身组织灌注，同时应防止血压过高而加重脑水肿。

(2)呼吸管理：纠正低氧血症和给予过度换气对缺氧性脑损伤的恢复及保证脑组织充分供氧是非常必须的。大脑缺氧是脑水肿的重要原因，又是阻碍呼吸恢复的重要因素。因此，抢救心脏骤停时应尽早加压给氧，以纠正低氧血症。应用呼吸机过度通气，可使 $PaCO_2$ 降低，脑小动脉平滑肌收缩，脑血容量减少，有利于防止颅内压增高及"反跳"现象。

(3)降温：低温可降低颅内压和脑代谢，提高脑组织对缺氧的耐受力。正常脑组织中，脑部温度每降低1℃，大脑代谢率可降低7%。因此，降低体温和脑部温度有利于提高脑复苏成功率。

1)降温开始时间：循环停止后的最初5分钟是产生脑细胞损害和脑水肿的关键性时刻，因此救护者应争取在抢救开始后5分钟内用冰帽降温。

2)降温深度：无论患者体温正常或升高，均应将体温(肛表或鼻腔温度)降至亚冬眠(35℃)或冬眠(32℃)水平。脑组织温度降至28℃时，脑电活动呈明显保护性抑制状态，但体温降至28℃易诱发心室颤动等严重心律失常，故宜采用头部重点降温法。脑水肿患者要求在30分钟内将体温降至37℃以下，在数小时内达到预期降温目的。

3)降温持续时间：持续时间根据病情决定，一般需2~3天，严重者可能需1周以上。一般降温持续至中枢神经系统皮质功能开始恢复，即以听觉恢复为指标。然后逐步停止降温，复温不能过快，一般以每24小时体温提升1℃~2℃为宜。

4)降温方法：①物理降温：头部放置冰帽，颈部两侧、前额、腋下、腹股沟放置冰袋降温；②药物降温：是应用冬眠药物进行冬眠疗法。两者必须同时进行，方能达到降温的目的。

(4)脑复苏药物的应用

1)冬眠药物：主要作用在于消除低温引起的寒战和血管痉挛，改善循环血流灌注及辅助物理降温。常用药物：冬眠Ⅰ号(哌替啶100 mg、异丙嗪50 mg、氯丙嗪50 mg)或冬眠Ⅳ号(哌替啶100 mg、异丙嗪50 mg、乙酰丙嗪20 mg)分次肌内注射或静脉滴注。

2)脱水药：甘露醇是目前降低颅内压应用最广、最安全、最有效的药物。通常用20%甘露醇 250 mL 静脉注射或快速静脉滴注，30 分钟滴完；常用的利尿药有呋塞米（速尿）。一般剂量为 20 mg 静脉注射，视病情重复使用。

3）激素：肾上腺皮质激素具有保护毛细血管的完整性、减轻脑水肿、改善循环功能、稳定溶酶体膜、防止细胞自溶和死亡的作用。最好选用作用强而水钠潴留作用较小的皮质激素制剂，地塞米松常为首选药物。

4）促进脑细胞代谢的药物：ATP 可为脑细胞提供能量，恢复钠泵功能，有利于减轻脑水肿。与脑代谢有关的药物还有细胞色素 C、辅酶 A、多种维生素等。葡萄糖是脑获得能量的主要来源。

5）巴比妥类药：巴比妥类药物具有镇静、安眠、止痉的作用，对不全性脑缺血、缺氧的脑组织具有良好的保护作用。

（5）高压氧：高压氧治疗能快速、大幅度地提高心肺复苏后患者的血氧张力，显著提高脑组织与脑脊液的氧分压，增加血氧弥散量及有效弥散距离，因此能有效地纠正脑缺氧，减轻脑水肿，使颅内压降低，促进患者意识的恢复，提高脑复苏的成功率。心跳停止时间越短及开展高压氧治疗越早，效果越好。

2. 转归

脑缺血后的恢复进程是按照解剖水平自下而上恢复，首先复苏的是延髓，恢复自主呼吸，自主呼吸恢复所需的时间可反映出脑缺血、缺氧的严重程度。自主呼吸多在心脏恢复后 1 小时内出现，继之瞳孔对光反射恢复，提示中脑开始有功能，接着是咳嗽、吞咽、角膜、痛觉反射恢复，随之出现四肢屈伸活动和听觉。听觉的出现是脑皮质功能恢复的信号，呼唤反应的出现意味着患者即将清醒。最后是共济功能和视觉的恢复。

脑缺血、缺氧经复苏处理后可能有四种转归：

（1）完全恢复。

（2）恢复意识，留有智力减退、精神异常或肢体功能障碍等。

（3）去大脑皮质综合征：患者无意识活动，但保留着呼吸和脑干功能。眼睑能自由开闭，眼球无目的地转动或转向一侧，有吞咽、咳嗽、角膜及瞳孔对光反射，时有咀嚼、吮吸动作，肢体对疼痛能回避。多数患者停留在"植物性状态"。

（4）脑死亡，包括脑干在内的全部脑组织的不可逆损害。对脑死亡的诊断涉及体征、脑电图、脑循环和脑代谢等方面，主要包括：①持续深昏迷，对外部刺激全无反应；②无自主呼吸；③无自主运动，肌肉无张力；④脑干功能和脑干反射大部或全部丧失，体温调节紊乱；⑤脑电图呈等电位；⑥排除抑制脑功能的其他可能因素，如低温、严重代谢和内分泌紊乱、肌肉松弛药和其他药物的作用等。一般需观察 24～48 小时方能做出结论。

（三）针对性措施

1. 维持循环功能

患者在心脏恢复后往往伴有血压不稳定或低血压状态。此时进行中心静脉压（CVP）监测，有利于判定有无低血容量及掌握好输液量和速度，通常将 CVP、动脉压和尿量三者结合起来分析以指导静脉输液。CVP 高、动脉压低、尿量少，提示心肌收缩乏力，应以增加心肌收缩力为主。如心率慢（＜60 次/min），可静脉滴注异丙肾上腺素或肾上腺素（1～2 mg 溶于 500 mL 液体内）；如心率快（＞120 次/min）可静脉注射毛花苷 C（西地兰）0.2～0.4 mg。维持血压常用多巴胺。如体内液体相对过多，在给予强心药的同时，可适当给予呋塞米 20～

40 mg静脉注射,以促进体内液体排出,减轻心脏负荷。

2. 维持呼吸功能

心脏恢复后,自主呼吸未必恢复,或已恢复但不正常,所以仍需加强呼吸管理,继续进行有效的人工通气,及时进行血气监测,促进自主呼吸尽快恢复。自主呼吸出现的早晚,提示脑功能的损害程度,若长时间不恢复,应尽快查出原因,给予相应的处理,如解除脑水肿、改善脑缺氧等。

注意防治肺部并发症,如肺炎、肺水肿导致的急性呼吸衰竭。除了加强抗炎治疗外,应用机械通气的患者,需选择合适的通气参数和通气模式。在氧合良好的前提下,务必保持尽可能低的平均气道压,以免阻碍静脉回流,加重脑水肿或因胸内压增高而导致的心排血量减少等不良影响。

3. 纠正酸中毒

心脏停搏时间长的患者,在复苏后随着微循环改善,组织内堆积的酸性代谢产物可能不断被带入血液,造成"洗出性酸中毒",或由于较长时间的低血压和缺氧,代谢性酸中毒仍继续发展。应根据动脉血气监测、酸碱分析酌情决定碳酸氢钠的用量。一般如能很好地保护肾功能和心、肺功能,酸碱失衡不难纠正,故重点仍在维持循环和呼吸功能。

4. 防治肾衰竭

每一复苏患者均应留置导尿管,监测每小时尿量,定时检查血、尿的尿素氮和肌酐浓度,血、尿电解质浓度,鉴别尿少的原因,并给予相应的治疗。更重要的是心脏恢复后,须及时稳定循环、呼吸功能,纠正缺氧和酸中毒,预防肾衰竭的发生。

5. 积极治疗原发病

复苏后的患者,生命体征较稳定,应积极治疗原发病,如外伤患者需清创、止血、扩容;中毒患者应用解毒药等。

第三节 复苏后的监测与护理

患者复苏成功后,病情尚未稳定,仍有心跳、呼吸再度停止而死亡的危险,需继续严密监测和护理。

一、维持酸碱平衡

循环、呼吸停止后,由于缺氧,组织细胞转为无氧代谢,三羧酸循环不能进行,大量乳酸、丙酮酸形成,无机磷蓄积,钾离子外移。钠离子和氢离子向细胞内弥散,形成细胞内代谢性酸中毒。同时,因呼吸停止,体内二氧化碳蓄积,导致高碳酸血症,$PaCO_2$升高,形成呼吸性酸中毒。此时,机体既存在代谢性酸中毒,也有呼吸性酸中毒。心跳停止时间越长,混合性酸中毒越严重。酸中毒破坏血脑屏障,加重脑循环障碍,诱发和加重脑水肿。因此,酸中毒常是心、肺复苏后呼吸、循环功能不稳定,发生心律失常和低血压的重要因素,也是脑复苏失败的重要因素。因此,必须迅速纠正酸中毒。

1. 呼吸性酸中毒

主要通过呼吸支持,建立有效的人工呼吸来纠正。可以通过加强通气,造成适度的过度换气,既保证供氧,又使二氧化碳迅速排出,$PaCO_2$降低,呼吸性酸中毒即可纠正。

2. 代谢性酸中毒

主要通过呼吸支持和碱性药物的应用进行纠正。过度通气使二氧化碳加速排出，使 $PaCO_2$ 降至 $25 \sim 35$ mmHg，形成呼吸性碱中毒，以代偿部分代谢性酸中毒。碳酸氢钠静脉滴注，可纠正脑、心、肺等重要脏器的酸中毒，但不宜应用大剂量的碱性药物。另外，适当应用利尿药和补充血容量，保护肾脏功能，充分发挥肾脏的代偿功能。同时，护理中应密切观察生命体征及病情变化，注意有无呼吸急促、烦躁不安、皮肤潮红和二氧化碳潴留所致酸中毒的表现，并及时采取相应措施。

二、循环系统的监护

1. 心电监测

复苏后的心律是不稳定的，应予以心电监护，密切观察心电的变化和及时处理心律失常。

2. 血压、脉搏和心率的监测

每15分钟测量并记录血压、脉搏和心率，直至平稳。脉压差 < 20 mmHg 时，可应用血管活性药物。药物剂量可根据血压及心率的变化而进行适当的调节。测量脉搏和心率时，须注意其频率、节律的变化。

3. 中心静脉压监测

中心静脉压监测对于了解低血压的原因、指导输液和用药有一定意义。

4. 末梢循环的观察

末梢循环可通过口唇的颜色、四肢的温湿度、皮肤、指（趾）甲的颜色及静脉的充盈情况来观察。如指（趾）甲苍白发绀，肢体湿冷，末梢血管充盈不佳，即使血压正常，也应考虑循环血量不足。如指（趾）甲色泽红润、肢体温暖、肢体静脉充盈良好，则说明循环功能良好。

三、呼吸系统的监护

1. 保持呼吸道通畅

加强呼吸道管理，经常注意呼吸道湿化和清除呼吸道分泌物，始终保持呼吸道清洁、通畅。

2. 肺部并发症的监护

心脏骤停后由于肺循环中断，呼吸停止，咳嗽反射消失，机体免疫力抗感染功能低下及应用冬眠药物（抑制咳嗽反射）等因素的影响，患者很容易出现肺部感染，是心肺脑复苏后期常见的并发症。因此，需要严密观察并及早进行防治，包括应用抗生素、定时翻身拍背、湿化气道、雾化吸入、吸痰等措施。

3. 应用人工呼吸机的注意事项

（1）根据病情变化，调整潮气量、吸气与呼气之比以及呼吸的频率等。

（2）加强气道湿化。

（3）气管切开者注意更换局部敷料，操作中注意无菌技术，预防感染。观察有无导管阻塞、衔接松脱、气管黏膜溃疡、皮下气肿、通气过度或通气不足等现象。

（4）控制吸入氧气的浓度及流量。

四、脑缺氧监护

大脑对缺氧很敏感，对缺氧时间长及严重缺氧患者可造成终生不可逆性后遗症。因此，临床急救治疗中及时给患者有效吸氧及对缺氧的监护十分重要。

（1）严密观察患者神志、瞳孔的变化及肢体活动等情况。

（2）及早应用低温疗法及脱水药，以头部降温为主，头部温度保持在30℃左右为宜，不应低于30℃。保持体温在适当的水平，避免体温过高或过低，否则有导致心室颤动等并发症发生的可能。

（3）严密监测血容量及电解质的变化。

五、肾功能监护

患者复苏后，护理过程中很重要的病情观察之一是对肾脏功能的监护，尿量、尿颜色的观察及记录分析是最简单的方法。

（1）使用缩血管药物的患者，应每小时测尿量1次，每8小时计算出入量1次，每24小时记录总量1次。

（2）观察尿的颜色及比重，若血尿和少尿同时存在，且尿比重＞1.010，或尿素氮和肌酐水平升高，应警惕肾衰竭。

六、密切观察患者的症状和体征

患者复苏后，病情十分不稳定，病情很容易恶化或产生严重并发症而导致前功尽弃。因此，复苏后应密切观察患者病情变化及出现的症状和体征。

（1）出现呼吸困难、鼻翼扇动、呼吸频率明显增快或呼吸节律、深度明显不正常时，应注意防止呼吸衰竭。

（2）皮肤苍白、四肢厥冷、大汗淋漓、烦躁不安、脉搏细弱而快、血压下降是休克的表现，应采取相应措施。

（3）观察患者意识，发现嗜睡、定向障碍、表情淡漠、发绀（其范围从手指、足趾向手和足扩展），提示脑缺血、缺氧，应采取紧急措施，防止脑功能损伤。

（4）如患者瞳孔缩小，对光反射恢复，角膜、吞咽、咳嗽等反射也逐渐恢复，说明复苏好转。

七、防治继发感染

心脏骤停的患者由于昏迷及体内环境失衡，营养供给不足，机体抵抗力下降，加之肾上腺皮质激素等药物的应用，患者容易并发感染，应及时防治。

（1）保持室内空气新鲜，注意患者及室内环境的清洁卫生。

（2）注意无菌操作，器械物品必须经过严格消毒灭菌。

（3）保持床单位整洁、干燥，如病情许可，应定时给予翻身、拍背，做好大小便排泄的护理，防止压疮及继发感染的发生。但患者处于心低排血量状态时，则不宜翻身，防止引起心脏骤停的再次发生。

（4）注意口腔及五官护理。对眼睑不能自行闭合者可涂眼药膏或用凡士林纱布覆盖，以防角膜干燥而致溃疡、结膜炎。

（5）气管切开患者应及时吸痰，保持呼吸道通畅，同时应注意无菌操作。吸痰时负压不宜过大，以免损伤呼吸道黏膜。必要时给予雾化吸入。

（郑悦平）

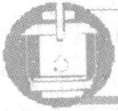

第六章 常见临床危象

危象不是独立的疾病，是某一疾病在病理过程中所表现的一组急性症候群。多数危象都是某些诱发因素对于基础疾病所造成的急剧加重的内环境改变，对重要生命器官构成严重威胁。若不及时抢救，死亡率和致残率均较高；若能够及时发现、及时治疗、护理得当，危象往往可以得到有效的控制。

第一节 高血压危象

高血压危象(hypertensive crisis)是发生在高血压或症状性高血压过程中的一种特殊临床危象，是指在高血压病程中，由于某些诱因，外周小动脉发生暂时性强烈收缩，血压急剧升高，舒张压可达 140 mmHg(18.7 kPa)或更高，收缩压亦相应上升至 250 mmHg(33.3 kPa)或更高，伴有重要器官的功能障碍或不可逆的损害。

【病因与发病机制】

1. 病因

(1)缓进型或急进型高血压。

(2)多种肾性高血压包括肾动脉狭窄、急性和慢性肾小球肾炎、慢性肾盂肾炎、肾脏结缔组织病变所致高血压。

(3)内分泌性高血压，如嗜铬细胞瘤。

(4)妊娠高血压综合征。

(5)急性主动脉夹层血肿和脑出血。

(6)头颅外伤等。

2. 诱因

在上述高血压疾病基础上，如有下列因素存在，高血压患者极易发高血压危象。

(1)寒冷刺激、精神创伤、外界不良刺激、情绪波动和过度疲劳等。

(2)应用单胺氧化酶抑制药治疗高血压，并同时食用干酪、扁豆、腌鱼、啤酒和红葡萄酒等一些富含酪氨酸的食物。

(3)应用拟交感神经药物后发生节后交感神经末梢的儿茶酚胺释放。

(4)高血压患者突然停服可乐定等某些降压药物。

(5)经期和绝经期的内分泌功能紊乱。

3. 发病机制

关于高血压危象发生机制的问题，目前多数学者认为是由于高血压患者在诱发因素的作用下，血液循环中肾素、血管紧张素Ⅱ、去甲基肾上腺素和精氨酸加压素等收缩血管活性物质突然急骤的升高，引起心脑肾等靶器官小动脉纤维素样坏死，尤其引起肾脏出、入球小动脉收缩或扩张。这种情况若持续存在，除了血压急剧增高外，还可导致压力性多尿，继而发生循环血容量减少。血容量的减少又反射性引起血管紧张素Ⅱ、去甲肾上腺素和精氨酸加压素生成和释放增加，使循环血中血管活性物质和血管毒性物质达到危险水平，从而加重小动脉收缩。引起小动脉内膜损伤和血小板聚集，导致血栓素等有害物质进一步释放，形成血小板血栓，引起组织缺血、缺氧，毛细血管通透性增加，并伴有微血管凝血、点状出血及坏死性小动脉炎。以脑和肾脏损害最为明显，有动脉硬化的血管特别易引起痉挛，并加剧小动脉内膜增生，于是形成病理性恶性循环。此外，交感神经兴奋性亢进和血管加压性活性物质过量分泌，不仅引起肾小动脉收缩，而且也会引起全身周围小动脉痉挛，导致外周血管阻力骤然增高，则使血压进一步升高，此时发生高血压危象。

【护理评估】

1. 病史收集

(1)有高血压病史：无论原发性高血压，还是继发性高血压均可发生。

(2)存在诱发危象的因素：高血压患者如有精神创伤、情绪激动、过度疲劳和内分泌功能失调，或者遇到寒冷刺激和气候变化，易突然发生周围小动脉暂时性强烈痉挛性收缩，引起血压急剧进一步升高，可导致高血压危象。

2. 症状与体征

(1)突然性血压急剧升高：在原来高血压基础上，血压显著地增高。

(2)临床上具有急性靶器官损伤的表现：常见中枢神经、循环、消化、泌尿和内分泌系统缺血性损害的症状和体征。当供应前庭和耳蜗内小动脉痉挛，可发生类似梅尼埃综合征的症状，如耳鸣、眩晕、恶心、呕吐、平衡失调、眼球震颤等。视网膜动脉痉挛，可发生视力障碍、视力模糊、偏盲、黑蒙、短暂失明。肠系膜动脉痉挛，可出现阵发性腹部绞痛。冠状动脉痉挛时，发生心绞痛，甚至心肌梗死。肾小动脉痉挛时，尿频、排尿困难或尿少。脑部小动脉痉挛时，可出现短暂性脑局部缺血症状，如一过性偏瘫、失语、感觉障碍等，脑小动脉在持续而严重的痉挛后出现被动性或强制性扩张，脑循环急性障碍，导致脑水肿和颅内压升高，即高血压脑病。

3. 病变具有可逆性

高血压危象患者的症状发作一般历时短暂，而易迅速恢复，但亦易复发。多数在及时采取有效的迅速降压措施后，症状可缓解，异常的体征可消失。

【急诊护理】

1. 严密观察病情

病情的观察，在危、急、重症患者护理中十分重要，因此，须严密观察患者病情变化，随时监测血压、脉搏、呼吸、神志及心、肾功能变化，观察瞳孔大小及两侧是否对称。

2. 迅速降压

(1)降压幅度：降压的幅度取决于临床情况。如果肾功能正常，无脑血管或冠状动脉疾患史，亦非急性主动脉夹层动脉瘤或嗜铬细胞瘤伴急性高血压者，血压可降至正常水平。否则降压幅度过大,可能会使心、肾、脑功能进一步恶化。一般将血压控制在 160~180/100~110 mmHg(21.3~24/13.3~14.6 kPa)较为安全。

(2)降压速度和降压药的选择:应尽快将血压降至安全水平,否则预后较差。所选药物应对外周血管有扩张作用,并对心肌收缩、窦房结和房室结无明显抑制作用,既适于高血压急症又适合慢性高血压的长期维持治疗。硝普钠为快速降低血压最有效的药物,其他如哌唑嗪(降压新)、利血平、肼屈嗪(肼苯达嗪)、安血定、压宁定等,可根据病情选择使用。必要时可联合应用降压药物,不但可以提高疗效、减少药量及毒性作用和不良反应,而且可以延长降压作用时间。

3.一般护理

(1)绝对卧床休息,将床头抬高30°可以起到所需的体位性降压作用。

(2)给予吸氧,建立静脉通路,按医嘱给药。

(3)做好心理护理和生活护理,避免诱发因素。对拟出院患者做好保健指导,劝告患者严格控制盐的摄入量,适当参加体育锻炼,注意保证充足的睡眠时间,正确掌握饮食、忌烟酒,按医嘱服药,定期复查。

4.对症护理

(1)高血压脑病用脱水药如甘露醇、山梨醇或快作用的利尿药呋塞米或利尿酸钠注射液,以减轻脑水肿。

(2)对躁动、抽搐的患者应给予镇静治疗,如给予地西泮、巴比妥钠注射液等肌内注射,或给予水合氯醛保留灌肠。

5.病因治疗

待血压降低至正常范围、病情稳定后,再根据患者具体情况进一步检查,确定是否有肾脏、血管和内分泌等疾病引起的继发性高血压,再采取针对性的病因治疗,防止高血压危象的复发。

第二节 颅内压增高危象

正常成人颅内压为 70~180 mmH$_2$O (0.686~1.76 kPa)。颅内压持续超过 200 mmH$_2$O (1.96 kPa),称颅内压增高。颅内压增高危象是许多颅脑疾病所共有的综合征,也是神经系统疾病致死的重要原因。

【病因】 引起颅内压增高的因素分两大类:一类是颅腔内容物异常增加,另一类为颅腔容积减少。

(1)脑体积增加:如脑外伤、脑肿瘤、脑脓肿、脑炎、脑膜炎、中毒和脑缺氧等,均可引起脑水肿,使脑体积增加。

(2)颅内占位病变:各种颅内血肿、肿瘤、脓肿、肉芽肿等,均为增加的额外颅内容物。

(3)脑脊液分泌和吸收失调:如脑积水、良性颅内压增高等,可使脑脊液增加。

(4)颅腔狭小:如狭颅症、颅底凹陷症、广泛性凹陷骨折等,可使颅腔容积减少。

(5)脑血流量增加:如颅内动静脉畸形、恶性高血压、颅内血管瘤等,使脑血流量增加。

【临床分类】 根据颅内压增高的速度,可把颅内压增高分为急性、亚急性和慢性三类。

(1)急性颅内压增高:见于急性颅脑损伤中的颅内血肿、高血压脑出血等,病情发展很快。

（2）亚急性颅内压增高：见于颅内恶性肿瘤、颅内炎症等，病情发展比较快。

（3）慢性颅内压增高：见于生长缓慢的良性肿瘤等，病情发展较慢。

【发病机制】 颅内压增高到一定水平时，将影响脑血流量，使脑缺血、缺氧而导致功能损害。同时，颅内压增高会产生天幕疝或枕骨大孔疝，致脑干受压，造成功能损害，出现危象而引起严重后果。

【护理评估】

1. 病史收集

在颅内病变尚未引起颅内压增高之前开始，重视采集病史和体格检查，特别是神经系统检查。对小儿的反复头昏、呕吐及头围迅速增大，成人的进行性头痛加剧、反复呕吐及视力明显下降，应考虑有颅内压增高的可能。如发现视乳头水肿，则诊断大致可以肯定。由于患者的自觉症状常比视乳头水肿出现得早，故对症状明显的患者不能单凭视乳头正常而排除颅内压增高的可能。在病情许可的情况下可做辅助检查，一是确定有无颅内压增高及其程度，二是找出引起颅内压增高的病因。

2. 症状与体征

颅内压增高的主要临床表现有以下几种：

（1）头痛：这是颅内压增高最常见的症状。头痛随颅内压的增高而进行性加重，用力、咳嗽、弯腰或低头常使症状加重。部位多在额部及两颞，以早晨及晚间出现较多。

（2）呕吐：常出现于头痛剧烈时，可伴有恶心、呕吐，呕吐常呈喷射性，呕吐虽与进食无关，但较易发生于食后。

（3）视乳头水肿：是颅内压增高的重要客观体征，表现为视神经乳头充血，边缘模糊不清，中央凹陷消失，视盘隆起，静脉怒张，动脉扭曲，乳头周围有时见到"火焰"状出血。视乳头水肿的出现时间有异，一般幕下及中线肿瘤出现较早，幕上良性肿瘤则出现较晚。

（4）外展神经受损：颅内压增高时，可使在颅底走行最长的外展神经受压，造成一侧或双侧外展神经不全麻痹，出现复视。

（5）生命体征变化：早期出现血压升高，心率慢而强，呼吸慢而深。晚期当代偿功能衰竭时，血压下降，脉搏细数，出现潮式呼吸直至呼吸停止。

（6）脑疝：常按其发生处的裂隙或疝出物命名，如小脑幕切迹疝（颞叶钩回疝）、枕骨大孔疝（小脑扁桃体疝）等，为颅内压增高的危险后果。前者常表现为意识障碍，同侧瞳孔散大，对光反射消失，对侧偏瘫及锥体束征；后者常表现为剧烈头痛，反复呕吐，意识障碍，呼吸及循环衰竭。

【急诊护理】

1. 一般护理

取头高位，应密切注意患者的意识、瞳孔、血压、呼吸及体温的变化，有条件者可做颅内压监护。清醒患者可给予普通饮食，频繁呕吐者应暂禁食，不能进食者予以补液，补液量应以维持出入液量平衡为度，补液过多可促使症状恶化。防止患者用力排便，保持呼吸道通畅，给予吸氧等。

2. 降低颅内压

降低颅内压的常用药物有20%甘露醇注射液250 mL，快速静脉滴注，每6～12小时1

次；呋塞米(速尿)20～40 mg，静脉注射，每日 1～2 次；30%尿素注射液 200 mL，静脉滴注，每 6～12 小时 1 次；冻干血浆 200 mL 静脉注射，或 20%人血清白蛋白 20～40 mL 静脉滴注；地塞米松 5～10 mg 单独或加入脱水药中应用，能减轻脑水肿，有助于缓解颅内压增高。

3. 病因治疗

对颅内占位性病变，首先考虑做病变切除术。有脑积水者应行脑脊液分流术，炎症性疾病应积极控制感染等，从根本上解决问题。

4. 冬眠低温疗法

有利于降低脑的新陈代谢率，减少脑组织的氧耗量，防止脑水肿的发展。

5. 巴比妥治疗

大剂量戊巴比妥或硫贲妥钠可降低脑代谢，减少氧耗及增加脑对氧的耐受力，使颅内压降低。初次剂量为 3～5 mg/kg 静脉滴注，维持量 1～2 mg/kg，每日 1～2 次。

6. 脑室引流

颅内压增高患者出现脑疝迹象时，应立即行脑室引流，放出数毫升脑脊液后可立刻使颅内压下降，解除脑疝症状，是抢救颅内压增高危象的应急措施，亦是改善脑水肿的有效办法。

第三节　垂体前叶功能减退危象

垂体前叶功能减退危象是因为垂体全部或绝大部分损害，未得到合理治疗，其靶器官(甲状腺、肾上腺皮质、性腺)分泌的激素不足以维持、调节新陈代谢的最低需要，临床上出现多种代谢紊乱、意识模糊、昏迷、虚脱等危重表现，若不及时抢救，会导致死亡。

【病因】

(1)感染：常见于呼吸道感染、胃肠道与泌尿道感染。

(2)创伤：如外伤、手术与麻醉。

(3)低血糖：如饥饿，使血糖降低。

(4)外部因素：如过度劳累、寒冷刺激。

(5)脱水：各种原因引起的脱水，如呕吐、腹泻、发热等。

(6)药物因素：应用某些药物，如安眠药、镇静药、麻醉药、降血糖药等。

(7)垂体功能障碍：垂体前叶功能减退症治疗不当。在垂体功能减退慢性病程中，上述各种应激情况均可诱发垂体危象，导致昏迷。

【发病机制】　垂体前叶分泌的激素是维持机体正常生长发育、新陈代谢、调节器官组织生理功能所必不可少的物质。任何原因使下丘脑释放激素分泌减少或释放抑制激素分泌过多，均可使垂体前叶激素合成和分泌减少，导致相应的靶腺或靶组织功能减退，发展到一定程度，若在某些诱因作用下，则可发生靶腺功能衰竭，导致危象发生，出现低血糖、低血钠、水中毒、垂体卒中、高热、昏迷等一系列病理生理变化。

【护理评估】

1. 病史收集

根据病因，有感染、外伤、手术等诱发因素，结合临床表现，可以做出判断。必要时可做下述实验室检查：

(1)腺垂体激素测定：包括促卵泡素(FSH)、促黄体素(LH)、促甲状腺激素(TSH)、促肾上腺皮质激素(ACTH)及催乳素(PRL)、生长激素(GH)，血浆水平低于正常低限值，皮质醇及甲状腺激素 T3、T4 低于正常。

(2)垂体危象可致严重代谢紊乱，如血糖低、血钠低、血钾正常、白细胞总数偏低、胆固醇偏高或正常。血压低者尿素氮可升高。根据病情需要选择性检查，以判断病情和指导治疗。此外，垂体危象应与感染性休克、糖尿病酮症酸中毒、乳酸性酸中毒、低血糖昏迷等相鉴别。

2. 症状与体征

(1)垂体前叶功能减退症

1)促性腺激素或泌乳素(PRL)分泌不足的表现：产后乳房不胀，无乳汁分泌，生育期妇女月经减少或闭经，乳腺和子宫萎缩，不孕，毛发脱落，性欲减退或消失。男性胡须稀少，性欲减退，阳痿，生殖器缩小。

2)促甲状腺激素(TSH)分泌不足表现：畏寒，皮肤干而粗糙，少汗，苍白，无光泽，弹性差，乏力，食欲减退，表情淡漠，反应迟钝，健忘，有时精神显著失常产生幻觉、妄想、木僵，甚至躁狂等精神症状。

3)促肾上腺皮质激素(ACTH)分泌不足表现：早期症状不明显，症状出现常表明病情较重，表现为极度乏力，厌食、恶心、呕吐等消化功能紊乱，明显消瘦，心音低，心脏缩小，心率慢，脉细弱，血压低，免疫力低下。由于 ACTH 及黑素细胞刺激素(MSH)缺乏，肤色显著浅淡，乳晕、会阴部等色素沉着变轻。此与原发性肾上腺皮质功能减退不同。

4)生长激素缺乏：成人不如儿童表现明显。生长激素缺乏与肾上腺皮质激素分泌不足协同，可致低血糖。

5)鞍内或鞍旁肿瘤压迫表现：根据受压组织损害程度而表现各异，常有头晕、头痛等颅内压增高的表现，视交叉受累可致偏盲、视野缺损、视力减退、失明等。

(2)垂体前叶功能减退症危象

1)危象前期：在诱因的促发下，导致垂体前叶功能减退症状进一步加重，表现为极度乏力，精神萎靡不振，淡漠嗜睡，神志模糊，体温正常或高热，大多数收缩压为 80~90 mmHg (10.7~12.0 kPa)，脉压差缩小或有位置性低血压，严重的厌食、恶心，频繁的呕吐，甚至中腹部疼痛，胃肠道症状持续时间长短不一，长者可达 2~4 周。患者消瘦、无力、精神萎靡。服用安眠药诱发昏迷的患者无上述表现，可直接进入危象期。

2)危象期：出现严重的低血糖症状，如昏迷、休克，表明已进入危象状态。

①低血糖型：本型最常见，低血糖的发生有快慢两种类型：第一，缓慢发生低血糖：患者明显嗜睡，烦躁呻吟，神志恍惚，呼叫能应，但答非所问，时有阵发的一过性面、手、腿抽动，有进行性意识障碍，逐渐进入昏迷；第二，快速发生低血糖：血糖值降低快，有明显交感神经兴奋症状，心慌气喘，恶心，面色苍白，四肢发凉，脉率快，全身大汗，颤抖，抽搐，口吐白沫，持续时间很短，迅速进入昏迷。

②高热型：因患者多种激素缺乏，使机体免疫力低下，易发生感染，出现高热，体温在 39℃~40℃。患者神志恍惚、昏迷及休克。

③低温型：常于冬季严寒时逐渐出现神志模糊、嗜睡，逐渐昏迷，体温很低，直肠温度常在 26℃~30℃之间。

④循环衰竭型：表现为烦躁不安，表情淡漠，嗜睡，神志恍惚，晕厥，脉细速，心率快，

血压明显下降，四肢冰凉、发绀，迅速进入休克。

⑤水中毒型：过量输液等，水分摄入太多，因发生脑水肿而引起。昏迷前可能出现精神症状，有脑水肿者可有剧烈头痛、恶心、喷射性呕吐等颅高压表现。患者意识模糊，定向力丧失，精神错乱，抽搐，进入昏迷。

⑥混合型：多种突出症状与体征均混合出现，表现较为复杂，容易误诊。

【急诊护理】

1. 迅速补充血糖

抢救低血糖，立即静脉注射50%葡萄糖注射液40～80 mL，多数患者可很快恢复，严重者恢复较慢，然后用5%葡萄糖氯化钠注射液静脉滴注，每分钟20～40滴。数小时后可再给一次50%葡萄糖注射液静脉注射，以免再次引起昏迷。若为低血糖型危象昏迷，经过补充葡萄糖可以恢复正常，神志可逐渐从昏迷转为躁动、朦胧直至清醒。

2. 补充肾上腺皮质激素

氢化可的松100 mg加入5%葡萄糖氯化钠注射液500 mL静脉滴注，第1日氢化可的松用量300 mg，休克患者可先静脉注射50 mg氢化可的松琥珀酸钠。第2日、第3日可根据病情和机体反应，依次减量为200 mg和100 mg，病情稳定后逐日减量。一般在3～8日视病情改为口服可的松或强的松，2～3周内减为维持量。可采用强的松每日2.5～7.5 mg，分3次服用，口服时每日下午剂量宜小些，以免兴奋引起失眠。如有发热、感染创伤等应激状况，应积极治疗，并加大强的松用量以防止诱发危象。对无感染的低温型昏迷，皮质激素用量不宜过大，否则可能抑制甲状腺功能而使昏迷加重。

3. 纠正水、电解质紊乱及酸碱失衡

最初24小时应输入5%葡萄糖氯化钠注射液500～1 500 mL，血钠较低者可适当多补充0.9%氯化钠注射液。液体和电解质的补充应按危象发作前后患者出入量（呕吐、大小便量）及失水体征，结合实验室检查结果，决定补充量。如患者有酸中毒应适当补碱。

4. 抗休克

有休克者应积极抗休克治疗。一般血容量补足后，休克即可纠正。必要时可用升压药，如多巴胺类药，并采取其他综合治疗。

5. 特殊病情处理

对有发热、感染者，清除原有病灶，采取有效的抗生素。水中毒型者，应严格控制液体的摄入量，并给予肾上腺皮质激素加强利尿。应密切注意血浆渗透压与电解质情况。

6. 一般护理

（1）低温者注意保暖，增加盖被，加用电热床褥、空调等。

（2）迅速配合医生抢救，准确用药。

（3）定时测量体温、脉搏、呼吸、血压，仔细观察病情，详细记录患者意识状态、瞳孔大小、对光反射、角膜反射、眶上压痛反应以及神经系统体征的变化。

（4）保持呼吸道通畅，给予吸氧。

（5）必要时留置尿管，记录24小时出入水量。

（6）加强昏迷患者的一般护理，如口腔护理、皮肤护理等。

（7）严禁使用吗啡、氯丙嗪、巴比妥等中枢神经抑制药及麻醉药，以免诱导或加剧昏迷。

（8）慎用胰岛素及各种降血糖药，以免加重低血糖。

(9)长期给予适量的替代治疗是预防发生危象的关键。一旦遇有感染及其他应激状态，应积极治疗并尽量除去有关诱因，适当增加皮质激素用量。非急诊不宜手术，必须手术时应避免使用全身麻醉。行垂体手术时，无论原来有无垂体功能减退，手术前均应常规给予皮质激素准备。对垂体功能减退患者不应单独使用甲状腺激素（尤其是大剂量），而应与皮质激素同时使用。

第四节　重症肌无力危象

重症肌无力（myasthenia gravis，MG）是一种神经、肌肉接头处传递障碍的自身免疫性疾病。若急性发生延髓支配的肌肉和呼吸肌严重无力，以致不能维持换气功能即为重症肌无力危象。

【病因】

(1)感染：以上呼吸道感染最为常见。

(2)过度疲劳、情绪激动、手术、激素分泌状态的改变，如月经来潮、妊娠、分娩、甲状腺功能亢进等，均可为急性发作的原因。

(3)药物因素：抗胆碱酯酶药物应用不当，可引起重症肌无力危象。某些药物可加重肌无力：①氨基苷类及多黏菌素类抗生素，可抑制乙酰胆碱释放，应禁用；②神经肌肉阻滞药及抗心律失常药，可降低肌膜的兴奋性或抑制神经肌肉的传递；③中枢神经系统抑制药，可引起或加重呼吸困难。

【发病机制】　重症肌无力是指一种影响神经－肌肉接头传递的，主要由乙酰胆碱受体抗体介导，细胞免疫和补体参与的自身免疫性疾病。当延髓所支配的呼吸肌及全身肌肉的无力进行性加重，出现喉肌和呼吸肌麻痹，通气和换气功能障碍，便出现危象状态。

【护理评估】　重症肌无力危象主要表现为部分或全部骨骼肌易于疲劳，呈波动性肌无力，常具有活动后加重、休息后减轻和晨轻暮重等特点。其分为三型，包括肌无力危象、胆碱能危象和反拗性危象。危象发生时必须确定为哪一种危象，以便控制病情。

1. 肌无力危象

肌无力危象（myasthenic crisis，MC）最常见，约1%的肌无力患者可出现危象，常因抗胆碱酯酶药量不足引起，临床表现烦躁不安，咳嗽、咳痰无力，吞咽困难，呼吸困难，瞳孔扩大，大汗淋漓，腹胀不适，不能平卧。可反复或迁延发作转成慢性。

2. 胆碱能危象

胆碱能危象（cholinergic crisis）是抗胆碱酯酶药过量所致，患者肌无力加重，出现肌束震颤及毒蕈碱样反应。依酚氯铵（腾喜龙）注射后症状加重，便可诊断为胆碱能危象。而症状显著好转，则是肌无力危象。

3. 反拗性危象

反拗性危象（brittle crisis）是对抗胆碱酯酶药不敏感所致。患者多在原有服用药物剂量不变的情况下，突然出现药物不起作用。体格检查时又无胆碱能药物不良反应表现，难以区别危象性质又不能用停药或加大药量改善症状者，临床表现介于肌无力危象和胆碱能危象之间。依酚氯铵试验无反应。

【急诊护理】

1. 严密观察病情

严密观察生命体征变化及药物反应等，及时做好相应处理。

2. 紧急处理

（1）维持呼吸：对有呼吸困难、缺氧、发绀严重的患者可立即行气管插管，或行气管切开，应用呼吸机辅助呼吸，支持治疗。

（2）不同类型危象的处理：①肌无力危象，气管插管和正压呼吸开始后应停用胆碱能药物，避免刺激呼吸道分泌物增加。可应用胆碱酯酶抑制药如甲基硫酸新斯的明、溴吡斯的明，但注意应少量、多次用药，对心率过慢、心律不齐、机械性肠梗阻以及哮喘患者均忌用或慎用。若用药后症状不减轻，甚至加重，应警惕胆碱能危象发生；②胆碱能危象，立即停用抗胆碱酯酶药物，待药物排出后重新调整剂量。可静脉或肌内注射阿托品，直到毒蕈碱样症状消失为止，同时还可应用碘解磷定；③反拗性危象，停用抗胆碱酯酶药物，输液维持，至少72小时后才可从小剂量开始应用胆碱酯酶抑制药。

3. 一般护理

（1）休息：绝对卧床休息。

（2）加强营养：对危象患者可经鼻饲或静脉补充营养。病情好转后仍须严格掌握在注射抗危象药物15分钟后再进食（口服者在饭前30分钟服药）。

（3）预防感染：①定时改变体位，叩背，防止肺不张；②做好口腔、皮肤护理，预防口腔炎、压疮等并发症；③气管切开术后，应及时吸痰，雾化吸入，保持呼吸道通畅；④注意纠正水、电解质失衡。

4. 病因治疗

待危象症状改善后，可选择肾上腺皮质类固醇激素治疗，合用抗胆碱酯酶药，对重症肌无力患者较安全，常用地塞米松、泼尼松等，可缩短危象发作时间。激素治疗半年内无改善者，应考虑用免疫抑制药，常用环磷酰胺和硫唑嘌呤。需注意骨髓抑制或感染，应定期检查血常规和肝肾功能。也可行血浆置换、免疫球蛋白治疗。全身型重症肌无力可考虑行胸腺切除术。

第四节　甲状腺功能亢进危象

甲状腺功能亢进危象（thyroid storm）是甲状腺功能亢进症的一种少见而极严重的合并症，各种年龄均可发生，但儿童少见。患病率虽然不高，但若是诊治不及时，死亡率很高。

【病因】

（1）感染：为常见诱因，主要是上呼吸道感染，其次是胃肠道和泌尿道感染。

（2）手术：甲状腺切除手术及其他各类手术时，由于应激、挤压甲状腺组织、出血、缺氧、麻醉不良、术前准备不充分等均可诱发危象。

（3）药物因素：不适当地服用抗甲状腺药物。

（4）碘诱发因素：放射性碘治疗后诱发危象。

（5）应激：精神极度紧张、精神创伤药物反应、分娩以及妊娠毒血症等均可引起危象。

【发病机制】　目前认为甲状腺功能亢进危象的发生是由多种因素结合作用所引起的：①

儿茶酚胺受体增多;②应激反应,如急性疾病、感染、外科手术等应激状态引起儿茶酚胺释放增多;③血清游离 T_3、T_4 的高水平;④肾上腺皮质激素分泌不足,甲状腺功能亢进时肾上腺皮质激素的合成、分泌和分解代谢率加速,久之使其功能减退,对应激减弱等有关。

【护理评估】

1. 病史收集

(1)临床表现:患者原有的甲状腺功能亢进症状加重,包括高热(体温 39℃ 以上)、心动过速(140 ~ 240 次/min)、心房颤动或心房扑动,烦躁不安、呼吸急促、大汗淋漓、厌食、恶心、呕吐、腹泻等,严重者出现虚脱、休克、嗜睡、谵妄、昏迷,部分患者有心力衰竭、肺水肿,偶有黄疸。

(2)检查:血清蛋白结合碘值(PBI)常较高,因而需做 PBI 及 T_3 与 T_4 测定及甲状腺 2 小时吸碘率试验以协助诊断。

(3)诊断:目前主要靠临床表现提出甲状腺功能亢进危象期的诊断依据,见表 6-1。

表 6-1　甲状腺功能亢进危象诊断依据

诊断依据	危象前期	危象期
体温	<39℃	>39℃
心率	120 ~ 150 次/min	>160 次/min
出汗	多汗	大汗淋漓
神志	烦躁、嗜睡	躁动、谵妄、昏睡、昏迷
消化道症状	食欲减少、恶心	呕吐
大便	次数增多	腹泻
体重	降至 40 ~ 45kg 以下	降至 40 ~ 45kg 以下

甲状腺功能亢进患者凡具有上述条件中 3 项者,可诊断为危象前期和危象期。

【症状与体征】

(1)原发病症加重:原有的甲状腺功能亢进症状进一步加重。

(2)全身症状:高热,体温急骤升高,可在 24 ~ 48 小时内达到致死性高热,大部分在 39℃ 以上,体温甚至高达 42℃,一般降温措施难以奏效,皮肤潮湿红润,大汗淋漓,继而汗闭,皮肤黏膜干燥、苍白,明显脱水、虚脱,呼吸困难,甚至休克。

(3)神经系统症状:患者可因脱水、电解质紊乱、心力衰竭、缺氧等因素,导致脑细胞代谢障碍而发生中毒性精神障碍,表现焦虑、表情淡漠、躁动不安、谵妄、甚至昏迷。

(4)心血管系统症状:窦性心动过速为较早出现的症状,心率一般可达 140 ~ 240 次/min,心率越快,病情越危重,心率的增快与体温升高不成比例,脉搏超过其与体温的正常比例关系。心脏搏动强烈,心音亢进,可闻及收缩期杂音。血压升高,以收缩压升高最为明显,脉压差增大,可有相应的周围血管体征。也可出现各种心律失常,如房性及室性期前收缩,心房扑动,心房颤动,室上性心动过速,房室传导阻滞等,一般药物往往不易控制。患者常可发生急性肺水肿,心力衰竭,最终血压测不出,心音减弱,心率减慢,终至不可逆转。原有甲亢性心脏病患者较易发生危象,同时,一旦发生危象常使心功能急骤恶化。

(5)消化系统症状:常出现厌食、恶心、频繁呕吐、腹痛、腹泻甚为常见。肝功能损害明显者，可有肝大、黄疸，少数患者可发生腹水、肝性脑病。

(6)水与电解质紊乱：由于代谢亢进，高热、呕吐、腹泻及进食减少等因素，绝大多数患者均有不同程度的失水与电解质紊乱，轻中度代谢性酸中毒比较常见。电解质紊乱以低血钠最为常见，其次为低血钾、低血钙及低血镁。

(7)其他表现：少数患者有胸痛、呼吸急促，后期可并发急性呼吸窘迫综合征（ARDS），严重病例常并发循环衰竭、心源性休克及急性肾衰竭，也是致死的主要原因。

部分甲状腺功能亢进患者症状不典型，表现为表情淡漠、嗜睡，反射降低，低热，恶病质，明显乏力，心率慢，脉压差小，血压下降，进行性衰竭，最后陷入昏迷而死亡，临床上称为淡漠型甲状腺功能亢进危象。少数甲状腺功能亢进危象患者可以神经系统的躁动、谵妄或以消化系统的剧烈腹泻、呕吐为突出表现，由于这类患者往往无甲状腺功能亢进病史，危象症状常被某些诱发疾病所掩盖，这些不典型的情况应予警惕，以免误诊。

【急诊护理】

1. 严密观察病情

严密监测神志、体温、脉搏、呼吸、血压、血氧分压（PaO_2）等的变化，发现异常及时处理。

2. 紧急处理

(1)降低血循环中甲状腺激素浓度：①使用抗甲状腺药物，如碘制剂、硫脲类药物，用以抑制甲状腺激素的合成和释放；②通过腹膜或血液透析法，或者通过换血，血浆置换术等方法消除血循环中过高的甲状腺激素。

(2)降低组织对甲状腺素 – 儿茶酚胺的反应：使用 β 肾上腺素能受体阻滞药和利血平、胍乙啶等抗交感神经药物，阻断周围组织对儿茶酚胺的反应，以减轻周围组织对儿茶酚胺的表现，从而达到控制甲状腺功能亢进危象的目的。

(3)糖皮质激素的应用：尽早补充糖皮质激素，以改善机体反应性，提高应激能力。糖皮质激素还可抑制组织中 T_4 向 T_3 转化作用，与抗甲状腺药物有协同作用，可迅速减轻临床症状。一般选用地塞米松或甲泼尼龙。

(4)低温及人工冬眠：对甲状腺功能亢进危象患者应尽快采取降温措施，在应用镇静药基础上行物理降温治疗。亦可采用人工冬眠加物理降温，通过冬眠及物理降温，将体温控制在 34℃ ~36℃ 之间，持续数日或更长，直至患者情况稳定为止。

(5)其他对症处理：纠正水、电解质、酸碱紊乱；及时补充大量维生素和能量；纠正心功能不全、心律失常；如有感染者应积极抗感染治疗。

3. 一般护理

(1)绝对卧床休息，保持安静舒适环境。

(2)做好生活护理，给予高热量、高蛋白、多种维生素饮食，鼓励患者多饮水，每日饮水量不少于 2 000 mL。切忌过饱饮食以防心功能不全发生。

(3)做好精神护理，以高度同情心关怀安慰患者，消除恐惧心理，树立战胜疾病的信心。

4. 对症护理

(1)对于狂躁型患者，可给予镇静药，如地西泮、氯丙嗪等。

(2)做好各种抢救准备，预防吸入性肺炎等并发症。

第六节　超高热危象

超高热危象是指体温升高至体温调节中枢所能控制的调定点之上（>41℃）的临床常见急症，如不予以适当处理，可能造成患者死亡。

【病因】

（1）感染性发热：为各种病毒、细菌、真菌、寄生虫、支原体、螺旋体、立克次体等病原体引起的全身各系统器官的感染。

（2）非感染性发热：凡是病原体以外的各种物质引起的发热均属于非感染性发热。常见病因有：①变态反应：变态反应时形成抗原抗体复合物，激活白细胞释放内源性致热源而引起发热，如血清病、输液反应、药物热及某些恶性肿瘤等；②体温调节中枢功能异常：体温调节中枢受到损害，使体温调定点上移，造成发热，常见于物理性因素（如中暑）、化学性因素（如安眠药中毒）、机械性因素（如脑外伤、脑出血）等；③内分泌与代谢疾病，如甲状腺功能亢进。

【发病机制】　体温>41℃的超高热，可使肌肉细胞快速代谢，造成横纹肌溶解、代谢性酸中毒、肌肉僵硬乃至心血管系统的不稳定，如血压过高、过低，同时伴有抽搐、昏迷、休克、出血等危象表现。

【护理评估】

1. 病史收集

（1）流行病学资料：患者发病的地区、季节、接触史等，如血吸虫病、流行性出血热有地区分布；乙脑、疟疾与蚊子有关；细菌性痢疾与食物中毒有不洁饮食史。

（2）发热的特点：起病急缓、热型，是否伴随其他症状等。许多发热疾病具有特殊热型，根据不同热型，可提示某些疾病的诊断；伴随症状对发热原因的鉴别也很有帮助。

2. 症状与体征

高热患者出现呼吸急促、烦躁、抽搐、休克、昏迷时，应警惕超高热危象的发生。进行全面的体格检查，并应重点检查患者的面容、皮肤黏膜有无皮疹、瘀点，淋巴结及肝脾有无肿大。重视具有定位意义的局部体征，以便确定主要病变在哪个系统。因为发热的病因很多，应结合病史及体检有针对性地进行，如血常规、尿常规、粪便常规、脑脊液常规、病原体显微镜检查，细菌学检查，血清学检查，血沉、类风湿因子、自身抗体的检查，活体组织病理检查，X线检查，B超、CT检查等。

即使经过收集完整病史，仔细体格检查，常规实验室检查，仍有一部分患者不能明确诊断，称为原因不明发热。

【急诊护理】

1. 严密观察病情

（1）注意患者神志、呼吸、血压、脉搏、体温、末梢循环等生命体征的变化，特别应注意体温的变化，观察物理、药物降温的效果，避免降温速度过快、幅度过大，造成患者虚脱。

（2）注意患者伴随症状的变化，及时提供给医生，以助诊断。

（3）记录出入水量，特别是大汗的患者，要注意补足液体。

2. 降温

迅速而有效的将体温降至38.5℃是治疗超高热危象的关键。

（1）物理降温：为首选，简便安全，疗效较快

1）方法：①冰水擦浴，对高热、烦躁、四肢末梢灼热者，可用冰水拭浴降温；②温水拭浴，对寒战、四肢末梢厥冷的患者，用32℃～35℃温水拭浴，以免寒冷刺激而加重血管收缩；③乙醇拭浴，用温水配成30%～50%乙醇擦拭；④冰敷，用冰帽、冰袋装上适量冰块，置于前额及腋窝、腹股沟、腘窝等处，但要保留一侧腋窝用于测量体温。

2）注意事项：①拭浴方法是自上而下，由耳后、颈部开始，直至患者皮肤微红，体温降至38.5℃左右；②不宜在短时间内将体温降得过低，以防引起虚脱；③伴皮肤感染或有出血倾向者，不宜皮肤拭浴。降温效果不佳者可适当配合通风或服药等措施；④注意补充液体，维持水电解质平衡；⑤遵循热者冷降，冷者温升的原则。

（2）药物降温：只是对症处理，不要忽视病因治疗。用药时要防止患者虚脱。常用药物有阿司匹林、吲哚美辛（消炎痛）、激素等。

（3）冬眠降温：使用以上措施体温仍高，尤其是烦躁、惊厥的患者，可在物理降温的基础上使用冬眠药物，可以降温、镇静、消除低温引起的寒战及血管痉挛。常用冬眠1号（哌替啶100 mg、异丙嗪50 mg、氯丙嗪50 mg）全量或半量静脉滴注。该药物可引起血压下降，使用前应补足血容量、纠正休克，注意血压的变化。

3．积极寻找病因

（1）细菌感染已明确者，合理选用抗生素：抗生素使用后，至少观察2～3天。疗效确不满意时，应予考虑改用其他药物。明确为输液反应者，须立即停止输液。甲状腺功能亢进症危象者，迅速使用抗甲状腺药物。

（2）对高度怀疑的疾病，可作诊断性治疗（试验治疗）：如有典型病史、热型，肝、脾大、白细胞减少、高度拟诊疟疾者，可试用氯喹3日（成为首剂氯喹1 g，隔8小时及第2日、第3日各服0.5 g；极量1 g/次，2 g/d）。诊断性治疗的用药要有目的、有步骤、按计划进行，做到"用药有指征，停药有根据"，切忌盲目滥用。

（3）对原因不明的发热，应进一步观察检查：若患者情况良好，热度不过高，可暂不作退热处理而给予支持疗法，以便细致观察热型并进一步做其他检查，待明确诊断后积极进行病因治疗。

4．一般护理

使患者处于安静、通风、温湿度适宜的环境中，给予充足的水分、营养、维生素，保护心脑肾等重要脏器的功能，烦躁、惊厥患者可使用镇静药，呼吸困难患者应吸氧，必要时可行气管切开，机械通气。

5．对症护理

（1）物理降温的患者，要及时更换冰袋，经常拭浴降温。

（2）皮肤护理，降温过程中大汗的患者，要及时更换衣裤被褥，保持干爽清洁舒适。卧床的患者，要定时翻身，防止压疮。

（3）口腔护理，注意清洁口腔，防止感染及黏膜溃破。

（4）加强呼吸道管理，雾化吸入、拍背，协助患者咳痰；咳嗽无力或昏迷无咳嗽反射者，可行气管切开，吸出气道内的分泌物。

（5）烦躁、惊厥的患者应置于保护床内，适当的约束四肢，防止坠床或自伤。

第七节 高血糖危象

高血糖危象(hyperglycemic crisis)指的是糖尿病昏迷。糖尿病的基本病理生理为绝对或相对性胰岛素分泌不足所引起的糖代谢紊乱,严重时常导致酸碱平衡失调。特征性的病理改变包括高血糖、高酮血症及代谢性酸中毒,发展到严重时为酮症酸中毒昏迷和高渗性非酮症性昏迷。

一、糖尿病酮症酸中毒

糖尿病酮症酸中毒(diabetic ketoacidosis,DKA)是糖尿病患者在应激状态下,由于体内胰岛素缺乏,胰岛素拮抗激素增加,引起糖和脂肪代谢紊乱,以高血糖、高酮血症和代谢性酸中毒为主要改变的临床综合征。多发生在胰岛素依赖型患者,是糖尿病的急性合并症,也是内科常见急症之一,严重者可致昏迷,危及生命。

【病因】 任何可以引起或加重胰岛素绝对或相对不足的因素均可成为糖尿病酮症酸中毒的诱因,多数患者的发病诱因不是单一的,但也有的患者无明显诱因。常见诱发因素有:①感染,是最常见的诱因,以泌尿道感染和肺部感染最多见,其他尚有皮肤感染、败血症、胆囊炎、真菌感染等;②胰岛素治疗中断或不适当减量;③应激状态,如心肌梗死、外伤、手术、妊娠分娩、精神刺激等;④饮食失调或胃肠疾患,过多进食高糖或高脂肪食物、酗酒、呕吐、腹泻、高热等导致严重脱水。

【发病机制】 糖尿病酮症酸中毒发病的基本环节是由于胰岛素缺乏和胰岛素拮抗激素增加,导致糖代谢障碍,血糖不能正常利用,结果血糖增高;脂肪分解加速,生成大量酮体,当酮体生成超过组织利用和排泄的速度时,将发展至酮症以至酮症酸中毒。

【护理评估】 除感染等诱发因素的症状外,还具有以下临床表现:

(1)原有糖尿病症状加重:极度软弱无力、烦渴、多饮、多尿、饮食减少、恶心、呕吐、腹痛、嗜睡、意识模糊、昏迷。

(2)体征:皮肤干燥无弹性、眼球下陷等失水征,呼吸深而速(即 Kussmaul 呼吸),呼气有烂苹果味(酮味),血压下降、休克。

(3)实验室检查:①血液检查,血糖明显升高,多为 16.7 ~ 33.3 mmol/L;血酮体升高;血二氧化碳结合力降低;血 pH 下降,呈代谢性酸中毒;血钾早期可正常或偏低,少尿时可升高,治疗后如补钾不足可下降;②尿液检查,尿糖、尿酮体阳性。

有明确糖尿病病史的患者,具有以上临床表现,结合实验室检查,如尿糖、尿酮、血糖、血酮、二氧化碳结合力等,可以明确诊断。

【急诊护理】

(1)严密观察病情:主要包括,①严密观察体温、脉搏、呼吸、血压及神志变化;②低血钾患者应监测心电图;③及时采血、留尿,送检尿糖、尿酮、血糖、血酮、电解质及血气分析等;④准确记录 24 小时出入量。

(2)补液、纠正电解质及酸碱失衡

1)补液:迅速纠正失水以改善循环血容量与肾功能。立即静脉输入 0.9% 氯化钠注射液。补充量及速度须视失水程度而定。失水较重者,可在入院前 2 小时内输注 500 ~ 1000 mL 液体之后(以 250～500 mL/h 滴速)24 小时总入量 4000～6000 mL,入院第 1 小时内滴入 1000 mL,以后 6 小时内每 1～2 小时滴入 500～1000 mL,视末梢血循环、血压、尿量而定输液量。如血糖已降至 13.9 mmol/L 以下,改用 5% 葡萄糖注射液或葡萄糖氯化钠注射液加胰岛使用,比例为糖液(G)/胰岛素(R1)=4～6/1。治疗过程中必须避免血糖下降过快、过低,以免发生脑水肿,对老年、心血管疾病患者,输液尤应注意量不宜太多、速度不宜太快,以免发生肺水肿。

2)纠正电解质及酸碱失衡:轻症患者经补液及胰岛素治疗后,酸中毒可逐渐得到纠正,不必补碱。重症酸中毒,二氧化碳结合力 < 8.92 mmol/L,pH < 7.1,应根据血 pH 和二氧化碳结合力变化,给予适量碳酸氢钠注射液静脉输入。酸中毒时细胞内缺钾,治疗前血钾水平不能真实反映体内缺钾程度,治疗后 4～6 小时血钾常明显下降,故在静脉输入胰岛素及补液同时应补钾,最好在心电监护下,结合尿量和血钾水平,调整补钾量和速度。

(3)胰岛素应用:多采用小剂量胰岛素治疗,给药途径以静脉滴注和静脉注射为首选。静脉滴注每小时 5～15 U;若采用间歇静脉注射,每小时 1 次,剂量为 5～10 U。当血糖降至 13.9 mmol/L 时,胰岛素改为皮下注射,每 4～6 小时 1 次,根据血糖、尿糖调整剂量。临床实践证明,小剂量胰岛素治疗的方法较安全、有效,较少发生低血钾、脑水肿及后期低血糖等严重不良反应。

(4)一般护理:昏迷患者应加强生活护理。

二、糖尿病高渗性非酮症昏迷

糖尿病高渗性非酮症昏迷(hyperosmolar nonketotic diabetic coma)是糖尿病急性代谢紊乱的另一临床类型,特点是血糖高,没有明显酮症酸中毒,因高血糖引起血浆高渗性脱水和进行性意识障碍的临床综合征,多见于老年患者,部分病例发病前无糖尿病史或仅有轻度症状。

【病因】 常见的病因有以下三方面:

(1)引起血糖增高的因素:①各种感染合并症和应激因素,如手术、外伤、脑血管意外等,其中感染合并症占糖尿病高渗性非酮症昏迷诱因的首位,也是影响患者预后的主要原因;②各种能引起血糖增高的药物,如糖皮质激素、各种利尿药、苯妥英钠、普萘洛尔(心得安);③糖摄入过多,如静脉大量输入葡萄糖注射液,静脉高营养;④合并影响糖代谢的内分泌疾病,如甲状腺功能亢进症、肢端肥大症、皮质醇增多症等。

(2)引起失水、脱水的因素:①使用利尿药,如神经科进行脱水治疗的患者;②水入量不足,如饥饿、限制饮水或呕吐、腹泻等;③透析治疗(包括血液透析和腹膜透析)的患者;④大面积烧伤的患者。

(3)肾功能不全:如急性、慢性肾衰竭,糖尿病肾病等,由于肾小球滤过率下降,对血糖的清除也下降。

【发病机制】 患者原有不同程度的糖代谢障碍,再加上某种诱因,加重原有的糖代谢障碍,胰岛对糖刺激的反应减低,胰岛素分泌减少,结果组织对糖的利用减少,肝糖原分解增加,因而引起严重的高血糖,但由于患者的胰岛还能分泌一定量的胰岛素,而机体抑制脂肪分解所需的胰岛素远比糖代谢所需的胰岛素量小,因此,糖尿病高渗性非酮症昏迷患者自身的胰岛素量虽不能满足应激状态下对糖代谢的需要,却足以抑制脂肪的分解,因而表现出严重的高血糖,而血酮增加不明显。严重的高血糖使血液渗透压升高,造成细胞内脱水,渗透性利尿,同时伴随电解质的丢失。

【护理评估】

（1）病史收集：高血糖危象的诊断并不难，关键是提高对本症的认识和警惕。特别是对中老年患者，有临床表现，无论有无糖尿病史，均提示有糖尿病高渗性非酮症昏迷的可能，应立即做实验室检查。

（2）症状与体征：起病时患者常先有多尿、多饮，可有发热，多食可不明显，失水逐渐加重，随后出现神经精神症状，表现为嗜睡、幻觉、淡漠、迟钝，最后陷入昏迷。来诊时常已有显著失水甚至休克。

特征性改变为高血糖和高血浆渗透压，多数伴有高血钠和氮质血症。血糖常高至 33.31 mmol/L 以上，血钠可高达 155 mmol/L，以上血浆渗透压一般在 350 mosm/L 以上。

【急诊护理】

（1）严密观察病情：与糖尿病酮症酸中毒病情的观察类似，此外尚需注意以下情况。迅速大量输液不当时，可发生肺水肿等并发症。补充大量低渗溶液，有发生溶血、脑水肿及低血容量休克的危险。故应随时观察患者的呼吸、脉搏、血压和神志变化，观察尿色和尿量，如发现患者咳嗽、呼吸困难、烦躁不安、脉搏加快，特别是在昏迷好转过程中出现上述表现，提示输液过量之可能，应立即减慢输液速度并及时报告医生。尿色变粉红提示发生溶血，也应及时报告医生并停止输入低渗溶液。

（2）补液：静脉输入等渗盐水，以便较快扩张微循环而补充血容量，迅速纠正血压，待循环血容量稳定后酌情以低渗盐水（0.45%～0.6%氯化钠注射液）缓慢静脉滴注。补液量应视失水程度而定，静脉滴注速度须视全身及心血管、脑血管情况、尿量及有关的血化验改变等因素而定，防止因输液过多、过速而发生脑水肿、肺水肿等并发症。

（3）纠正电解质紊乱：主要是补充钾盐。若有低血钙、低血镁或低血磷时，可酌情给予葡萄糖酸钙、硫酸镁或磷酸钾缓冲液。

（4）胰岛素的应用：一般用普通胰岛素，用量较酮症酸中毒昏迷为小，也可一开始采用上述小剂量胰岛素治疗的方法，每2～4小时测定血糖，血糖降至 13.9 mmol/L 时停止注射胰岛素，改用5%葡萄糖注射液加胰岛素静脉滴注，防止因血糖下降太快、太低而发生脑水肿。

（5）积极治疗诱因及伴随症：包括控制感染，纠正休克，防止心力衰竭、肾衰竭、脑水肿的发生等。

第八节 低血糖危象

低血糖危象是血糖浓度低于正常的临床综合征，病因较多，发病机制复杂。成人血糖低于 2.8 mmol/L（50 mg/dL）可认为血糖过低，但是否出现症状，个体差异较大。当某些病理和生理原因使血糖降低，引起交感神经过度兴奋和中枢神经异常的症状和体征时，就称为低血糖危象。

【分类】 低血糖危象是多种原因所致的临床综合征，按病因不同，可分为器质性及功能性；按发病机制可分为血糖利用过度和血糖生成不足；根据低血糖发作的特点又可分为空腹低血糖、餐后低血糖、药物引起的低血糖三类。

【发病机制】 人体内维持血糖正常有赖于消化道、肝、肾及内分泌腺体等多器官功能的协调一致。人体通过神经体液调节机制来维持血糖的稳定，当血糖下降时，重要的反应是体内胰岛素分泌减少，而胰岛素的反调节激素，如肾上腺素、胰高血糖素、皮质醇分泌增加，使肝糖原产生增加，糖利用减少，以保持血糖稳定。其主要生理意义在于保证对脑细胞的供能，脑细胞所需的能量几乎完全直接来自血糖，而且本身没有糖原储备。当血糖降到≤2.8 mmol/L 时，一方面引起交感神经兴奋，大量儿茶酚胺释放，另一方面由于能量供应不足使大脑皮质功能有抑制，皮质下功能异常，即表现为中枢神经低糖症状和交感神经兴奋两组症状。

【护理评估】

1. 病史收集

低血糖危象常呈发作性，发作时间及频度随病因不同而异。

2. 症状与体征

（1）临床表现

1）交感神经过度兴奋症状：因释放大量肾上腺素，临床表现为出汗、颤抖、心悸（心率加快）、饥饿、焦虑、紧张、软弱无力、面色苍白、流涎、肢凉震颤、血压轻度升高等。这些症状在血糖浓度快速下降时尤其突出。

2）神经性低血糖症状：即脑功能障碍症状，受累部位可从大脑皮质开始，表现为精神不集中、头晕、迟钝、视物不清、步态不稳；也可有幻觉、躁动、行为怪异等精神失常表现；波及表层下中枢、中脑延髓等时，表现为神志不清，幼稚动作（吮吸、假脸等）、舞蹈样动作，甚至阵挛性、张力性痉挛，椎体束征阳性，乃至昏迷、血压下降。这些症状随着血糖逐渐下降而出现，当血糖水平下降速度缓慢时，患者没有第一类症状出现。

（2）病情判断

可依据 Whipple 三联征确定低血糖：①低血糖症状；②发作时血糖低于 2.8 mmol/L；③供糖后低血糖症状迅速缓解。

（3）鉴别诊断

以交感神经兴奋症状为主者，易于识别，以脑功能障碍为主者易误诊为神经症、精神病、癫痫或脑血管意外等，应注意与糖尿病酮症酸中毒、非酮症高渗性昏迷、药物中毒等所致的昏迷鉴别。详细询问病史、分析特点、复查血糖及相关检查有助于鉴别。有关糖尿病昏迷的鉴别见表 6-2。

表 6-2　糖尿病并发昏迷的鉴别

鉴别要点	酮症酸中毒	低血糖昏迷	高渗性昏迷
病史与诱因	多见于青少年，多有糖尿病史，常有感染、胰岛素中断治疗等病史	有糖尿病史，有注射胰岛素、口服降糖药、进食过少、体力活动过度等病史	多发生于老年，常无糖尿病史，多有感染、呕吐、腹泻等病史
发病及症状	发病慢（2~4 天），有厌食、恶心、呕吐、口渴、多尿、昏睡等	发病急（以小时计），有饥饿感、多汗、心悸、手抖动等交感神经兴奋表现	发病慢（数日），有嗜睡、幻觉、震颤、抽搐等
体征			
皮肤	失水，干燥	潮湿多汗	失水
呼吸	深、快	正常或浅快	加快

鉴别要点	酮症酸中毒	低血糖昏迷	高渗性昏迷
脉搏	细速	速而饱满	细速
血压	下降	正常或稍高	下降
化验			
尿糖	阳性(++++)	阴性或阳性(+)	阳性(++++)
尿酮体	阳性(+)~(++++)	阴性	阴性或阳性(+)
血糖	显著增高,多为 16.7~33.3 mmol/L	显著降低,多在 <2.8 mmol/L	显著升高,一般 >33.3 mmol/L
血酮体	显著增高	正常	正常或稍高
血钠	降低或正常	正常	正常或显著增高
pH	降低	正常	正常或降低
二氧化碳结合力(CO₂CP)	降低	正常	正常或降低
乳酸	稍高	正常	正常
血浆渗透压	正常或稍高	正常	显著升高,常 >350 mosm/L

【急诊护理】

1. **严密观察病情**

(1)密切观察生命体征及神志变化,观察尿液、粪便情况,记录出入量。

(2)测定血糖,凡怀疑低血糖危象的患者,应立即做血糖测定,并在治疗过程中动态观察血糖水平。

(3)观察治疗前后的病情变化,评估治疗效果。患者使用胰岛素(如低精蛋白锌胰岛素(NPH)或精蛋白锌胰岛素)或氯磺丙脲时,可有低血糖反应,为防止患者清醒后再度出现低血糖反应,需要观察 12~48 小时。

2. **升高血糖**

(1)注射 50% 葡萄糖注射液:50 mL 的 50% 葡萄糖注射液可平均升高血糖 150 mg/dL,立即注射 40~60 mL,多数患者能立即清醒,未恢复者可反复注射直到清醒,继而进食。症状轻的患者,经口进食糖果、糖水等食物即可缓解。处理后即使意识完全恢复,仍需要继续观察,特别是由口服降糖药引起的低血糖症,血液中较高的药物浓度仍在继续起作用,患者再度陷入昏迷的可能性仍很大,故应继续静脉滴注 5% 葡萄糖注射液或 10% 葡萄糖注射液,根据病情需要观察数小时或数天,到病情完全稳定为止。

(2)使用升糖激素:血糖不能达到上述目标,或患者仍神志不清,可选用以下药物:

1)氢化可的松 100 mg,静脉注射后视病情需要再以 100 mg 氢化可的松加入 5% 葡萄糖注射液 500 mL 中缓慢静脉滴注,一日氢化可的松总量在 200~400 mg。

2)胰升糖素 0.5~1 mg,皮下、肌内或静脉注射,注射后一般 20 分钟内生效,但维持时间仅 1~1.5 小时。

3. 一般护理

（1）昏迷患者按昏迷常规护理：意识恢复后要注意观察是否有出汗、倦睡、意识朦胧等再度低血糖状态，以便及时处理。

（2）抽搐者除补糖外，可酌情应用适量镇静药，并注意保护患者，防止外伤。

（3）饮食应少食多餐，食用低糖、高蛋白、多种纤维素和高脂肪饮食可减少对胰岛素分泌的刺激。

4. 病因治疗

患者恢复后应进一步详细询问病史，细致体检，做有关检查和试验，争取明确诊断，治疗原发病和消除诱因。

（彭晓玲　李　丽）

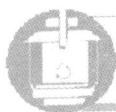

第七章 多器官功能障碍综合征

多器官功能障碍综合征(multiple organ dysfunction syndrome, MODS)是指在严重感染、创伤、休克和手术后同时或相继发生两个或两个以上组织器官产生急性器官功能障碍的临床综合征。本综合征在概念上强调：①原发致病因素是急性的；②致病因素与发生 MODS 必须间隔 24 小时以上，常呈序贯性器官受累；③器官功能障碍是可逆性的，一旦发病机制被阻断，功能可望恢复。

MODS 的受损器官包括肺、肾、肝、胃肠、心、脑、凝血及代谢功能等，其中以肺最多见，其次是心、胃肠、脑及肾，肝、凝血及代谢障碍等发生相对较少。多脏器功能衰竭发生时间不定，多在外伤、休克、严重感染或手术后 5 天发生。MODS 是创伤及感染后最严重的并发症。

【病因】

1. 组织损伤

严重损伤、大手术、大面积深度烧伤、病理产科以及创伤所致的失血性休克、缺氧、脂肪栓塞综合征、大面积烧伤所致的低血容量性休克等均可引起 MODS。

2. 感染和败血症

69%~75%的 MODS 与感染有关，其中以革兰阴性杆菌为主，主要有大肠埃希菌、假单胞杆菌属、变形菌属等。据报道，MODS 继发于腹腔感染病灶的占所有病例的首位，其导致的 MODS 多表现为败血症和腹腔脓肿。

3. 休克

各脏器因血流不足而长时间呈组织低灌流状态，引起组织缺氧和组织损害；毒性因子蓄积直接损伤组织细胞。

4. 心跳、呼吸骤停后

心跳、呼吸骤停造成各脏器缺血、缺氧的组织损害，复苏后也可引起"再灌注"损害，同样可引起 MODS。

5. 医源性因素

大量输血后，微小凝集块导致肺功能障碍，凝血因子缺乏造成出血倾向或凝血障碍；输液过多可使左心负荷增加，严重时引起急性左心衰竭、肺水肿等致缺氧加重；去甲肾上腺素等血管收缩药的大剂量使用，加重了各重要脏器的微循环障碍；长期、大剂量使用抗生素可引起肝、肾功能障碍；大剂量激素的应用易造成免疫抑制、应激性溃疡出血、继发感染等；高浓度氧持续吸入使肺泡表面活性物质破坏，肺血管内皮细胞损伤，导致间质性肺水肿等，引起急性肺功能不全；正压通气和呼气末正压通气(PEEP)等使用不当，会引起急性心、肺功能障碍，均可引起 MODS。

此外，尚有常见诱发 MODS 的高危因素，如复苏不充分或延迟复苏，持续存在感染病灶，基础脏器功能失常，年龄≥55 岁，嗜酒，大量反复输血，创伤严重度评分(ISS)≥25，营养不良，胃肠道缺血性损伤，外科手术意外，糖尿病，大剂量、长时间应用糖皮质激素，恶性肿瘤，使用胃酸抑制药，高乳酸血症、高渗血症、高血钠等。

【发病机制】 MODS 的发病机制尚不完全清楚，目前较为一致的看法是，由创伤、休克、感染等因素所致的失控的"免疫炎症反应"可能是其最重要的病理学基础和形成的根本原因。

(1)细胞因子等生物活性物质过量产生：致伤因素作用于机体可以引起全身炎症反应综合征(systematic inflammatory response syndrome，SIRS)，能否进一步发展为 MODS，与细胞因子的释放、作用等密切相关。在通常情况下，炎症反应在时间与空间上均有自限性，对正常组织与远处器官并无明显损害；当其过量产生时，可造成全身多器官细胞广泛受损。

(2)肠道内细菌与内毒素易位：在多种应激因素的刺激下，肠道黏膜的屏障功能被破坏，肠道内蓄积的细菌和内毒素得以侵入体内。肠道细菌和内毒素易位是炎性介质产生的重要因素之一，进一步发展则加重全身炎症反应，并很易使炎症反应失控，内皮细胞被大量破坏，损伤组织器官。

(3)心肌抑制：休克患者血中心肌抑制因子(myocardial deprossant factor，MDF)、肿瘤坏死因子(tumor necrosis factor，TNF)、血小板活化因子(platlet activating facter，PAF)等，它们不但可以抑制心肌收缩力，而且还可以降低冠状动脉血流量。在创伤、休克、感染等因素的作用下，机体处于高代谢、高负荷的状态，心脏负荷也增大，这种异常的高消耗状态情况使已经受损的心脏极易发生衰竭。心脏功能一旦受损，预后极差，患者往往因心功能衰竭死亡。

(4)内皮细胞炎症及血管通透性增加：SIRS 时所产生的绝大多数体液介质都可以导致内皮细胞炎症及血管通透性增高。血管通透性增加将导致组织和器官水肿、单位体积血管床数量减少、氧弥散距离增加，从而导致或加重细胞缺氧。

(5)血液高凝及微血栓形成：机体在 SIRS 时炎性介质细胞因子的异常增多，从而导致细胞因子、凝血和补体系统的相互作用。在一般情况下，凝血活化的每一个步骤都有相应的抗凝物质存在，但在脓毒血症状态下，凝血启动的同时，抗凝系统也同时遭到破坏。

(6)缺血－再灌注损伤：组织氧代谢障碍包括组织氧输送减少和组织利用氧障碍两个方面。机体的代谢状态决定氧输送和氧消耗之间的关系。MODS 患者虽然氧输送处于正常，但机体对氧的利用发生障碍，组织仍处于缺氧状态，从而导致器官损害。

(7)高代谢：脓毒血症的代谢具有"自噬"性和强制性的特点，其强烈的促使体内蛋白质分解、抑制糖和脂类利用的高代谢反应式神经内分泌和体液介质共同作用的结果。由于大量消耗蛋白，机体在短期内迅速陷入营养不良，器官结构和功能、各种依赖酶的反应均会受到全面损害。

【病情评估】

(一)各脏器、系统功能障碍的判断

1. 心脏

因各种原因引起的短时间内心排血量急剧减少，甚至丧失排血功能，称为急性心功能不全或心功能衰竭。心脏功能障碍在 MODS 中的发生率较其他脏器为最低，一旦发生常伴随休克、脏器供血减少、微循环障碍、代谢性酸中毒。因心排血量减少的速度、程度与维持时间的不同及代偿功能的差异，可出现不同的临床表现：晕厥、休克、急性肺水肿及心脏骤停。

（1）心源性晕厥：由于心脏排血量减少，致使脑部缺血而发生短暂意识障碍，称阿－斯综合征。当发作持续数秒，可出现昏迷、四肢抽搐、发绀、呼吸暂停等表现。

（2）心源性休克：因心脏排血功能受损，导致排血量减少、有效循环血量不足引起的休克。收缩压＜80 mmHg，脉压差＜20 mmHg，心率快，脉搏细速，皮肤湿冷，面色苍白或发绀，尿量减少，烦躁，反应迟钝甚至昏迷，并伴有原有的心脏病及心功能不全的体征。

（3）急性肺水肿：因急性心肌梗死或严重高血压等突然发生严重的左心室排血不足或左心房排血受阻，肺静脉及肺毛细血管压力急剧增加，液体自毛细血管漏至肺间质、肺泡甚至气道所致。患者突然出现气促、焦虑、发绀、阵咳，咳大量白色或粉红色泡沫痰，双肺可闻及大量哮鸣音和水泡音，心尖部可闻及奔马律，但往往被肺部水泡音掩盖。

（4）心脏骤停：因各种原因所致的心脏突然停搏，有效泵血功能消失，引起全身严重缺血、缺氧。根据心脏活动情况及心电图表现，心脏骤停可分为三种类型：心室颤动、心脏停搏、心电机械分离。临床表现为心音消失、脉搏扪不到、血压测不出、意识突然丧失、呼吸断续呈叹息样或停止、瞳孔散大等。

2. 呼吸

因呼吸系统或其他疾病所致的呼吸功能障碍，进而导致机体急性缺氧或二氧化碳潴留。临床表现与缺氧发生的速度、持续时间及严重程度等密切相关。临床上缺氧和二氧化碳潴留两者往往同时存在，其表现有许多是相似的，患者可出现头痛、意识障碍、精神错乱、活动受限等症状。在 MODS 中急性呼吸功能障碍表现为早期的低氧血症，进而发展为以急性呼吸困难为特征的急性呼吸窘迫综合征（acute respiratory distress syndrome，ARDS）。ARDS 的发生常与创伤、休克、感染、误吸、氧中毒等因素引起的肺损伤有关，是急性呼吸衰竭中死亡率最高的临床综合征。其机制为肺顺应性下降、肺内分流增加和双肺弥漫性间质浸润，造成通气、弥散和气体交换障碍。临床表现为：早期因肺间质水肿引起反射性呼吸深快，导致过度通气，出现呼吸性碱中毒，可形成无发绀性缺氧。随着病情进展，呼吸困难加剧而有发绀，气道分泌物增加，出现代谢性酸中毒合并高碳酸血症、血压下降、少尿、心肌缺氧乃至昏迷、死亡。

3. 肝

急性肝衰竭在 MODS 中出现较早，肝脏损害造成代谢和解毒功能障碍，是导致全身脏器功能衰竭的重要因素。临床表现为黄疸，血清胆红素＞34.2 μmol/L，且持续数天以上，丙氨酸氨基转移酶（ALT）、天冬氨酸氨基转移酶（AST）和乳酸脱氢酶（LDH）大于正常值 2 倍。此外，患者还可出现血清清蛋白降低，凝血酶原减少，难治性高血糖等改变，但应排除肝、胆疾病引起的变化。

4. 肾

MODS 时的急性肾衰竭往往是由于急剧发生的肾小球缺血，肾血流量减少或毛细血管狭窄、堵塞造成的少尿或无尿。肾小管变性、坏死，回吸收氯离子的能力下降，致使肾髓质的渗透压梯度减小或肾的尿浓缩功能降低，出现低渗尿或等渗尿。最新文献报道，非少尿型肾衰竭发病率高于少尿型肾衰竭，可能是因为：利尿药的早期应用使一些少尿型肾衰竭转变为非少尿型肾衰竭；肾功能监测水平的提高使非少尿型肾衰竭的检出率提高。非少尿型肾衰竭的发病机制在于肾小球滤过率的减少低于肾小管再吸收水分的减少。其预后较好，是因为尿多而较少发生高血钾、酸中毒和水潴留。实验室检查：血尿素氮≥35.7 mmol/L，血清肌酐≥

309.4 $\mu mol/L$，常需血液透析治疗。

5. 胃肠道

严重创伤、休克、感染等引起的胃肠黏膜溃疡、出血和坏死，是 MODS 常见的病变之一。主要原因是胃肠缺血使黏膜上皮细胞变性坏死，又因胃泌素和肾上腺皮质激素分泌增多，使胃酸分泌增加，H^+ 透过黏膜上皮细胞，引起胃肠黏膜出血坏死。患者可出现胃肠蠕动减弱、胃肠麻痹，呕血、黑便等症状。

6. 凝血

创伤、感染和大手术常可激活凝血系统，使血液凝固性增高，消耗大量凝血因子和血小板，使微循环内广泛地形成微血栓，导致 DIC，继而微循环障碍，组织缺血缺氧，同时激活纤维蛋白溶解系统，进一步促使血液凝固性降低，各脏器、皮肤和黏膜出现广泛出血。DIC 与 MODS 互为因果，DIC 既是 MODS 的触发因子，又是其加重因子。

7. 脑

缺氧、高碳酸血症和水、电解质紊乱以及药物等因素可致使患者出现反复惊厥、昏迷、颅内压增高、瞳孔改变及呼吸节律异常等临床表现。

(二)多器官功能障碍综合征(MODS)的诊断

感染或创伤情况下诱发全身炎症反应综合征(SIRS)，在 SIRS 的基础上导致 MODS，因此 MODS 的诊断依据应该有三条：诱发因素 + 全身炎症反应综合征 + 两个或两个以上器官功能不全。

1. 存在诱发病因

如严重的创伤、休克、感染、延迟复苏以及大量坏死组织存留或凝血功能障碍等诱发病因。

2. 存在 MODS 的早期表现

如 SIRS、脓毒血症或免疫功能障碍的表现：①体温 >38℃ 或 <36℃；②心率 >90 次/min；③呼吸 >20 次/min 或 $PaCO_2$ <32 mmHg(4.3 kPa)；④血常规白细胞 >$12 \times 10^9/L$，或 <$4 \times 10^9/L$，或未成熟粒细胞 >0.10。

3. 存在两个以上系统或器官功能障碍

器官功能不全或衰竭的诊断标准：

(1)呼吸系统：急性起病 $PaO_2/FiO_2 \leqslant$(已用或未用 PEEP)，X 线胸片见双肺浸润性阴影，肺毛细血管楔压(PCWP)$\leqslant$18 mmHg，或无左心房压升高的依据。

(2)肾：排除肾前性因素后，肌酐持续 >177 $\mu mol/L$；或有肾病者，肌酐上升超过原有值的 2 倍；尿素氮 >18 mmol/L。

(3)肝：血清胆红素 >34.2 $\mu mol/L$，伴有黄疸，ALT、AST 及 LDH 超过正常值 2 倍以上。在排除肝、胆疾病后，出现血清清蛋白降低、凝血酶原减少以及难治性高血糖改变等症状。

(4)胃肠道：上消化道出血 24 小时出血量 7400 mL 或不能耐受饮料及食物、胃肠蠕动消失或坏死性肠炎。

(5)凝血系统：有皮肤瘀斑等出血倾向的临床表现。实验室检查异常：血小板进行性下降，血小板计数 <$50 \times 10^9/L$ 或减少 25% 或出现 DIC。

(6)循环系统：心源性休克、心肌梗死、心脏停搏、严重心律失常；血压下降，需升压药维持血压；多巴胺用量 $\geqslant$10 $\mu g/(kg \cdot min)$；低心排量，心排指数 <2.5 L/$(min \cdot m^2)$；左心室舒张末压上升 >10 mmHg。

（7）脑：意识障碍，仅存在痛觉，格拉斯哥昏迷评分一般<7分。

（8）代谢：不能为机体提供所需能量，糖耐量降低，需要用胰岛素；或出现骨骼肌萎缩无力。

（三）MODS 的预后

MODS 发病急、病程进展快，死亡率高，影响其预后的因素包括：①功能障碍的脏器数，受损脏器越多，预后越差，死亡率及病变程度与受累器官多少相关，累及两个器官死亡率达50% ~60%，三个器官为72% ~80%，四个器官则高达85% ~100%；②受损脏器，脑功能的可逆性最差，其次是凝血功能及肾功能，就死亡率而言，则肾功能障碍的死亡率最高，平均达79%，其次是肺功能障碍，为68%，而胃肠功能障碍为59%；③原发病或诱因祛除、控制越早，脏器功能恢复的可能性越大；④功能障碍器官组合，"致死性组合"：肺功能衰竭与代谢功能衰竭、肾衰竭或心功能衰竭的组合，会大大增加死亡率。

【急诊护理】

（一）监测

MODS 的监护包括目前 ICU 中常规的血流动力学、呼吸功能、肝肾功能、凝血功能及中枢神经系统功能等监测（参见本书第四章），此外还应加强对氧输送量与耗氧量及胃肠黏膜内pH（pHi）的监测。

1. 氧输送量（DO_2）和耗氧量（VO_2）的监测

氧输送是组织在单位时间内能获取氧的量，就整个机体而言，氧输送等于心脏指数和动脉血氧含量的乘积。氧输送是循环功能的最佳指标，是组织灌注和氧合的必要条件，也是某些药物和其他干预措施有效性的重要评价指标之一。

氧利用是指组织在单位时间内利用氧的量，包括氧消耗及氧摄取率，氧消耗等于心脏指数和动静脉血氧含量差的乘积，而氧摄取率等于氧消耗与氧输送的比值。氧利用是机体代谢功能变化的最佳评估指标，氧利用下降是各种休克的共同特征，也是低血压危象发生前最早的病理生理变化，显著下降则往往表示预后较差；升高则表明氧的需求增加或氧摄取增加，感染患者的存活率与其增加与否有关。氧摄取率结合氧输送的变化则可以判断氧供不足是绝对或相对。

氧输送与氧利用的变化反映组织的氧合状况，临床上多利用以下指标来监测，具体见表7-2。

表7-2 组织氧合的临床检测指标

氧合监测指标	英文缩写	单位	参考值	理想值
动脉血氧分压	PaO_2	kPa	11.3 ~13.3	>11.3
氧饱和度	SaO_2	%	95 ~99	>95
脉冲氧饱和度	SpO_2	%	95 ~99	>95
氧输送	DO_2	Ml/（min·m²)	500 ~720	>550
氧消耗	VO_2	Ml/（min·m²)	110 ~180	>167
氧摄取率	O_2ER	%	22 ~30	<31
混合静脉血氧分压	PvO_2	kPa	4.7 ~7.1	>4.8
混合静脉血氧饱和度	SvO_2	%	35 ~75	>70
血浆乳酸	LA	mmol/L	0.5 ~1.5	<1.5
乳酸/丙酮酸	L/P		21 ~23	<20

2. 胃肠黏膜内 pH 监测

急性胃肠黏膜损伤是严重创伤早期最常见的并发症，而胃肠黏膜缺血是导致损伤的主要原因，因为胃肠道是对缺血缺氧反应最敏感的器官。在创伤、休克及严重烧伤等危重状态下，胃肠道往往在整体循环监测未出现明显异常前就已经处于缺血、缺氧状态，并在诱发肠源性感染及 MODS 上起重要作用。目前，临床上直接监测胃肠道循环情况尚存在较大的技术困难。对危重病患者的观察研究发现，在患者血压未显著下降，动脉血 pH 无明显变化时，其胃肠道 pH 已经显著下降，且恢复缓慢，多在休克复苏 6 小时以后。同时也发现，pH 与门静脉血流量呈正相关。因此，通过对胃肠黏膜内 pH 监测以实现胃肠道的循环监测具有重要意义：①可以判断"隐型代偿性休克"，即不具备低血压、脉速、少尿、高乳酸血症及血流动力学异常等显性休克表现，但确实存在内脏器官缺血、缺氧的一种状态；②预警脓毒血症、MODS，指导治疗；③评价疗效及预测预后。

监测方法：将一根附有半透膜囊的胃管插入胃或肠腔内，然后向囊内注入 4 mL 0.9% 氯化钠注射液，胃肠腔内二氧化碳即向囊内氯化钠注射液弥散，约 30 分钟后可以取得压力均衡，然后抽出所注入的 0.9% 氯化钠注射液，在血气分析仪上测出二氧化碳分压，再抽取动脉血测出碳酸钠含量，用体温和血红蛋白校正后代入 Henderson – Hasselbalch 公式，即可得出胃肠内 pH。

（二）治疗

1. 肺功能支持

多器官功能障碍综合征以肺功能障碍最常见，在急救过程中维持良好的呼吸功能、保持危重患者氧气的供应、改善心血管及其他器官的功能是至关重要的。

（1）机械通气：参见本书第十三章。

（2）糖皮质激素：糖皮质激素能降低毛细血管通透性、增加肺表面活性物质，以减轻肺水肿，防止肺不张，减少肺内分流，改善和纠正低氧血症等。此外，糖皮质激素尚可稳定细胞膜，减少血管活性物质的释放，扩张支气管，改善通气，以纠正缺氧及二氧化碳潴留。

（3）预防肺部感染：合理应用抗生素、充分湿化气道及有效排痰是预防肺部感染的主要措施。

2. 心血管功能支持

（1）维持动脉血压，保证重要脏器的血液灌注：及时补充血容量，维持有效循环血量，并合理应用血管活性药物，使患者的动脉血压维持在 80~90 mmHg。

（2）改善微循环：合理应用血管扩张药，保证充分的氧供及血液灌注，及时纠正酸中毒以及降低血液粘滞度。

3. 肾功能支持

（1）监测肾功能：监测每小时尿量以及尿中成分是预防和早期发现急性肾衰竭最简便的方法。

（2）利尿药的应用：在血容量补充后早期使用利尿药，可及时控制肾衰竭。

（3）持续血液净化治疗 即连续性肾脏替代疗法，是指将动脉血液引入一小型高效能、低阻力的滤过器，依靠人体自身动脉与静脉压力差作为循环动力，清除体内潴留水分及部分代谢产物，并将已经净化的血液经静脉回输体内。

4. 肝功能支持

(1)营养支持：给予低脂、高糖和控制蛋白质饮食；热量主要由糖类供应，每天应保持5.02～6.69MJ。静脉补充葡萄糖，大剂量维生素及能量合剂等。必要时可以给予鼻饲或全胃肠外营养补充足够热量。

(2)胰高血糖素与胰岛素的应用：胰高糖素对尿素环境中的酶有诱导作用，胰岛素可促进氨基酸通过细胞膜的作用，两种激素联合应用能防止肝细胞坏死，并能促进肝细胞再生、改善高氨血症和降低血浆中芳香氨基酸水平，有利于肝性脑病恢复。用法：胰高血糖素1 mg + 正规胰岛素12 U，加入5%葡萄糖注射液500 mL中静脉滴注，每日1次，早期使用。

(3)血液净化：指应用物理、化学等方法清除体内过多水分及血中代谢废物、毒物、抗体等致病物质，同时补充人体所需的电解质等以维持机体的水、电解质和酸碱平衡，保持机体内环境的相对稳定。

5. 消化功能支持

血液灌注不足、缺血、缺氧、营养不良和其他应激因素都可致使胃肠黏膜屏障功能衰竭，肠道细菌及内毒素易位，从而导致肠源性感染，出现腹部胀气、麻痹性肠梗阻及应激性溃疡。而严重感染、呼吸衰竭、休克后，多有应激性胃溃疡出血，因此，应适当使用胃黏膜保护药或联合应用 H_2 受体阻滞药以预防和治疗胃黏膜病变。监测胃液 pH，并维持在 3.5～4.5 以上，可预防应激性溃疡的发生。此外，应用血管活性等药物，可在改善全身血液循环的同时改善胃肠道血液灌注；应用微生态制剂可恢复胃肠道微生态平衡。

6. 凝血功能支持

(1)抗凝：创伤初期，凝血及纤溶系统功能亢进，但能保持平衡。发生败血症时，平衡遭到破坏，纤维蛋白水平升高，纤溶活性降低，可用少量肝素和阿司匹林或吲哚美辛抑制凝血亢进。在高凝状态或明显血栓形成时或有严重微循环障碍和组织灌注不足、伴有功能障碍时，可用肝素和抑肽酶治疗，治疗期间注意监测血小板数，若治疗有效，血小板数量可增加。

(2)补充凝血因子：弥散性血管内凝血(DIC)消耗大量凝血因子，最终导致止血衰竭，因此，必须补充凝血因子，如血小板混悬液、纤维蛋白原、新鲜血浆、全血等，必要时监测 DIC 相应指标以补充相应的凝血因子。

7. 脑功能支持

脑细胞是全身各脏器细胞中耐受缺氧能力最差、可逆性最差的细胞，故脑功能衰竭重在预防。维持适当的血压水平及良好的肺通气，控制体温及抽搐，使用肾上腺皮质激素，并维持水、电解质及酸碱平衡是预防脑功能衰竭的有效措施。

8. 代谢支持

MODS 的发生、发展与体内脏器能源衰竭，尤其是蛋白质过度分解造成量的减少或不能充分利用密切相关。MODS 患者的代谢具有独立的模式，对营养支持有特殊要求。代谢支持的目的在于保持正氮平衡，而非普通的热价平衡。代谢支持的基本思想是，补给患者必须的基本营养底物，以满足脏器代谢的需要，总的原则和方法是：

(1)供给适当的能量：在创伤早期，应为机体提供适量的营养底物以维持细胞代谢的需要，即代谢支持，而非供给较多的营养底物以满足机体营养的需要，即营养支持。具体要求：非蛋白热卡 <146 kJ/（kg·d），其中 40% 以上的热量由脂肪提供，以防糖代谢紊乱，从而限制二氧化碳的产生，减轻肺部负担；将氮的供给量提高到 0.25 g/（kg·d），以减少体内蛋白

质的分解。在创伤中后期患者病情较稳定的情况下，则可适当增加热量以满足机体恢复的需要。

（2）代谢调理：即用药物或生物制剂以调理机体的代谢，从而降低代谢率、促进蛋白质的合成。如应用环氧化酶抑制药以抑制前列腺素（prostaglandin，PG）的产生或生长因子以促进蛋白质的合成。

（3）代谢支持的途径：肠内和肠外营养是代谢支持的两大途径。对多器官功能衰竭患者可经中心静脉导管输注新型的营养物质，如复方氨基酸、脂肪乳剂、多种维生素和微量元素复合液等。

（三）护理要点

1. 了解 MODS 发生的病因，做好防范护理

（1）纠正缺氧：利用机械通气辅助呼吸等措施及时纠正各种原因引起的缺氧，保证各重要脏器的供氧，避免因缺氧所致脏器功能障碍。

（2）纠正休克、低血压。

（3）控制感染：MODS 时机体免疫功能低下，患者易发生感染，应取有效措施及时预防、控制感染，如尽量避免不必要的侵入性诊疗操作；保持引流通畅；加强气道管理，充分咳嗽排痰，合理使用抗生素等。

（4）维持内环境稳定：及时发现并纠正各种原因所致的水、电解质紊乱及酸碱平衡失调。

（5）避免大量输液及输血：在危重病救治过程中，应尽量避免大量输液及输血，必要时可应用小剂量强心药以预防心力衰竭。

（6）加强营养支持：MODS 时机体处于高代谢状态，设法保证营养至关重要。临床上常通过静脉、管饲或口服改善糖、脂肪、蛋白质等供应。

2. 了解各系统脏器功能衰竭的临床表现，加强病情观察

（1）体温：一般情况下血液温度、直肠温度及皮肤温度间各相差 0.5℃～1.0℃，当严重感染合并脓毒血症休克时，血液温度可达 40℃以上，而皮肤温度可低至 35℃以下，提示病情十分危险，往往是临终表现。

（2）脉搏：经常监测脉搏的快慢、强弱、规则及血管弹性，注意交替脉、短拙脉及奇脉，以了解血容量、心脏和血管功能状态。

（3）呼吸：监测呼吸的节律与深浅，观察是否伴有发绀、哮鸣音、"三凹"征、强迫体位及胸腹式呼吸变化等，注意有无深大呼吸、潮式呼吸、点头呼吸等垂危征象。

（4）血压：密切观察患者血压，注意收缩压、舒张压及脉压，以了解其心脏与血管功能状况。

（5）意识：密切观察患者意识状态、瞳孔和睫毛反射，并注意区分中枢性意识障碍与其他原因造成的意识障碍征象。

（6）尿液：注意观察患者尿液的量、色、比重、酸碱度与血尿素氮、肌酐的变化，警惕非少尿性肾衰竭。

（7）皮肤：注意观察患者皮肤颜色、湿度、温度、弹性、皮疹、出血点、瘀斑等，了解有无缺氧、脱水、过敏及 DIC 等现象。

（8）药物反应：密切观察患者的药物反应，如应用洋地黄制剂的患者有无中毒症状；应用利尿药的患者水、电解质是否平衡；应用血管扩张药的患者是否出现"首剂综合征"等。

3. 加强病房管理

危重患者所处的特殊环境，是感染容易发生的重要因素。由于长期、大量使用抗生素，强大的抗生素压力造就了许多多重耐药菌株，定植于该特定环境以及患者与工作人员的皮肤和黏膜。工作人员的手是医院感染的重要因素，洗手是切断传播途径最经济有效的措施。此外，污染的医疗设备及用品，如各种导管、呼吸机的管道系统等，也是重要的感染源。加强病房管理，改善卫生状况，严格消毒隔离与无菌操作，是降低医院感染发生率的重要措施。

（李　丽）

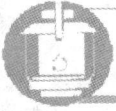

第八章 休 克

　　休克(shock)是在各种致病因素作用下，机体有效循环血量减少、组织灌注不足，细胞代谢紊乱和功能受损的病理过程。休克本身不是一个独立的疾病，它是由多种病因引起的一种综合征。其本质是氧供给不足和需求增加，产生炎症介质是休克的特征。现代观点将休克视为一个序贯性事件，是一个从亚临床的组织灌注不足向多器官功能障碍综合征发展的连续过程。临床上，应根据休克不同阶段病理生理特点采取相应的救护措施。

【病因】

　　(1)血容量不足：各种原因所致急性大出血，严重呕吐、腹泻、肠梗阻等所致脱水，大面积烧伤所致血浆丢失，严重创伤等。

　　(2)感染：细菌、病毒、真菌、立克次体、衣原体等微生物所致的严重感染。

　　(3)过敏：抗原进入被致敏的机体内，与相应抗原结合发生 I 型变态反应，血管活性物质释放，导致全身毛细血管扩张，通透性增加，血浆渗透到组织间隙，致有效循环血量减少引起。常见抗原有：异种蛋白，某些药物等。

　　(4)心源性因素：由于心脏疾病所致心排血量减少。常见的疾病有：急性心肌梗死、严重心律失常、心肌炎、先天性心脏病等。

　　(5)神经源性因素：由于剧烈的神经刺激引起血管活性物质释放，使动脉调节功能出现障碍，导致外周血管扩张，有效循环血量减少引起。常见原因有外伤所致剧烈疼痛、脊髓损伤、药物麻醉等。

【病理生理】　休克发生后，机体可出现一系列相应的病理生理变化。主要特点如下：

1. 微循环的变化

　　(1)微循环收缩期：休克早期，有效循环血量显著减少，动脉血压下降。机体通过主动脉弓和颈动脉窦压力感受器引起血管舒缩中枢加压反射，交感－肾上腺轴兴奋，肾素－血管紧张素分泌增加等环节，使心率增快、心收缩力增强等以维持循环稳定。同时，选择性收缩外周和内脏小血管使循环血量重新分布，保证心、脑等重要脏器的有效灌注。毛细血管前括约肌收缩和后括约肌相对开放有助于增加回心血量。此时组织处于低灌注、缺氧状态，若能去除病因，积极复苏，休克常较容易控制。

　　(2)微循环扩张期：休克继续发展，微循环进一步因动静脉短路和直捷通道大量开放，组织处于严重缺血缺氧状态，并出现能量不足、代谢产物聚集、舒血管介质释放，直接引起毛细血管前括约肌舒张，而后括约肌仍处收缩状态，导致微循环内淤血加重，回心血量减少，血压进一步下降，心、脑灌注不足，休克加重。

（3）微循环衰竭期：病情进一步发展，微循环淤血后，缺氧激活凝血因子Ⅻ启动内源性凝血系统，引起弥散性血管内凝血，微循环障碍更加明显。此时，由于组织缺少血液灌注，细胞出现自溶，最终引起组织、器官功能受损。

2. 体液代谢改变

（1）休克时儿茶酚胺释放促进胰高糖素生成，使血糖升高。

（2）休克时肾血流量减少，使醛固酮及抗利尿激素分泌增加，以增加血容量。

（3）休克时由于细胞缺氧，导致细胞肿胀、死亡；同时发生无氧糖酵解，丙酮酸在胞浆内转变为乳酸，在肝脏灌注不良的情况下，乳酸不能正常的代谢，从而引起代谢性酸中毒。

（4）休克时应急状态下，蛋白质被作为消耗，其中包括某些有特殊功能的蛋白质，导致不能完成某些复杂的生理功能，进而导致多器官功能障碍综合征。

3. 炎症介质释放及再灌注损伤

休克可引起机体释放过量炎症介质，形成"瀑布样"连锁放大反应。

4. 重要内脏器官的继发性损害

（1）心：休克中晚期，冠状动脉血流减少，心肌供血不足；低氧血症、酸中毒、高血钾等导致心肌功能抑制；DIC时心肌血管微血栓形成，引起心肌局灶性坏死，心脏收缩力下降，最终发生心功能不全。

（2）肺：休克早期，血压下降可引起呼吸中枢兴奋，呼吸加深加快，发生呼吸性碱中毒；同时，缺氧导致肺毛细血管内皮细胞和肺泡上皮受损，使肺泡表面活性物质减少，肺泡塌陷，形成肺不张；肺内分流、无效腔通气、通气血流比例失调和弥散功能障碍，导致动脉血氧分压进行性下降，出现急性呼吸衰竭，即急性呼吸窘迫综合征（ARDS）。ARDS常发生于休克期内或稳定后 $48 \sim 72$ 小时内。

（3）脑：当收缩压低于 60 mmHg 时，脑灌流量严重不足，出现脑缺血、缺氧；微循环障碍又加重了脑缺氧程度；缺血、二氧化碳潴留、酸中毒引起脑细胞肿胀、血管通透性增高导致脑水肿、颅内压升高。患者出现意识障碍，严重时发生脑疝、昏迷。

（4）肾：休克时，大量儿茶酚胺使肾脏的入球血管痉挛，有效循环容量减少，肾滤过率明显减少而发生功能性少尿，随着肾脏缺血时间的延长，肾小管受累出现急性坏死，导致急性肾衰竭的发生。

（5）肝：休克时，肝细胞缺血、缺氧，肝脏的合成与代谢功能受损。同时，来自胃肠道的有害物质可激活 Kupffer 细胞，释放炎症介质。受损肝脏的解毒和代谢功能均下降，可以引起内毒素血症。

（6）胃肠道：休克时肠系膜上动脉的血流量可减少70%，肠黏膜因灌注不足而遭受缺氧性损伤。同时，肠黏膜因富含黄嘌呤氧化酶系统，并产生缺血－再灌注损伤，引起胃应激性溃疡和肠源性感染。导致肠内的细菌和毒素经淋巴管或门静脉途径侵入机体，称为细菌移位。这是导致休克继续发展和多器官功能障碍综合征的重要原因。

【分类及临床表现】

休克的分类方法有多种，目前尚无统一意见。常用的有以下两种：

1. 按病因分类

（1）低血容量性休克：由大量失血、失水、严重烧伤或创伤引起。主要表现为 CVP 下降、回心血量减少、一氧化碳（CO）下降所引起的低血压；经神经内分泌机制引起的外周血管收缩、血管阻力增加、心率加快；由微循环障碍引起的组织器官功能不全，常见临床表现有：①头晕，面色苍白，出冷汗，肢端湿冷；②烦躁不安或表情淡漠，严重者昏厥，甚至昏迷；③脉搏细速，血压下降，呼吸急促，发绀；④尿少，甚至无尿。

（2）感染性休克：又称中毒性休克或败血症性休克，是由病原微生物（细菌、病毒、立克次体、原虫与真菌等）及其代谢产物（内毒素、外毒素、抗原抗体复合物）在机体内引起微循环障碍及细胞与器官代谢和功能损害的全身反应性综合征。感染性休克多发于老年人、婴幼儿、慢性疾病、长期营养不良、免疫功能缺陷患者；恶性肿瘤或手术后体力恢复较差等。常见于革兰阴性杆菌感染、中毒性菌痢、中毒性肺炎、暴发型流行性脑脊髓膜炎、革兰阳性球菌败血症、暴发型肝炎、流行性出血热、厌氧菌败血症、感染性流产等。在确诊为感染性休克的患者中，可能未见明显的感染病灶，但具有全身炎症反应综合征（systemic inflmatory response syndrome，SIRS），主要临床表现有体温 >38℃ 或 <36℃；心率 >90 次/min；呼吸 >20 次/min；$PaCO_2$ <4.3 kPa；白细胞计数 >12×10^9/L 或 <4×10^9/L，或未成熟白细胞 >10%。在具备感染的依据后，如出现下列症状，可警惕感染性休克的发生：①体温骤升或骤降：突然高热寒战，体温达 39.5℃ ~40℃，唇指发绀者，或大汗淋漓体温不升者；②神志的改变：经过初期的躁动后转为抑郁而淡漠、迟钝或嗜睡，大小便失禁；③皮肤与甲皱微循环的改变：皮肤苍白、湿冷发绀或出现花斑，肢端与躯干皮温差增大。可见甲皱毛细血管襻数减少，往往痉挛、缩短，呈现断线状，血流迟缓失去均匀性。眼底可见小动脉痉挛，提示外周血管收缩，微循环灌流不足；④血压低于 80/50 mmHg（10.64/6.65 kPa），心率快，有心律紊乱征象。休克早期可能血压正常，仅脉压差减小，也有血压下降等症状出现在呼吸衰竭及中毒性脑病之后。

（3）过敏性休克：是外界某些抗原性物质进入已致敏的机体后，通过免疫机制在短时间内发生的一种强烈的多脏器累及症候群。绝大多数过敏性休克是典型的 I 型变态反应在全身多器官，尤其是循环系统的表现。外界的抗原物性物质（某些药物是不全抗原，但进入人体后与蛋白质结合成全抗原）进入体内能刺激免疫系统产生相应的抗体，其中 IgE 的产量，因体质不同而有较大差异。这些特异性 IgE 有较强的亲细胞性质，能与皮肤、支气管、血管壁等的"靶细胞"结合，以后当同一抗原再次与已致敏的个体接触时，就能激发引起广泛的第 I 型变态反应，其过程中释放的各种组胺、血小板激活因子等是造成组织器官水肿、渗出等临床表现的直接原因。过敏性休克的表现与程度，依机体反应性、抗原进入量及途径等而有很大差别。因本病而猝死的主要病理表现有：急性肺瘀血与过度通气、喉头水肿、内脏充血、肺间质水肿与出血，镜下可见气道黏膜下极度水肿，小气道内分泌物增加，支气管及肺间质内血管充血伴嗜酸性粒细胞浸润，约 80% 死亡病例并有心肌的灶性坏死或病变。脾、肝与肠系膜血管也多充血伴嗜酸性粒细胞浸润，少数病例还可有消化道出血等。

（4）心源性休克：是指由于心脏本身病变导致心排出量显著减少，周围循环衰竭，广泛的组织缺血、缺氧和重要生命器官功能受损而产生的一系列临床征候群。心源性休克具有休克的一般规律和特点，与一般休克的不同点主要在于心源性休克的发病原因是心排出量急骤下降。急性心肌梗死，如梗死面积超过 40% 就容易发生心源性休克，心肌梗死合并心源性休克的发生率为 15% ~25%。心源性休克的症状和体征可由于休克本身或所属疾病引起，其神志可能尚保持清醒，但淡漠，意识模糊，嗜睡较常见，手和足发冷、潮湿，皮肤常发绀和苍白。毛细血管充盈时间延长，在极端严重的患者，可出现大面积的网状青斑。除有心脏阻滞或出现终末心动过缓外，脉搏通常细速。有时，只有股动脉或颈动脉可扪及搏动，可有呼吸增快和换气过度，当大脑灌注不足呼吸中枢衰竭时，可出现呼吸暂停，后者可能为终末表现。休克时用气囊袖带测得的血压常低下(收缩压 <90 mmHg)或不能测得。

(5)神经源性休克：由于患者受到强烈的神经刺激，如严重创伤、剧痛等情况下，反射性地引起血管舒缩中枢抑制，失去对周围血管的调节作用，从而使周围血管扩张，血液大量淤积于扩张的微血管中，造成有效循环血量减少形成神经源性休克。临床上此类休克可发生于胸腔腹腔穿刺、心包穿刺、脊髓麻醉、脊髓创伤等。

2. 按血流动力学特点分类

(1)低动力型休克：又称低排高阻型休克或冷休克，其特征是：心排出量降低，总外周阻力升高，低动力型休克临床上最为常见。

(2)高动力型休克：又称高排低阻型休克或暖休克，其血流动力学特征是：心排出量增高，总外周阻力降低，常见于革兰阳性球菌感染性休克。

低动力型休克与高动力型休克可通过以下临床表现来进行鉴别，见表8-1。

表8-1　低动力型休克和高动力型休克的鉴别

鉴别要点	低动力型休克	高动力型休克
神志	烦躁、淡漠、迟钝	清楚
皮肤色泽	苍白、青紫	稍红
皮肤温度	湿冷	温暖
心率	增快	不增快或不显著
血压	正常或低血压	血压偏低
脉压差	小，常≤20 mmHg	大
四肢静脉	萎陷	充盈
尿量	少尿或无尿	正常
有效循环量	不足	正常或相对不足
组织灌注	差	稍差
组织耗氧量	高	低
周围血管阻力	高	低
心排血量	低	高

【病情评估】

(一)病情观察

1. 临床观察

早期发现对休克患者十分重要。凡是严重创伤、大出血、重度感染、过敏反应、有心力衰竭病史的患者均应想到休克发生的可能，临床上须仔细观察病情变化。其观察的重点有以下几个方面。

(1)血压：是休克观察过程中最基本、最重要的指标。通常认为收缩压 <90 mmHg，脉压差 <20 mmHg 即表示休克存在，血压回升、脉压增大是休克好转的表现。血压的监测方法包括有创和无创两种。血压并不能完全反应休克的严重程度。

（2）脉率：休克时，脉搏变快、变弱常出现在血压下降之前，是早期休克的重要观察指标。休克晚期时，因心功能障碍的发生，脉搏可以变得细而慢，而且可以出现脉搏不整齐。临床上常用脉率与收缩压计算休克指数，帮助判断休克的有无及轻重。指数为 0.5 表示无休克，>1.0 ~ 1.5 提示有休克，>2 为严重休克。

（3）尿量：是反映肾功能血液灌注的指标。尿少通常提示患者处休克状态或休克复苏尚不完全，尿量逐步恢复正常说明休克在康复之中，尿量 <17 mL/h 时应警惕发生急性肾衰竭。

（4）精神状态：反应脑组织和全身的血液循环灌注状态。休克早期，由于代偿作用，脑组织的血液灌注量并未明显减少，脑缺氧并不十分严重，神经系统处于兴奋状态，患者表现为烦躁不安、焦虑等；休克进一步加重时，脑组织的血液灌注量明显减少，脑缺氧变得严重，神经系统反应性降低，患者表现出反应迟钝、表情淡漠，甚至昏迷。

（5）皮肤温度：皮肤温度可以反映外周循环血液灌注状况。低温、皮肤温度下降常提示外周循环收缩、皮肤血流灌注不足。感染性休克时可出现寒战、高温、多汗。

（6）呼吸：休克早期，多出现代偿性通气过度，表现为呼吸浅快；出现呼吸性酸中毒时，呼吸变得深而快；休克晚期发生心功能衰竭时，可出现呼吸困难或潮氏呼吸。

2. 临床监测及实验室检查

（1）中心静脉压（CVP）：CVP 代表右心房或胸腔段腔静脉内压力，可反映全身血容量和右心功能之间的关系。CVP 的正常值为 5 ~ 12cmH_2O，<5 cmH_2O 说明血容量不足，>15 cmH_2O 提示心功能不全、静脉血管床过度收缩或肺循环阻力增高；若 >20 cmH_2O 时，表示存在充血性心力衰竭。

（2）肺毛细血管楔压（PCWP）：可反映肺静脉、左心房、左心室的功能状态。PCWP 低于正常值反应血容量不足，增高反映左心房压力升高（如：急性肺水肿），临床上发现 PCWP 增高时，即使 CVP 正常，也应限制输液量，以免发生或加重肺水肿。

（3）心排血量（CO）和心脏指数（CI）：可以通过漂浮导管测得。心排血量是心率和每搏输出量的乘积，成人正常值为 4 ~ 6 L/min。单位体表面积上的心排出量称为心脏指数，正常值为 2.5 ~ 3.5 L/(min · m^2)。对该两项指标的监测有助于对休克治疗效果和预后的判断。

（4）动脉血气分析：主要目的是了解机体的氧代谢状态，了解体内酸碱平衡状态。PaCO_2 <60 mmHg 而吸入纯氧仍无改善者，可能是 ARDS 的先兆。剩余碱（base deficit, BD）可以反映全身组织的酸中毒情况，反应休克的严重程度和复苏状况。

（5）胃黏膜内 pH 监测：可以反映组织局部灌注和供氧的情况，有助于发现隐匿性休克。

（6）电解质的监测：可以了解电解质有无紊乱，休克时常出现血钾、血镁升高，血钠降低。

（7）动脉血乳酸测定：休克时组织灌注不足可以引起无氧代谢和高乳酸血症。该项目的监测有助于估计休克及复苏的变化趋势。正常值为 1 ~ 2 mmol/L，休克时若 >8 mmol/L，死亡率在 90% 以上。若乳酸浓度在 12 ~ 24 小时内降至正常水平，常表明复苏有效。

（8）凝血功能及酶学的检查：休克时易出现凝血和纤溶系统功能障碍，后期可以发展为 DIC。应定期测定血小板的数量和质量、凝血因子的消耗程度及反应纤溶活性的多项指标。

2. 病情判断

（1）休克的诊断：①具有休克的诱因；②意识障碍；③脉搏 >100 次/min 或不能触及；④四肢湿冷、胸骨部位指压阳性，尿量 <0.5 mL/(kg · h) 或无尿；⑤收缩压 <80 mmHg；⑥脉

压差<20 mmHg；⑦原有高血压者收缩压较基础水平下降30%以上。凡符合其中①、②、③、④的两项，和⑤、⑥、⑦中的一项者，即可诊断。

（2）休克分期的判断：①休克早期，口渴、面色苍白、皮肤厥冷，口唇轻度发绀；神志清楚、轻度烦躁，脉搏快、弱，血压正常或轻度偏低；尿量减少；呼吸加快；②休克中期，皮肤淡红、四肢温暖，神志恍惚、烦躁不安，脉搏细弱、血压一般在60 mmHg以上，尿量减少，末梢循环不良，有时出现呼吸衰竭；③休克晚期，皮肤黏膜发绀、四肢厥冷、冷汗淋漓，神志不清，体温不升，脉搏细弱、血压低或测不到，无尿，呼吸衰竭，全身有出血倾向，眼底视网膜水肿或出血。

【急诊护理】

（一）救护原则

对于休克这个由不同原因引起，但有共同临床表现的综合征，应当针对引起休克的原因和休克不同发展阶段的重要生理紊乱采取不同的救治措施。治疗休克重点是尽快恢复组织灌注和保证氧供。近年，强调氧供应和氧消耗超常值的复苏概念，应达到以下标准：氧弥散量（diffusing capacity of oxygen，DO）>600 mL/（min·m^2），氧耗量（oxygen consumption，VO$_2$）>170 mL/（min·m^2），CI>4.5 L/（min·m^2）；最终目的是防止多器官功能障碍综合征（MODS）。

1. 积极处理原发病

积极处理引起休克的原发创伤、疾病。创伤者制动，大出血给予止血，及早建立静脉通路，并用药维持血压。过敏性休克时必须立即停用过敏药物，立即注射肾上腺素、皮质激素、升压药物及脱敏药等。控制感染是抢救感染性休克的主要环节。

2. 补充血容量

补充血容量是纠正休克引起的组织低灌注和缺氧的关键，应在连续监测动脉血压、尿量、CVP和PCWP的基础上，结合患者皮肤温度、末梢循环、脉搏及毛细血管充盈时间等微循环情况，判断补充血容量的效果。补液量的确定应遵循"需多少，补多少"的原则，采取充分扩容的方法。并根据休克类型和患者情况，考虑输入液体的种类。一般认为大量补充晶体液，适量补胶体液，晶体液与胶体液数量之比为3:1。必要时进行成分输血。也有用3%~7.5%高渗氯化钠注射液进行休克复苏治疗。

3. 纠正酸碱平衡失调

酸性内环境对心肌、血管平滑肌和肾功能均有抑制作用。除休克早期可因过度通气而引起低碳酸血症、呼吸性碱中毒外，休克时更常见的是乳酸酸中毒。纠正酸中毒的根本措施是改善组织灌注。目前，对酸碱失衡的处理多主张"宁酸勿碱"。按照血红蛋白氧合解离曲线的规律，碱中毒使血红蛋白氧解离曲线左移，氧不易从血红蛋白中释放出来，可使组织缺氧加重。而酸性环境有利于氧与血红蛋白解离，从而增加组织供氧，对复苏有利。另外，使用碱性药物须首先保证呼吸功能完整，否则会导致二氧化碳潴留和继发性呼吸性酸中毒。

4. 血管活性药物的应用

在充分复苏的前提下应用血管活性药物，以维持脏器灌注。血管活性药物辅助扩容治疗，可迅速改善和升高血压，尤其是感染性休克患者，提高血压是应用血管活性药物的首要目标。理想的血管活性药物应能迅速提高血压，改善心脏和脑血流灌注，又能改善肾和肠道等内脏器官血流灌注。

（1）血管收缩药：有多巴胺、去甲肾上腺素和间羟胺等。多巴胺是最常用的血管活性药物，抗休克时主要取其强心和扩张内脏血管的作用，宜采取小剂量，为提升血压，可将小剂量多巴胺与其他缩血管药物合用，而不增加多巴胺的剂量。去甲肾上腺素能兴奋心肌，收缩血管，升高血压及增加冠状动脉血流量，作用时间短。间羟胺对心脏和血管的作用与去甲肾上腺素相同，但作用弱，维持时间约30分钟。血管收缩药因可能减少微循环的灌注，加重组织缺氧，因此，不主张在休克患者中大量、长期使用，但在抢救休克患者时仍有适应证：①对于过敏性休克和神经源性休克，首选且尽早使用；②紧急情况下，当血压过低而又不能及时补液时，可暂时使用；③对于高动力型感染性休克和低阻力型心源性休克，可作为综合治疗措施之一。

（2）血管扩张药：分α受体阻滞药和抗胆碱能药物两类。α受体阻滞剂包括酚妥拉明、酚苄明等，能解除去甲肾上腺素所引起的小血管收缩和微循环淤滞并增强左心室收缩力。其中酚妥拉明作用快，持续时间短。酚苄明能轻度增加心脏收缩力，增加心排血量和心率，同时能增加冠状动脉血流量，降低周围循环阻力和血压。

抗胆碱能药物包括阿托品、山莨菪碱和东莨菪碱，可对抗乙酰胆碱所致平滑肌痉挛而使血管舒张，从而改善微循环，并且还是良好的细胞膜稳定剂。

休克时血管活性药物的选择应结合当时的主要病情，如休克早期主要病情与毛细血管前微血管痉挛有关；后期则与微血管和小静脉痉挛有关。因此，血管扩张药必须在血容量得到充分补充的条件下才能使用，以免用药后血压进一步下降，加重组织灌注不足。在扩容尚未完成时，也可适量使用血管收缩药，但剂量不宜太大、时间不能太长，应抓紧时间扩容。

5. 治疗 DIC，改善微循环

及时治疗原发病，尽快去除病因，是治疗 DIC 的根本措施。多数情况下，只要原发病得到控制，DIC 过程很快会停止。对诊断明确的 DIC，可用肝素抗凝，一般 1 mg/kg，6 小时 1次，成人首次可用 10000 U（1 mg 相当于 125 U 左右）。有时还可使用纤溶抑制药，如氨甲苯酸、氨基己酸，抗血小板黏附和聚集的阿司匹林、双嘧达莫（潘生丁）和低分子右旋糖酐等。

6. 皮质类固醇和其他药物的应用

皮质类固醇主要作用有：①阻断 α 受体兴奋作用，使血管扩张，降低外周血管阻力，改善微循环；②增强心肌收缩力，增强心排出量；③增进线粒体功能和防止白细胞凝聚；④保护细胞内溶酶体，防止溶酶体破裂；⑤促进糖异生，使乳酸转化为葡萄糖，减轻酸中毒。可用于感染性休克、过敏性休克和其他严重的休克。一般主张早期、大剂量、短疗程应用，应在休克发生后 4 小时应用，常用氢化可的松 200～500 mg 或地塞米松 20～50 mg 静脉滴注，疗程不超过 72 小时。为防止感染加重或出现继发感染，应同时使用对细菌敏感的足量抗生素。

加强营养代谢支持和免疫调节治疗，适当的肠内和肠外营养可减少组织的分解代谢。联合应用生长激素，谷氨酰胺具有协同作用。

其他药物包括：①吗啡类拮抗药如纳络酮，可改善组织血流灌注和防止细胞功能失常；②钙通道阻滞药，如维拉帕米、硝苯地平和地尔硫草等，具有防止钙离子内流、保护细胞结构与功能的作用；③应用三磷腺苷－氯化镁（ATP－MgCL$_2$）疗法，具有增加细胞内能量、恢复细胞膜钠－钾泵的作用及防治细胞肿胀和恢复细胞功能的效果；④氧自由基清除剂，如超氧化物歧化酶（SOD），能减轻缺血再灌注损伤中氧自由基对组织的破坏作用；⑤调节体内前列腺素（Prostaglandins，PGs），如输注前列腺环素 I_2（Prostaglandin I_2，PGI_2），改善微循环。

7. 休克救护流程

患者休克发生后，应积极组织、紧张有序地进行抢救，有条不紊地按救护程序治疗，其救护流程如下。

迅速检查、评价生命指征，询问病史，病情判断 → 呼吸、循环骤停即行心肺复苏 A、B、C →

低血容量性休克急救处理：
*外伤压迫止血，急诊手术；气道、消化道药物、球囊压迫、内镜、介入止血
*补液量为失血量的2~4倍，晶体液与胶体液比例为3∶1，迅速补液，应先快后慢。Hct<0.25，Hb<60 g/L，补新鲜全血600~800 mL

休克诊断标准：
意识障碍（烦躁、淡漠、昏迷）
收缩压<80mmHg
心率>100次/min，脉细数、四肢湿冷、指压再充盈>2 s
尿量<30mL/h
→ 根据病史及临床表现进行休克初步病因分类，针对病因治疗 →

心源性休克急救处理：
*多巴酚丁胺5 μg/（kg·min），静脉滴注
*氨力农静脉负荷量0.75 mg/kg，维持量5~10 μg/kg
*静脉溶栓、冠状动脉介入治疗（PCI）
*主动脉球囊反搏术（IABP）

生命指征检测：
体温（T）
心率（R）
呼吸（R）
血压（Bp）
动脉血氧饱和度（SaO_2）

一般处理：
休克体位，保持气道通畅，吸氧（5 L/min）使SaO_2>95%，必要时气管插管，机械通气建立静脉通道，补液治疗，使CVP>12cmH₂O，血管活性药应用，纠正酸中毒、电解质紊乱，选择适当抗生素治疗，预防并发症。

感染性休克处理：
早期目标治疗（6小时内）CVP<8 mmHg，补晶体液20 mL/kg，胶体液5 mL/kg，多巴胺5~15 μg/（kg·min），去甲肾上腺素0.1~15 μg/（kg·min），静脉滴注，使平均动脉压（MAP）>90 mmHg，动脉静脉氧含量（ScvO₂）<70%，输红细胞使血细胞比容（Hct）>30%，尿量>0.5 mL/（kg·h）经验性抗生素初始治疗（诊断后1小时）脓肿的外科引流

实验室检查：
*血、尿常规
*血生化；血糖、电解质、尿素、肌酐、乳酸、尿素、肌酐、转氨酶、淀粉酶、肌酸激酶
*凝血功能
*动脉血气分析
*血流动力学
*心电力
*X线胸片
*急诊超声检查
*细菌学培养

过敏性休克：
保护气道，呼吸支持，补液10-20mL/kg，立即静脉肾上腺素50-100μg或肾上腺素5mg+生理盐水500mL，10mL/h滴注氢化可的松5-10mg/kg，甲泼尼松1-2 mg/kg，苯海拉明25-50mg或异丙嗪500mg静脉滴注

神经源性休克：
*吗啡、派替啶镇痛
*补液、升压治疗

（二）救护措施

1. 心理护理

休克患者的意识可以是清醒的，对突然的病情变化产生不同的心理效应，如害怕、恐惧、焦虑等，这些反应与休克之间会形成负反馈的恶性循环。但是，也有可能接受护士给予的良好心理影响。护士要选择适当的语言来安慰患者，耐心解释有关病情变化，以稳定患者情绪，减轻患者痛苦。护士在实施抢救中，说话要细声而谨慎，举止要轻巧而文雅，工作要稳重而有秩序，以影响患者心理，使其镇定并增强信心。

2. 维持生命体征平稳

(1)安置合适的体位，以头部和躯干部抬高20°~30°、下肢抬高15°~20°的休克体位为主，此体位可增加回心血量，防止脑水肿，又有利于呼吸。

(2)病室环境内温度22℃~28℃，湿度70%左右，保持空气新鲜，良好通风。注意保温，但禁忌任何形式的体表加温，以免增加局部氧耗，加重组织缺氧。

(3)保持气道通畅，早期吸氧，吸入氧浓度为40%左右。应注意影响气道通畅的因素，如舌后坠、吸入异物或呕吐物、喉头水肿、严重胸部创伤、颌面、颅底骨折、咽部血肿、鼻腔出血等，及时处理。

3. 开放静脉通路，进行扩容治疗

及早建立静脉通路，至少要建立两条静脉通路，静脉穿刺应选择较粗的静脉，有条件最好采用中心静脉置管，可快速补充血容量。开始纠正休克时补液速度要快(心源性休克除外)，一条静脉通路可快速输液，并同时做中心静脉压测定，另一条静脉通路输入控制滴速的药物。根据中心静脉压、血压、尿量等情况及时调整补液速度，既要保证有效地抗休克，又要防止输液过多引起心功能不全和肺水肿。应做好对微循环状态及血容量是否合适的判断，微循环状态的临床判断可根据血流动力学指标进行监测，血容量是否合适的简单临床判断可从以下几方面观察：①颈静脉是否充盈，四肢血管是否充盈；②当患者取半坐位或半卧位时，心率及血压有无明显改变，若有改变表示血容量不足；③患者平卧将下肢抬高90°，若血压上升表示血容量不足；④收缩压与脉率的差值为"-10"以下，表示血容量不足；⑤肝脏是否肿大，有无压痛，肝颈静脉回流征阳性表示血容量已补足。

4. 严密观察病情

(1)严密观察生命体征、神志、尿量、皮肤黏膜温度等的变化，病情危重时每15分钟记录1次，待病情平稳后，每30分钟至1小时记录1次。血流动力学的变化，每4小时监测1次，及时了解呼吸功能及动脉血气分析。

(2)监测心、脑、肺、肾等重要生命器官的功能，发现重要器官的损害，及时处理。

5. 应用血管活性药物的护理

(1)使用血管活性药物时应从小剂量、慢滴速开始，可使用微量泵控制输入速度，准确记录给药时间、剂量、速度、浓度，患者平卧，每15分钟观察1次血压、脉搏、呼吸，根据血压的变化调节药物用量和用药的种类。停药时要逐步减量，不可骤停以防血压波动过大。

(2)使用血管收缩药时要防止药液外渗，以免引起局部组织坏死，一旦发生，可用盐酸普鲁卡因或扩血管药物局部封闭。

6. 预防感染

休克患者免疫功能明显降低，加之实施多种有创性监测和治疗，容易发生感染。保持环境清洁，病房内定期空气消毒，减少探视；医护人员在医疗护理活动前后均洗手；所有有创性操作严格遵守无菌操作规程，减少感染途径；一旦有创导管不再需要或可能发生感染，应及时拔除。

(唐广良)

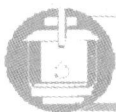

第九章 昏 迷

昏迷(coma)是指由于各种病因导致的高级神经中枢结构与功能活动受损所引起的严重意识障碍。表现为意识丧失，对外界刺激不起反应或伴有病态的反射活动，患者失去对自身和环境的感知力。昏迷是急诊科常见的急重症之一，它具有发病急、不易诊断、病情牵涉面广(涉及各学科及机体的各系统)、病情严重、病死率高等特点。急诊室护士正确、迅速进行病因分类，了解昏迷的程度，使患者得到及时有效的急救与护理是抢救成功的关键。本章将从昏迷的病因与发病机制、昏迷的分类与程度、病情评估及急诊护理等几个方面进行阐述。

【病因分类】 所有颅内局限性或弥散性病变或各种病因所致的代谢性脑病均能引起昏迷。导致昏迷的病因众多，目前国内外对昏迷的病因分类尚无统一的标准，这里介绍几种常用的分类方法。

(一)Plum 学派分类

Plum 学派从不同神经系统定位及其代谢性脑病角度将昏迷的病因分为三大类：①幕上占位性病变；②幕下占位及破坏性病变；③弥漫性及代谢性疾病。Plum 学派的病因分类是临床应用最广的一种分类方法(表9-1)。

表9-1 Plum 学派对昏迷的病因分类

Ⅰ.幕上占位性病变
脑出血，脑梗死，硬膜下血肿，硬膜外血肿，脑肿瘤(原发性及转移性)，脑脓肿，脑寄生虫病(脑型血吸虫病、脑囊虫病等)
Ⅱ.幕下占位及破坏性病变
小脑或脑干出血，脑干梗死，小脑脓肿，小脑肿瘤，脑干肿瘤，第四脑室肿瘤
Ⅲ.弥漫性及代谢性疾病
Ⅲa.颅内弥漫性疾病
脑膜炎，脑炎，广泛性颅脑损伤，高血压脑病，蛛网膜下腔出血，癫痫
Ⅲb.代谢性疾病
缺氧、缺血，低血糖，缺乏辅酶，内分泌疾病，体温调节障碍，外源性中毒，各种脏器功能衰竭

(二)Adams 分类

Adams 分类方法根据患者发病时有无脑局部症状、脑膜刺激征和脑脊液改变，将昏迷的病因分为三类：

1．无脑脊液改变和脑局部症状

包括：①有明确的中毒原因如酒精、麻醉药、安眠药；②尿检查异常如尿毒症、糖尿病等；③代谢异常如肝性脑病、糖尿病、肺性脑病等；④休克；⑤癫痫；⑥子痫和高血压；⑦脑震荡；⑧体温异常如黏液性水肿、中暑、甲状腺危象等；⑨严重感染如肺炎、伤寒、痢疾等。

2．有脑局部症状和有（或无）脑脊液改变

包括：①突起发病者如脑出血、脑梗死、脑血栓等；②以发热起病如脑脓肿、血栓性静脉炎、脑炎、脑脊液炎等；③慢性起病如脑肿瘤、寄生虫病等；④与外伤有关如脑震荡、脑挫伤、硬膜外及硬膜下血肿。

3．有脑脊液改变和常无脑局部症状

包括：①蛛网膜下腔隙出血；②急性脑炎如化脓性脑膜脑炎、乙型脑炎等；③亚急性或慢性疾病，如真菌性脑膜炎、结核性脑膜炎、癌性脑膜炎。

（三）国内分类法

国内分类方法由原华西医科大学（现四川大学华西医学中心）总结提出，将导致昏迷的病因分为颅内疾病和颅外疾病两大类。

1．颅内疾病

包括：①脑血管病：脑出血，蛛网膜下腔隙出血（动脉瘤、脑动脉畸形、动脉硬化引起的出血等），大面积脑梗死，脑干梗死，小脑梗死等；②颅内占位性病变如各种脑肿瘤、脑囊肿等；③颅内感染如乙型脑炎、森林脑炎、化脓性脑膜脑炎、病毒性脑炎等各种原因引起的脑炎、脑膜炎、脑脓肿、脑干脓肿，以及严重脑囊虫病，脑血吸虫病，脑原虫病，脑弓形体病，脑内结核，隐球菌性脑炎等；④颅脑外伤：脑震荡、脑挫裂伤、脑弥漫性轴性损伤、颅内血肿等；⑤癫痫：全身性强直—阵挛性发作。

2．颅外疾病

（1）系统性疾病（代谢性脑病）：①急性和慢性肝性脑病；②肺性脑病；③肾性脑病如尿毒症、平衡失调综合征、透析脑病等引起；④心性脑病：心脏停搏、心肌梗死、严重心律紊乱等所致；⑤胰性脑病；⑥糖尿病性昏迷；⑦内分泌疾病如甲状腺危象、垂体性昏迷、黏液性水肿昏迷、肾上腺危象；⑧物理性缺氧性损害：中暑、触电、淹溺、一氧化碳中毒、休克、阿-斯综合征、高山性昏迷等；⑨水、电解质紊乱，酸碱平衡失调。

（2）中毒性脑损害：①感染中毒：中毒性菌痢、中毒性肺炎、Reye综合征、流行性出血热、伤寒和败血症等；②药物中毒：镇静、催眠药、抗精神病药、阿片类药中毒等；③酒精中毒；④农药中毒；⑤有害气体中毒；⑥有害溶剂中毒（苯、汽油、氰化物、四氯化碳等）；⑦金属中毒（铅、汞等）；⑧动物及植物毒素中毒（鱼胆、毒蛇、河豚鱼、木薯、白果、霉变的甘蔗等）。

【发病机制】 意识清醒状态的维持依靠网状结构和大脑皮质。网状结构分布在下自脊髓，上至中脑、丘脑，以脑桥、中脑的网状结构最重要，主要靠上行网状激活系统维持意识的清醒状态，其神经传递作用主要是NE和5-羟色胺（5-HT）受体。昏迷的发病机制主要是由于种种原因引起这些结构和功能受损或发生障碍。病因不同，产生意识障碍的机制也不同。

（一）颅内占位性和破坏性损伤引起昏迷的机制

颅内占位性病变常见于外伤性颅内血肿、脑肿瘤、脑脓肿、肉芽肿等；颅内破坏性病变多见于脑梗死、脑干梗死、脑出血等。颅内占位性和破坏性损伤引起意识障碍的主要机制是脑受压，特别是脑干网状结构受压，各种颅内占位性病变，常常都因引起颅内压升高，使脑干移位、受压，形成不同的小脑幕裂孔疝，压迫网状上行激活系统，引起昏迷。破坏性损伤还可因直接伤及脑干网状结构或引起大脑皮质广泛性梗死而造成意识障碍或昏迷，当损伤位于脑桥－中脑的网状结构上行激活系统时，即使损伤小而局限，也可导致深度的昏迷。

（二）颅内弥漫性疾病引起昏迷的机制

脑急性损伤常见于颅内弥漫性疾病，可引起大脑半球弥漫性炎症、水肿、坏死、血管扩张等反应，导致急性颅内压升高，后者一方面可导致脑血管受压而使脑供血减少；还可使间脑、脑干受压下移，使脑干网状结构被挤压于小脑幕切迹与颅底所围成的狭窄孔中，从而导致上行网状激活系统功能受损，出现意识障碍。

（三）代谢及中毒因素引起昏迷的机制

1. 内源性代谢紊乱

颅外重要脏器功能衰竭或急性严重的感染，其代谢过程中产生各种代谢产物，透过血脑屏障可能选择性地抑制大脑皮质或脑干网状结构的易损害结构，导致脑功能受损，引起神经递质合成及释放异常、脑能量代谢障碍，神经细胞膜和突触传递异常，从而导致意识障碍。

（1）神经递质异常：γ－氨基丁酸（GABA）是最重要的抑制性神经递质，在正常意识的维持中发挥重要作用，GABA 含量异常增高或降低均可引起意识障碍。此外，5－HT 也是中枢神经上行投射神经元的抑制性递质。其次在急性缺血、缺氧性脑病，神经递质谷氨酸的耗竭，丙酮酸合成乙酰胆碱减少在意识障碍中也可能发挥作用。

（2）能量代谢异常：脑急性能量代谢异常引起意识障碍，最常见的有低血糖性脑病和急性缺血、缺氧性脑病。其发生机制主要是低血糖引起脑组织中高能磷酸酯，如三磷酸腺苷（ATP）和磷酸肌酸（PCr）含量急剧下降，使脑组织能量缺损。急性缺血、缺氧性脑病，由于急性全脑血液灌流或氧供障碍，患者在数分钟甚至立即出现昏迷。

（3）脑细胞损害：脑正常生理活动所需的氧、糖、维生素、氨基酸等出现严重不足时，可以引起脑细胞受损，进而引起昏迷。细胞内钙超载、自由基损害、兴奋性氨基酸毒性作用、乳酸性酸中毒、膜磷脂代谢障碍、激肽释放酶的损害等是引起缺血、缺氧性脑细胞损伤的相关机制。

2. 外源性中毒

外源性中毒是指因摄入过量的药物或有毒的物质而引起的昏迷。其发病机制主要有两点：

（1）毒性直接作用于中枢神经系统引起其高级中枢过度抑制，如麻醉药、催眠药等。

（2）继发性损害：神经冲动传递过程中，最易受药物、毒物影响的部位是突触，许多神经系统类药物都是选择性作用于某一类型突触而影响神经功能的。由于网状结构的多突触传递特性，使网状结构成为特别易受药物、毒物影响的位点，大脑皮质的广泛突触结构也是药物和毒物攻击的重要部位。如有机磷农药通过对胆碱酯酶的抑制和破坏，阻断胆碱能神经突触的传递，最终导致意识障碍。

此外，一些精神性疾病，如癔症、精神分裂症等，可通过影响脑干网状结构和大脑皮质的代谢和功能，导致不同程度的意识障碍。

【意识障碍的分类与程度】

意识障碍是常见急诊之一，它既是多种疾病的共同症状，又是各种原因所致的脑功能衰竭的不同表现形式，因此，了解意识障碍的分类，对掌握昏迷程度的判断，及时正确地处理与急救是十分重要的。

1. 以觉醒障碍为主的分类

(1)嗜睡：是程度最浅的一种意识障碍，患者经常处于睡眠状态，给予较轻微的刺激即可被唤醒，醒后意识活动接近正常，但对周围环境的鉴别能力较差，反应迟钝，刺激停止又复入睡。

(2)昏睡：是介于嗜睡与昏迷之间的一种意识障碍，表现为意识范围明显缩小，精神活动极迟钝，对较强刺激有反应。不易唤醒，醒时睁眼，但缺乏表情，对反复问话仅能作简单回答，回答时含混不清，常答非所问，各种反射活动存在。

(3)昏迷：是严重意识障碍，患者觉醒状态、意识内容及随意运动严重丧失。表现为对自身及周围环境不能认识，对外界刺激反应很差或根本无反应，无自发性的语言、肢体、睁眼运动，生理反射正常、减弱或消失，可有病理反射，生命体征平稳或不稳定。

2. 以意识内容障碍为主的分类

(1)谵妄状态：又称急性精神错乱状态，最常见于急性弥漫性脑损害或脑的中毒性病变。患者表现为觉醒水平差、定向力障碍、注意力涣散，以及知觉、智能和情感等方面发生严重紊乱，可有幻觉、错觉和妄想，多易激惹。

(2)持续性植物状态：是一种严重的意识障碍，是单纯的高级神经活动的极度抑制，而皮质下觉醒状态依然存在的分离状态。患者表现为双眼睁开，眼睑闭合自如，眼球无目的的运动，貌似清醒，但其知觉、思维、情感、记忆、意志及语言活动均完全丧失，对外界刺激毫无反应，不能执行各种动作命令。

3. 昏迷程度的分类

(1)传统分类法：根据昏迷程度分为浅昏迷、中昏迷、深昏迷及过度昏迷。

1)浅昏迷：患者表现为意识丧失，对高声无反应，但对强烈痛刺激可有防御性反应，各种生理反射(吞咽、咳嗽、角膜反射、瞳孔对光反射等)存在，生命体征一般正常。

2)中度昏迷：患者表现为对疼痛刺激无反应，四肢完全处于瘫痪状态，虽然各种生理性反射尚存在，但明显减弱，腱反射亢进，病理反射阳性，呼吸循环功能一般尚可。

3)深昏迷：又称为"濒死状态"，患者眼球固定，瞳孔散大，深浅反射及病理反射均消失，四肢瘫痪，生命体征不稳定。

4)过度昏迷：是最严重的昏迷，即脑死亡。此时全脑功能已丧失，全身肌张力低下，眼球固定，无自主呼吸，仅靠人工措施维持生命体征。

(2)格拉斯哥昏迷分级评分法(Clasgow coma scale, GCS)：GCS主要根据患者睁眼反应、语言反应以及运动反应三项指标的判断，将昏迷程度由轻到重分为几个等级。正常：15分，轻度意识障碍为12~14分，中度意识障碍为9~11分，8分以下为昏迷，3~5分为特重型昏迷(表9-2)。

表 9 - 2　格拉斯哥昏迷评分法

睁眼反应	计分	言语反应	计分	运动反应	计分
自动睁眼	4	回答正确	5	遵嘱活动	6
呼唤睁眼	3	回答错误	4	刺痛定位	5
刺痛睁眼	2	语无伦次	3	躲避刺痛	4
不能睁眼	1	只能发声	2	刺痛肢曲	3
—	—	不能发声	1	刺痛肢伸	2
—	—	—	—	刺痛无反应	1

（3）Clasgow - Pittsburgh 昏迷评分表：1974 年，Pittsburgh 在格拉斯哥昏迷分级评分法的基础上进行改进和补充了 4 个观察项目，形成 Clasgow - Pittsburgh 昏迷评分表，共计 7 项 35 级，最高分为 35 分，最低分为 7 分。这种方法不仅可以判断昏迷程度，也可反映脑功能受损的水平，在颅脑损伤中，35 ~ 28 分为轻型，27 ~ 21 分为中型，20 ~ 15 分为重型，14 ~ 7 分为特重型（表 9 - 3）。

表 9 - 3　Glasgow - Pittsburgh 昏迷评分表

分　级	评分	分　级	评分
Ⅰ睁眼动作		3 两侧反应不一样	3 分
1 自动睁眼	4 分	4 大小不等	2 分
2 言语呼唤睁眼	3 分	5 无反应	1 分
3 刺痛睁眼	2 分	Ⅴ脑干反射	
4 刺痛后无睁眼	1 分	1 全部消失	5 分
Ⅱ言语反应		2 睫毛反射消失	4 分
1 有定向力	5 分	3 角膜反射消失	3 分
2 对话混乱	4 分	4 头眼及眼前庭反射消失	2 分
3 不适当的用语	3 分	5 上述反射均消失	1 分
4 不能理解语言	2 分	Ⅵ抽搐	
5 无语言反应	1 分	1 无抽搐	5 分
Ⅲ运动反应		2 局部性抽搐	4 分
1 能按吩咐做肢体活动	6 分	3 阵发性大发作	3 分
2 肢体对疼痛有局部反应	5 分	4 持续性发作	2 分
3 肢体有屈曲逃避反应	4 分	5 松弛状态	1 分
4 肢体有异常屈曲	3 分	Ⅶ自主呼吸	
5 肢体伸直	2 分	1 正常	5 分
6 肢体无反应	1 分	2 周期性	4 分
Ⅳ对光反射		3 中枢过度换气	3 分
1 正常	5 分	4 不规则或低换气	2 分
2 迟钝	4 分	5 无	1 分

【病情评估】 昏迷的病因多且复杂，患者往往发病急，病情重，病情变化快，护理人员对患者进行全面、细致的病情评估将有助于病因诊断与及时救治。病情评估的重点内容包括是否昏迷、昏迷的程度及昏迷的病因等。一般从以下方面进行评估：

(一)病史资料

1. 现病史

(1)发病的急缓

1)急性发病：指以昏迷为首发症状或很快出现昏迷者。多为急性脑血管病，如脑干卒中、脑出血，也可见于重型颅脑损伤、大面积脑梗塞、癫痫大发作及各种原因的中毒。

2)亚急性发病：指以其他症状为首发症状，经过1～2天后出现昏迷的。如高热后再出现的昏迷多为颅内感染性疾病；在精神症状之后发生昏迷常见于病毒性脑炎、额叶肿瘤等；肢体无力或吞咽困难后发生的可能是脑干梗塞。

3)慢性发病：常见于颅内占位性病变、慢性硬膜下血肿及代谢性脑病等。

(2)发病前状态与诱因

1)头颅外伤史：有明确外伤史应考虑严重的颅脑损伤、多发伤或大出血引起的创伤性休克。

2)毒物中毒：吞食毒物、药物或饭后即出现的昏迷应考虑为急性中毒。

3)乙醇中毒：饮酒后昏迷可能是酒精过量，也可能是酒中含有其他毒物。

4)高血压等并发症：剧烈头痛后突然昏迷者，多为高血压脑出血或脑动脉瘤破裂出血。

5)癫痫：抽搐后昏迷者见于癫痫大发作或癫痫持续状态。

6)出汗：大汗淋漓后出现昏迷者，可能是急性心肌梗死所致。

7)环境因素：冬季要考虑一氧化碳中毒，夏季要想到中暑。患者周围有无药瓶、未服完的药片、敌敌畏或农药等，工作环境是否接触有毒物质、气体等。

(3)伴发症状

1)伴有偏瘫：见于大脑皮质内的出血或大面积脑梗塞、颅内占位性病变等。

2)伴有抽搐：见于癫痫、妊娠子痫、脑肿瘤、脑血管畸形、脑脓肿、脑寄生虫病等。

3)伴有呕吐：常见于中毒、尿毒症及各种原因引起的颅内压增高等。

4)伴有黄疸、腹水应考虑为肝性脑病；伴有眼睑浮肿见于肾性脑病；伴有哮喘、发绀见于肺性脑病。

(4)容易混淆的几种状态

1)失神(癫痫小发作)：为短暂意识障碍或丧失，久之不能恢复则转化为癫痫大发作持续状态；病史中有其他类型的癫痫发作史。

2)昏厥：又称晕厥，是一种突发而短暂的意识障碍症状，常发生在贫血、低血压、低血糖或排尿、疲劳等因素之后。发作前可有四肢无力、恶心、头晕、面色苍白等前驱症状，意识丧失时肢端厥冷、额出冷汗、血压可能偏低。

3)短暂性脑缺血发作(TLA)：是脑血管供血不足引起的一过性意识障碍，常见于颈椎病合并椎基底动脉供血不足者，颈部突然旋转活动时出现眩晕、麻木、黑矇，甚至跌倒、昏迷。

4)精神病性木僵：见于精神分裂症患者，表现为不言、不语、不动，甚至对强烈刺激也无反应，躯体呈腊肠样屈曲，但无震颤、抽动等明显神经系统阳性体征，眼球活动灵活。

5)精神抑制状态：又称为癔病，发生于剧烈精神刺激之后，突然对外界毫无反应，双眼紧闭，翻其眼睑时可见眼球上转，四肢伸展、屈曲或挣扎乱动，神经系统检查无受损体征。

2. 既往病史及用药史

（1）既往病史：①既往有无类似昏迷发作史及精神病史，注意与昏厥、失神发作、木僵状态等进行鉴别；②既往有高血压者应考虑高血压脑病、脑出血或脑梗死；③原有糖尿病史可出现糖尿病性昏迷；④既往有头痛、视物不清、肢体麻木、抽搐等症状，可能是脑器质性病变；⑤既往有躯体器质性疾病，应考虑原有病情加重所致代谢性脑病或疾病晚期的衰竭表现，如肝性脑病、肾性脑病、癌症晚期等；⑥原有内分泌病史，可因内分泌功能异常引起昏迷，如肾上腺功能减退、甲状腺功能亢进、嗜铬细胞瘤、垂体性昏迷等。

（2）用药史：既往有服用镇静药、催眠药、阿片类制剂、抗抑郁药、抗精神病药物等，应高度警惕此类药物的中毒，镇静类药物戒断可引起震颤和幻觉、癫痫样发作及谵妄状态；注射胰岛素或口服降糖药物后可能引起低血糖性昏迷。

（二）生理评估

1. 意识状态

通过对患者呼唤、针刺或压眶等检查确诊为昏迷后，应根据患者的反应判断昏迷的类型与程度，具体内容详见第一节。

2. 生命体征

（1）体温：体温升高见于颅内外感染性疾病、蛛网膜下隙出血、脑出血、中暑等；体温过低见于中毒、低血糖、休克、内分泌功能障碍、冻伤等。

（2）脉搏：脉搏加快见于颠茄类或氯丙嗪中毒，脉搏细速可能是脑膜炎，脉搏慢而洪大可能是颅内压增高、脑疝、酒精中毒，脉搏慢而弱可能是吗啡类药物中毒。

（3）呼吸：呼吸异常与意识障碍程度呈正相关性，因此，观察呼吸频率、节律、深度以及呼出气体的气味，可以判定昏迷的程度及病变损害的部位。

1）呼吸频率：正常的呼吸频率为 14～20 次/min，是脉搏数的 1/4。若呼吸次数 <9 次/min，为呼吸过慢，常见于各种原因所致的颅内压增高（Cushing 征）、呼吸衰竭；过慢呈叹息样，常见于吗啡类药物中毒。若 >30 次/min，为呼吸急促，常见于各种类型的急性感染，在休克性肺炎患者还伴有发绀和鼻翼扇动。

2）呼吸节律：正常时呼吸呈节律性，气道通畅，方式自然。呼吸节律失常常见于中枢性疾病、中毒等危重症患者。异常呼吸方式有以下几种类型：①潮式呼吸：呼吸由浅慢而深快，又由深快到浅慢之后，经过一段呼吸暂停，再开始如上的周期性呼吸，如潮涨潮落交替变化。见于广泛性或深部脑病变、代谢障碍等；②长吸气式呼吸：吸气时间过长，后有 2～3 秒的暂停，见于桥脑病变；③比奥呼吸：间停呼吸表现为规律的呼吸几次后，突然呼吸暂停，又开始规律呼吸，如此往而复返。见于脑膜炎、尿毒症、脑循环障碍，往往是临终呼吸。④辜司模呼吸：深而慢的过度通气样呼吸，见于代谢性酸中毒（糖尿病、尿毒症）。

3）呼吸气味：特殊的呼吸气味有利于早期诊断。氨味见于尿毒症，苹果味见于糖尿病酮中毒，苦杏仁味见于氢氰酸中毒，大蒜味见于有机磷农药中毒，肝臭味见于肝性脑病，酒臭味和呕吐见于饮酒过量。

（4）血压：血压显著升高见于高血压脑病、脑出血、颅内压增高、抗胆碱能药物中毒、拟交感神经药物中毒等；血压偏低见于急性心肌梗死、外伤性内脏出血、肺梗死、糖尿病性昏迷，亦可见于过敏性休克、镇静安眠药中毒、乙醇中毒等。

3．全身情况评估

（1）皮肤黏膜：观察皮肤颜色、出汗、皮疹、出血点及外伤等。皮肤黄染见于肝性脑病；发绀见于窒息、心衰、肺性脑病；皮肤潮红见于脑出血、颠茄类及乙醇中毒；皮肤樱红色见于一氧化碳中毒；皮肤湿冷见于低血糖昏迷、吗啡类药物中毒；皮肤有出血点见于流行性脑脊髓膜炎；蔷薇疹见于伤寒；大片皮下瘀斑可能为胸腔挤压伤综合征。

（2）头面部：观察头面部有无受损，有无熊猫眼征、脑脊液漏、耳鼻出血、耳后及皮下出血，有无舌咬伤等。外伤后昏迷患者，若双侧眶周青紫、鼻出血或血迹、枕部或乳突后的淤斑等征象都提示颅底骨折。

（3）胸、腹、脊柱、四肢检查：有原发疾病者应结合病史重点检查各脏器，桶状胸、叩诊反响、肺部听诊有啰音等提示有严重的肺气肿及肺部感染，可能合并肺性脑病；肝大、脾大合并腹水者常为肝性脑病；双下肢可凹性水肿可能为心、肾或肝疾患。其次，应注意外伤患者有无胸部伤引起的血气胸、腹部伤内出血引起的失血性休克、长骨骨折引起的脂肪栓塞等。

4．神经系统评估

神经系统检查是判断患者病情、病因的关键。包括瞳孔变化、眼底改变、脑膜刺激征、运动功能及各种反射活动。

（1）瞳孔：瞳孔变化对于昏迷患者的诊断、病因确定、预后判断等具有重要意义。瞳孔观察包括大小、形状、对光反射及瞳孔对称性。正常瞳孔为圆形，双侧等大，直径 2~5 mm。一侧瞳孔散大见于各种病变引起的颞叶钩回疝，即小脑幕切迹疝；双侧散大见于颠茄类、可待因、氰化物中毒，肉毒杆菌感染和小脑扁桃体疝；瞳孔缩小提示丘脑下部或桥脑病变，也见于镇静药物、有机磷农药、毒草中毒或尿毒症；瞳孔形状改变多见于脑干病变。

（2）眼底：眼底检查可发现与高血压、糖尿病、尿毒症或颅内压增高有关的视乳头水肿或视网膜出血。视乳头水肿常见于颅内病变所致颅内压增高，视网膜有渗出见于尿毒症，眼底出血见于蛛网膜下隙出血或脑出血等。

（3）脑膜刺激征：包括颈项强直、凯尔尼格征（Kernig sing）及布鲁津斯基征（Brudzinski sing）。常见于脑出血、蛛网膜下隙出血、脑膜炎等。

（4）肢体运动：昏迷患者大多不能合作，难以确定肌力等级，可用手指压迫眶上神经，观察肢体活动，或提起肢体任其下落，确定有无瘫痪。肢体瘫痪常见于颅内疾病所致器质性昏迷患者。

（5）反射活动：包括浅反射、深反射及病理反射。由神经系统疾病或创伤引起的昏迷，深浅反射对称性减弱或消失，有时随昏迷程度的加重深反射亢进；病理反射阳性提示中枢神经受损。

1）浅反射：指刺激皮肤、黏膜、角膜引起的肌肉急速收缩反应。包括角膜反射、腹壁反射、提睾反射、跖反射及肛门反射。

2）深反射：又称腱反射，包括肱二头肌反射、肱三头肌反射、桡反射、尺反射、膝反射和踝反射。

3）病理反射：包括霍夫曼（Hofmann）征（被检查者腕关节轻度背屈，用拇指弹拨中指指端，引起的手指屈曲收缩的反射）；巴宾斯基（Babinski）征（用钝器从后向前划足底外侧缘皮肤，拇趾背屈上翘，其余四趾呈扇形展开的反射）；Chaddock 征（用钝器从后向前划足背外侧缘皮肤，反应同 Babinskise 征）；Cordon 征（手指挤压小腿排肠肌，反应同 Babinskise 征）；Oppenheim 征（拇指、示指推压小腿胫骨前缘两侧，反应同 Babinskise 征）。其中 Babinski 征最常见。

（三）辅助检查

（1）血液检查：血常规检查有助于重症感染、病毒性脑膜炎或脑膜脑炎、贫血、休克等的诊断；血、尿生化检查有助于内分泌及代谢性疾病的鉴别，有利于水、电解质和酸碱平衡失常的诊断。

（2）脑脊液检查：脑脊液检查可了解颅内压力、脑脊液性状。脑脊液如为血性，见于各种类型的颅内出血；中性白细胞增高见于颅内细菌性化脓性感染。

（3）心电图：对心肌梗死、严重心律紊乱、阿 - 斯综合征有诊断意义。

（4）脑电图：昏迷患者为持续性 S 波；若脑电图出现假纺锤波或假 α 昏迷模式，提示抗抑郁药、镇静安眠药或巴比妥类药物中毒。出现普通 θ 波或 δ 活动伴随阶段性三相波，提示肝性昏迷或肾性昏迷的可能。

（5）诱发电位：听觉诱发电位对昏迷的诊断和预后判断有重要意义；若听觉诱发电位各波均消失，仅存 I 波或仅存 I 波、II 波，提示预后极度不良，大多数患者死亡或成为持续植物状态。

（6）头颅 CT、MRI 扫描：对颅脑损伤、脑出血、颅内占位性病变以及脑水肿等都有定位、定性意义。

【急诊护理】 昏迷患者病情重，病情变化快，并发症多，病死率较高，急救与护理对昏迷患者有非常重要的意义。急救及时正确与否，护理质量的好坏，都直接关系到患者的治疗效果与预后。

（一）急救原则

昏迷是急性脑衰竭的表现，如不及时救治，可危及患者的生命或造成不同程度的神经功能障碍。因此，对昏迷患者的救治应遵循以下原则：

1. 基本生命支持

（1）维持呼吸：迅速清除呼吸道分泌物，保持呼吸道通畅，给予吸氧；对自主呼吸微弱或停止、有呼吸衰竭征象者，应立即行气管插管或气管切开给予人工辅助呼吸；有中枢性呼吸抑制者，给予呼吸兴奋药。

（2）维持循环：建立静脉通路，迅速纠正体液容量不足及心律紊乱，维持水电解质、酸碱平衡。

2. 迅速查明病因，对因处理

有些病因通过询问病史即可明确，如电击、窒息、中毒、外伤等情况；病因难以确定时需进一步系统检查和必要的辅助检查。针对病因采取有效措施是抢救成功的关键，如一氧化碳中毒患者，在保持生命体征平稳的前提下迅速行高压氧舱治疗；颅脑疾病引起颅高压危象者应立即静脉滴注 20% 甘露醇注射液，或行脑室穿刺，并尽快手术治疗原发病；由低血糖引起者，应立即给予 50% 葡萄糖注射液 50 mL 静脉注射；有机磷中毒者，宜立即使用胆碱酯酶复能剂和阿托品等特效解毒药。

3. 对症支持处理

（1）控制抽搐：首选地西泮 10～20 mg 静脉缓慢注射，或用地西泮 100～200 mg 溶于 5%

葡萄糖氯化钠注射液中，于 12 小时内静脉缓慢滴注；用药期间应注意对呼吸的观察。

（2）控制高热：对有发热的患者，应物理降温，可用冰帽、冰毯、乙醇拭浴或人工冬眠疗法。

（3）维持水、电解质及酸碱平衡：遵医嘱准确记录出入水量，检测血电解质、血气分析，并及时根据检查结果给予纠正。

（二）病情观察

昏迷患者病情变化快，有条件者应入住监护病房，根据患者病情的严重程度确定测量生命体征、意识、瞳孔的时间，昏迷初期病情严重者每 15～30 分钟测量 1 次；病情好转者 30～60 分钟测量 1 次，病情稳定者逐渐延长测量的间隔时间，测量结果应及时准确。

1. 意识的观察

意识是大脑皮质和脑干网状结构功能的反映，意识障碍程度与脑损伤的严重程度成正比。意识的评判一般采用传统分级法与格拉斯哥昏迷记分法（GCS）两种，护士可通过呼叫患者的名字，简单的对话，用手轻拍、捏、针刺患者的皮肤，压迫眶上神经、刺激角膜等反射，判断患者的意识状态，在临床护理观察过程中，要坚持连续动态地观察，判断意识状态的标准详见本章第一节。

2. 生命体征监测

生命体征的变化可提示病因及病情的发展趋势。采用多功能监护仪监测并记录血压、心率、呼吸、血氧饱和度及体温的情况，以便及时发现病情变化，并为病因诊断提供依据。

3. 水、电解质、血生化监测

准确记录 24 小时出入水量，定时检测电解质、血气分析，防止因水电解质、酸碱平衡紊乱而加重病情。

4. 颅内压监护

颅内压监护常用于颅脑外伤所致器质性昏迷患者，颅内压变化对判断颅内伤情、估计预后等方面有重要参考价值。

（三）护理要点

1. 保持呼吸道通畅

患者取侧卧头低位或平卧头侧位，取下义齿，及时吸引呕吐物及痰液，防止呕吐物和分泌物进入呼吸道造成梗阻或肺炎发生；舌根后坠者放置口咽通气管，防止舌后坠阻塞呼吸道；必要时行气管插管或气管切开；持续低流量吸氧。

2. 根据病情选择体位

窒息、严重出血、休克或脑疝者不宜搬动患者，以免造成呼吸心跳骤停；颅内高压无禁忌证的患者，给予抬高床头 15°～30°，以利颅内静脉回流，减轻脑水肿；休克患者采取头低足高位，以保证脑的血液供应。

3. 加强安全护理

伴有抽搐、躁动、精神错乱症状的患者，应加强保护措施，使用床栏和约束带，防止患者坠床。

4. 加强基础护理

给予卧气垫床，每 2 小时翻身、按摩 1 次，骨突处贴减压贴保护，预防压疮发生；便后及时清洁处理，腹泻时用烧伤湿润膏或氧化锌软膏保护肛周，防止肛周及会阴部糜烂；留置导尿管者加强管理，会阴部抹洗每日2次，定时更换尿袋，长期留置导尿者应定期更换导尿管，并行尿常规检查，防止尿路感染；男性尿失禁患者可予假性导尿。

5. 加强五官护理

口腔护理每日2~3次，清洁口腔，保持口腔卫生。常规予氯霉素眼药水滴眼，眼睑闭合不全者涂眼膏，防止口腔炎、角膜炎等并发症。

6. 加强营养支持

遵医嘱静脉补充营养的同时，给予鼻饲流质饮食；不可经口喂饮食，以免发生窒息、吸入性肺炎等意外。鼻饲饮食应严格遵守操作规程，对于胃液反流的患者，每次喂食量减少，并注意抬高床头，喂食时和喂食后30分钟内尽量避免给患者翻身、吸痰，防止食物反流。

7. 肢体功能锻炼

在病情许可的情况下，协助并指导患者亲属进行肢体按摩和被动运动，保持肢体功能位置，防止肢体废用性萎缩及关节挛缩、变形。一般被动运动及按摩肢体每日2~3次，每次15~30分钟。

8. 并发症防治

肺部感染和上消化道出血是昏迷患者最常见的并发症。保持呼吸道通畅、防止误吸、加强口咽部清洁是预防肺部感染的关键。上消化道出血的防治包括抗酸药物的应用、胃液及粪便性状的观察、止血处理等。

（谢似平　易宜芳）

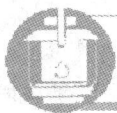

第十章 创 伤

随着现代社会致伤因素和条件的变化,创伤的发生率逐年增多,成为人类致残和死亡的主要原因之一。创伤的救治成了急诊医学、急诊护理学的重要内容。

第一节 概 述

创伤(trauma)的含义有广义和狭义之分。广义的创伤是指机体受到外界某些物理性(如机械力、高热、电击等)、化学性(如强酸、强碱及糜烂性毒剂等)、生物性(如虫、蛇、狂犬等)致伤因素作用于机体,造成组织结构完整性损伤或功能障碍。狭义的创伤是指机械致伤因素作用于人体所造成的机体结构完整性破坏。

【创伤的分类】 对创伤进行分类,其目的是运用科学的方法,准确了解创伤的部位、性质和严重程度,以便使伤员及时得到妥善的处理和有效的救治。一方面,有利于提高救治工作的有效性和时效性;另一方面,也有利于事后对有关资料予以分析和总结,促进创伤基础理论研究和救治水平的不断发展和提高。创伤的分类方法较多,比较常用的主要有以下四种:

1. **按致伤原因分类**

可分为烧伤、冻伤、挤压伤、刃器伤、火器伤、冲击伤、毒剂伤、核放射伤及多种因素所致的复合伤等。

2. **按受伤部位分类**

可分为颅脑伤、颌面部伤、颈部伤、胸(背)部伤、腹(腰)部伤、骨盆部伤、脊柱脊髓伤、四肢伤和多发伤等。

3. **按损伤类型分类**

(1)开放性创伤:是指皮肤或黏膜完整性遭破坏,如擦伤、撕裂伤、切割伤、砍伤、刺伤等。

(2)闭合性创伤:是指皮肤或黏膜表面完整,如挫伤、挤压伤、扭伤、震荡伤、关节脱位或半脱位、闭合性骨折、闭合性内脏伤等。

4. **按伤情分类**

(1)轻伤:是指局部软组织伤,暂时失去作业能力,仍可坚持工作,无重要脏器的损伤,无生命危险,或只需小手术者。

(2)中度伤:是指伤员广泛软组织伤,上下肢开放性骨折、肢体挤压伤、机械性呼吸道阻塞、创伤性截肢及一般的腹腔脏器伤等，丧失作业能力和生活能力，需手术，一般无生命危险。

(3)重伤：是指伤势严重，危及生命或治愈后有严重残疾者。

【主要病理与病理生理变化】 创伤后组织修复的病理生理过程，大致经历炎症反应、组织增生和肉芽形成、伤口收缩与瘢痕形成三个阶段。

1. 创伤性炎症反应

创伤炎症反应是指伤后立即开始，通常持续 3 ~ 5 天，其主要改变是血液凝固和纤维蛋白溶解、免疫应答、微血管通透性增高、炎性细胞渗出。同时中性粒细胞、吞噬细胞大量趋向损伤区，对创伤内的细菌、坏死组织进行吞噬、清除；淋巴细胞产生淋巴因子及抗体，加强炎症细胞的吞噬作用；某些炎性化学介质在炎症反应过程中始终起重要作用。导致受伤的局部出现红、肿、热、痛反应。创伤性炎症反应是非特异性的防御反应，这种反应有利于组织清除坏死组织、杀灭细菌及组织修复。但是过度的炎症反应，则引起局部组织张力过大，导致血液循环障碍，发生组织坏死，造成炎症损害。

2. 创伤后全身反应

(1)创伤后应激反应：创伤后应激反应是机体在受到创伤后，为维持机体内环境稳定而对有害刺激所作出的综合反应。首先表现为神经内分泌系统的改变，它在调节各组织器官功能与物质代谢间相互关系方面起着主导作用，其中以交感 – 肾上腺髓质、下丘脑 – 垂体和肾素 – 醛固酮三个系统的反应最为重要。上述三个系统相互协调，共同调节全身各器官功能和代谢，动员机体的代偿能力，以对抗致伤因素的损害作用。

(2)创伤后代谢改变：创伤应激反应引发代谢反应的特征是：

1)能量消耗增加，基础代谢率升高。一般代谢可增加 5% ~ 50%，创伤后代谢率最高可达正常的 2 倍左右。

2)高血糖伴胰岛素抵抗：由于创伤后儿茶酚胺、胰高血糖素、皮质醇、生长激素分泌增多，使得胰岛素分泌减少或胰岛素作用受抑制。因此，伤后早期常出现高血糖和糖尿，即创伤性糖尿症。

3)脂肪分解加速，血中游离脂肪酸和酮体增加。脂肪是伤后最重要的能源，严重创伤患者每日可动用 250 ~ 500 g 脂肪供能。

4)蛋白质分解显著增强，合成代谢受抑，尿素氮排出增加。创伤后蛋白质分解代谢较正常增加 40% ~ 50%，即使摄入大量的蛋白质，仍会发生负氮平衡，长期持续负氮平衡，可引起蛋白质缺乏，免疫功能与抵抗力下降，进而极易引发多器官功能障碍。

(3)创伤后免疫功能改变：创伤后机体免疫功能紊乱或失调，表现免疫功能抑制或过度的炎症反应损害。创伤后机体一方面因抗感染免疫功能受抑制而发生感染脓毒症，另一方面是因过度的炎症反应而导致全身炎症反应综合征。免疫功能障碍导致感染脓毒症及多器官功能障碍综合征，是创伤后期患者死亡的主要原因。

【创伤评分系统】 创伤评分是将患者的生理指标、解剖指标和诊断名称等作为参数并予以量化和权重处理，再经数学计算得出分值，以显示患者全面伤情严重程度的多种方案的总称。目前按其适用范围和目的，可分为院前评分、院内评分两大类；按所采用的指标特性，可分为生理评分、解剖评分和综合参数评分。

(一)院前评分

院前创伤评分，是指在事故现场或救护车上，急救人员对患者伤情严重度迅速作出判断和评估的方法,主要用于现场分类。它是在现场或伤员到达医院确定诊断之前,急救人员用以评定伤员伤情严重程度的标准,其特点是主要采用生理参数(血压、呼吸、意识等)进行分级,计算简单,有一定的敏感性,能尽快将伤员分类,保证危重伤员得到紧急救治。缺点是不够精确,判断预后的能力差。

1. 创伤指数(trauma index,TI)

运用损伤部位、损伤类型、循环(血压、脉搏)、呼吸和神志等5项方面对患者进行评定(表10-1),按照异常程度分别记为1分、3分、5分、6分,最后将5项相加积分即为TI值。TI值≤9分为轻度损伤,门诊治疗即可;TI值10~16分为中度损伤;TI值≥17分为重度损伤,应收住院治疗;TI值≥21分则病死率剧增;TI值≥29分则80%在1周内死亡。采用创伤指数评分应用方便,但不精确,适宜在事故现场作伤员鉴别分类之用。

表10-1 创伤指数(TI)的评定

项目	计分			
	1	3	5	6
受伤部位	皮肤	腰背部肢体	胸部、骨盆	头、颈、腹部
损伤类型	裂伤外出血	挫伤	刺伤、撕脱伤	弹片伤、爆炸伤、骨折脱位、瘫痪、血腹
血压		70~100 mmHg	50~70 mmHg	<50 mmHg
脉搏	正常	100~140 次/min	>140 次/min	无脉或<55 次/min
呼吸	胸痛	呼吸困难、费力、浅快或>36 次/min	发绀、血(气)胸或反常呼吸	窒息或呼吸停止
神志	嗜睡	木僵或表情淡漠、答不切题	浅昏迷、逆行健忘	深昏迷、再昏迷

2. 创伤评分(trauma score,TS)

运用生理参数而非解剖学因素来反映创伤的严重程度,它是以格拉斯哥昏迷评分(glasgow coma scale,GCS)为基础,结合呼吸频率(respiration rate,RR)、呼吸幅度(RE)、收缩期血压(systolic blood pressure,SBP)和毛细血管充盈度(CR)对创伤进行评定的方法,将5项积分相加为创伤评分。具体评分见表10-2,TS有效值为1~16分,总分越小,伤情愈严重。如TS分值为14~16分者,生理紊乱小,生存率96%;1~3分者,生理紊乱大,死亡率>96%;4~13分者,生理紊乱显著,抢救价值很大。常以TS值<12分作为重伤的标准。

表10-2 创伤评分(TS)表

呼吸频率(次/分)		呼吸幅度		收缩压(mmHg)		毛细血管充盈度		GCS 总分	
等级	积分	等级	积分	等级	积分	等级	积分	等级	积分
10~24	4	正常	1	>90	4	正常	2	14~15	5
25~35	3	浅或困难	0	70~90	3	迟缓	1	11~13	4
>35	2	—	—	50~69	2	无	0	8~10	3
<10	1	—	—	<50	1			5~7	2
0	0	—	—					3~4	1

3. 修正创伤评分(RTS)法

由于 TS 的灵敏度相对较低，易于遗漏严重患者病情，特别对颅脑损伤患者的严重性估计不足，因而提出创伤评分(RTS)法，具体评分见表 10-3 所示。RTS 去掉了呼吸幅度(RE)和毛细血管充盈度(CR)，仅由格拉斯哥昏迷评分(GCS)、收缩压(SBP)和呼吸频率(RR)三项构成，各赋予一定分值。RTS 是对 TS 的进一步改进并简化了检测指标，增加了格拉斯哥昏迷评分(GCS)的权重。RTS 总分为 0~12 分，评分越低，伤情越重。RTS >11 分诊断为轻伤，RTS <11 分诊断为重伤。

表 10-3 创伤评分(RTS)法

呼吸频率(次/分)	收缩压(mmHg)	GCS 分值	分值
10~29	>90	13~15	4
>29	76~89	9~12	3
6~9	50~75	6~8	2
1~5	<50	4~5	1
0	0	3	0

4. CRAMS 评分法

包括循环、呼吸、胸腹、运动、语言 5 个参数，按照各参数表现评定为 0~2 分，共 3 级。CRAMS 评分(表 10-4)总分值为 5 个项目相加的总和，分值范围为 0~10 分。9~10 分为轻度，7~8 分为重度，≤6 分为极重度。CRAMS 分值越低，死亡率越高。

表 10-4 CRAMS 评分法

项目	记分		
	2	1	0
循环	毛细血管充盈正常和收缩压≥100 mmHg(13.3 kPa)	毛细血管充盈迟缓或收缩压≤100 mmHg(13.3 kPa)	无毛细血管充盈或收缩压≤85 mmHg(11.3 kPa)
呼吸	正常	费力、浅或呼吸频率>35/分	无自主呼吸
胸腹	均无腹痛	胸或腹有压痛	连枷胸、板状腹、血腹
运动	正常(能按吩咐动作)	只对疼痛刺激有反应	无反应
言语	正常(对答切题)	言语错乱、语无伦次	发音听不懂得或不能发音

(二)院内评分

院内评分是指患者到达医院后，根据损伤类型及其严重程度对伤情进行定量评估的方法，可用于预测预后和比较各医疗单位的救治水平。

1. 简明损伤定级标准(abbreviated injury scale, AIS)

是一套以解剖学为基础，世界通用的损伤严重程度评分系统，按照身体区域每一损伤以6个等级来划分严重程度。1976年发布了第一版《AIS手册》，以后于1980年、1985年、1990年、1998年及2005年分别进行了修订。AIS制订的最初目的，是为了给车祸伤建立一套判定损伤严重程度和分类的标准。后来，其适用范围逐渐从车祸撞击伤被扩大到各种原因的损伤，内容也由原来的近100条增加到2 000多条。AIS是国际上使用最广泛的院内创伤评分——损伤严重评分法(injury severity score, ISS)的基础，也是其他多个创伤与损伤严重度评价方法的基础。我国于1994年正式建议将AIS – ISS法用于多发伤的界定，并将ISS > 16分定为严重多发伤。AIS(1998年修订版)及其以前的版本中，AIS编码格式，中间以小数点符号隔开，小数点前有6位，另一位位于小数点后。小数点前的7位编码，称为点前编码，而小数点后的编码即AIS严重度分值，称作点后编码。在此基础上，AIS2005年版还提供了损伤定位编码(4位)和损伤原因编码(4位)，由使用者根据需要采用，属可选编码。因此，如果某一损伤既包括损伤定位和损伤原因编码的话，其完整编码应该是15位。其编码格式见图10 – 1。AIS点前编码自左向右分别为：第1位数表示身体区域，第2位数表示解剖结构的类别，第3位、第4位数表示具体的解剖结构，或在体表损伤时表示具体的损伤性质，第5位、第6位数表示某一具体部位和解剖结构的损伤程度。点前编码中具体数字的含义如图10 – 1所示。AIS将小数点右侧的AIS严重度分值称为点后编码。其意义如下：严重度分值1表示轻度损伤，分值2表示中度损伤，分值3表示较重度损伤，分值4表示重度损伤，分值5表示危重度损伤，分值6表示极度损伤(目前不可救治)。

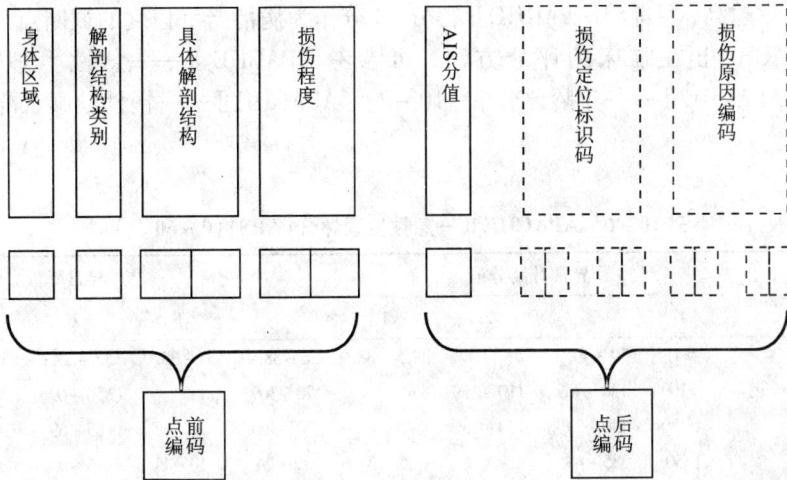

图10 – 1 AIS 编码格式

2. 损伤严重度评分(injury severity score, ISS)

该评分方法将全身分为6个区域(表10 – 5)，从3个损伤最严重的ISS身体区域中，各选出一个最高的AIS分值，其平方和即为ISS。其计算公式：$ISS = MAIS_1^2 + MAIS_2^2 + MAIS_3^2$。通常把ISS < 16分定为轻伤，16 ~ 25分定为重伤，ISS > 25分定为严重伤。

表 10 – 5　ISS 身体区域划分

ISS 身体区域	所包括的具体损伤范围
头部或颈部	包括脑和颈椎损伤、颅骨或颈椎骨折;窒息归入头部
面部	包括累及口、耳、眼、鼻和面部骨骼的操作
胸部	包括胸腔内的所有脏器损伤,膈肌、胸廓和胸椎的损伤,以及溺水
腹部或盆腔脏器	包括腹腔内所有脏器损伤;腰椎损伤纳入腹部或盆腔区域
四肢或骨盆	四肢、骨盆、肩胛带的损伤包括扭伤、骨折、脱位和肢体离断,应除外脊柱、颅骨和胸廓
体表	包括任何部位体表的裂伤、挫伤、擦伤和烧伤;体温过低或高压电击伤归入体表

(三)ICU 评分

急性生理和慢性健康状态评价系统(acute physiology and chronic health evaluation, A-PACHE),是一类评定各类危重病患者,尤其是 ICU 患者病情严重程度及预测预后的客观体系。作为目前国际上应用最广泛、且较权威的一种评分方法,APACHE 既包括伤后的生理与病理改变,又包括伤前的疾病或健康状况。APACHE 的发展经历了四个阶段,即 APACHE Ⅰ ~Ⅳ,其中 APACHE Ⅱ 是临床应用最多的评分方法。

APACHE Ⅱ 由急性生理学评分(acute physiology score, APS)、年龄、慢性健康状况评分(CHS)三部分构成,根据 APACHE Ⅱ 的总分值和入住 ICU 的主要疾病分值(表 10 – 9)可进一步计算患者院内死亡危险性(R):$\ln[R/(1-R)] = -3.517 + APACHE Ⅱ$ 得分 $\times 0.146 + 0.603$(仅限于急诊手术后患者)+ 患者入住 ICU 的主要疾病分值。APACHE 分值越高,提示病情越重,死亡率越高,目前将 APACHE Ⅱ 得分 20 分作为病情严重程度的截断点。

关于 APACHE Ⅱ 在临床的评分方法,可参考 APACHE Ⅱ——急性生理评分(APS)(表 10 – 6)、APACHE Ⅱ——年龄评分(表 10 – 7)、APACHE Ⅱ——慢性健康状况(CHS)评分(表 10 – 8)。

表 10 – 6　APACHE Ⅱ—急性生理评分(APS)(0 ~ 60 分)

变 量	异常升高分值				0	异常降低分值			
	4	3	2	1		1	2	3	4
1 直肠温度(℃)	≥41	39 ~ 40.9		38.5 ~ 38.9	36 ~ 38.4	34 ~ 35.9	32 ~ 33.9	30 ~ 31.9	≤29.9
2 平均动脉压(mmHg)	≥160	130 ~ 159	110 ~ 139		70 ~ 109		50 ~ 69		≤49
3 心率	≥180	140 ~ 179	110 ~ 139		70 ~ 109		55 ~ 69	40 ~ 54	≤39
4 呼吸频率(分)	≥50	35 ~ 49		25 ~ 34	12 ~ 24	10 ~ 11	6 ~ 9		≤5
5 PaO_2(mmHg)(FiO_2 < 50%)或 $P(A-a)O_2$(mmHg)(FiO_2≥50%)	≥500	350 ~ 499	200 ~ 349		>70 <200	61 ~ 70		55 ~ 60	<55
6 动脉血 pH 或静脉血 HCO_3^-(mmol/L)	≥7.7	7.6 ~ 7.69 41 ~ 51.9		7.5 ~ 7.59 32 ~ 40.9	7.33 ~ 7.49 22 ~ 31.9		7.25 ~ 7.32 18 ~ 21.9	7.15 ~ 7.24 15 ~ 17.9	<7.15 <15
7 血钠浓度(mmol/L)	≥180	160 ~ 179	155 ~ 159	150 ~ 154	130 ~ 149		120 ~ 129	111 ~ 119	≤110
8 血钾浓度(mmol/L)	≥7.0	6 ~ 6.9		5.5 ~ 5.9	3.5 ~ 5.4	3 ~ 3.4	2.5 ~ 2.9		<2.5
9 血清肌酐浓度(μmol/L)	≥309.4	176.8 ~ <309.4	132.6 ~ <176.8		53.04 ~ <132.6		<53.04		

续表

变量	异常升高分值				0	异常降低分值			
	4	3		1		1	2	3	4
10 血细胞比容(%)	≥60		50~59.9	46~49.9	30~45.9		20~29.9		<20
11 血细胞计数 ($\times 10^9$/L)	≥40		20~39.9	15~19.9	3~14.9		1~2.9		<1
12 神经功能	等于15减去实际GCS的分值								

①第4项目计算呼吸频率时不考虑患者是否接受机械通气治疗。

②第5项目评价氧合功能,根据 FiO_2(吸入氧浓度)选择计算方法; PaO_2 指动脉血氧分压; $P(A-a)O_2$ 指肺泡动脉血氧分压差 $=[FiO_2 \times (760-47)-PaCO_2/R-PaO_2]$; $PaCO_2$ 指动脉血二氧化碳分压; R 指呼吸商,通常取0.8。

③第6项目评定血液酸碱平衡情况,以动脉血 pH 值最好,如无血气分析则以静脉血 HCO_3^- 代替。

④第9项目,如果存在急性肾衰竭(ARF),该项分值加倍,最高分为8分。

⑤第12项目最高分为12分,GCS(格拉斯哥昏迷评分)参见本书第9章表9-2,如果患者使用了镇静药物,不能对神经系统功能做出判断,应以镇静前的情况作为标准,如果没有可信的镇静前的资料,则该项正常。

表10-7　APACHE Ⅱ——年龄评分

年龄(岁)	分值
≤44	0
45~54	2
55~64	3
65~74	5
≥75	6

表10-8　APACHE Ⅱ——慢性健康状况评分(CHS)

既往健康状况	分值
无下述所指的慢性病*	0
有下述所指的慢性病,患者为择期手术后	2
有下述所指的慢性病,患者为非手术或急诊手术后	5

*指住院前患者具有严重器官功能障碍或免疫功能受损病史,判定标准如下,具备一项即可:

①肝脏:肝活检证实有肝硬化及门静脉高压;有门静脉高压导致的上消化道出血史;或有肝衰竭、肝性脑病、肝昏迷病史。

②心血管:纽约心脏病学会功能分级Ⅳ级。

③呼吸:慢性限制性、阻塞性或血管性疾病导致的严重活动受限,如不能上楼或做家务事;或具有慢性低氧血症、高碳酸血症、继发性红细胞增多症、严重的肺动脉高压(>40 mmHg)或呼吸机依赖病史。

④肾脏:正在接受慢性透析治疗。

⑤免疫功能受损:患者已经接受了可抑制抗感染能力的治疗,如免疫抑制药、化疗、放疗、长期或近期使用大剂量类固醇,或患者足以抑制抗感染能力的疾病,如白血病、淋巴瘤、艾滋病(AIDS)等。

表 10 - 9　APACHE Ⅱ—患者入住 ICU 的主要疾病分值

非手术患者	分 值	手术后患者	分 值
因下列因素导致的呼吸功能障碍或衰竭		多发伤	- 1.684
哮喘/过敏症	- 2.108	因慢性心血管疾病住 ICU	- 1.376
慢性阻塞性肺疾病	- 0.367	外周血管手术	- 1.315
非心源性肺水肿	- 0.251	心脏瓣膜手术	- 1.261
呼吸暂停	- 0.168	颅内肿瘤手术	- 1.245
误吸/中毒/毒性反应	- 0.142	肾脏肿瘤手术	- 1.204
肺栓塞	- 0.128	肾移植术	- 1.042
感染	0	颅脑外伤手术	- 0.955
肿瘤	0.891	胸腔外科手术	- 0.802
因下列因素导致的心血管功能障碍或衰竭		ICH/SDH/SAH 手术	- 0.788
高血压	- 1.798	椎板切除术及其他脊髓手术	- 0.699
心律失常	- 1.368	失血性休克	- 0.682
充血性心衰	- 0.424	胃肠道出血	- 0.617
失血性休克/低血容量	0.493	胃肠道肿瘤手术	- 0.248
冠状动脉疾病	- 0.191	手术后呼吸功能障碍	- 0.140
全身性感染	0.113	胃肠道穿孔/梗阻	0.060
心脏骤停	0.393		
心源性休克	- 0.259		
胸/腹主动脉瘤破裂	0.731		
		因全身性感染或心脏呼吸骤停而入住 ICU 的患者,可选择非手术患者的相应分值	
创伤			
多发伤	- 1.228		
头部创伤	- 0.517		
神经系统疾病			
癫痫	- 0.584		
ICH/SDH/SAH *	0.723		
其他			
药物过量	- 3.353		
糖尿病酮症酸中毒	- 1.507		
消化道出血	0.334		
如果入住 ICU 的主要疾病不在上述范围内,则可根据其涉及的下列主要器官系统进行选择		如术后入住 ICU 的主要原因不在上述范围内,则可根据其涉及的下列主要器官系统进行选择	
代谢/肾脏	- 0.885	神经系统	- 1.150
呼吸系统	- 0.890	心血管系统	- 0.797
神经系统	- 0.759	呼吸系统	- 0.610
心血管系统	0.470	胃肠道	- 0.613
胃肠道	0.501	代谢/肾脏	- 0.196

ICH:颅内出血;SDH:硬膜下出血;SAH:蛛网膜下腔出血。

第二节 多发伤、复合伤

一、多发伤

多发伤(multiple trauma)是指在同一机械致伤因素作用下，机体同时或相继有两处以上的解剖部位或器官受到创伤，其中至少一处损伤危及生命或并发创伤性休克者。多发伤的特点概括为：损伤机制复杂；伤情重、变化快；生理紊乱严重；诊断困难，易漏诊和误诊；处理顺序与原则的矛盾；并发症多、死亡率高。

与多发伤概念相区别的有多处伤、复合伤、联合伤。多处伤是指同一解剖部位或脏器有两处以上的损伤；复合伤是指两种或两种以上致伤因素同时或相继作用于人体所造成的损伤；联合伤是指创伤造成膈肌破裂，既有胸部伤，又有腹部伤，又称胸腹联合伤。

【伤情评估】

1. 危及生命的伤情评估

对于严重的多发伤的早期检查，主要判断有无致命伤，首先要注意伤员的神志、面色、呼吸、血压、脉搏、出血等，以迅速确定以下几点：

(1)气道情况：有无气道不畅或阻塞。

(2)呼吸情况：注意呼吸频率、呼吸方式，是否有通气不良、有无鼻翼煽动、胸廓运动是否对称、反常呼吸音是否减弱。尤其注意是否有张力性气胸或开放性气胸及连枷胸。

(3)循环情况：了解有无出血，判断出血量多少，注意观察血压脉搏、尿量，以判断是否休克：①了解有无活动性出血，血容量是否减少；②毛细血管再充盈时间：用于评价组织灌注情况。当用手指压迫拇指甲床时，甲床的颜色变白。正常人除去压力后 2 秒内，甲床恢复到正常的红润。因甲床是末梢，再充盈时间延长是组织灌注不足的最早指征之一；③评估血压：急救时可用手触摸动脉法。可触及桡动脉、股动脉或颈内动脉的搏动，则收缩压分别是80 mmHg、70 mmHg、60 mmHg；④中枢神经系统情况：意识状态、瞳孔大小及对光发射、有无偏瘫或截瘫。

2. 全身伤情评估

在进行紧急处理后，生命体征稳定的情况下，要求以简便的诊断方法，及时进行全身检查，对伤情做出全面评估。检查诊断可以采用国内外提倡的"CRASH PLAN"顺序检查，以免漏诊。CRASH 的含义为 C = cardiac(心脏及心血管循环功能)、R = respiration(胸部及呼吸功能)、A = abdomen(腹部脏器损伤)、S = spine(脊柱及脊髓损伤)、H = head(头部)，PLAN 的含义的 P = pelvic(骨盆)、L = limb(四肢)、A = arteries(动脉)、N = nerves(神经)。应详细采集病史，了解受伤的原因和经过，并进行各种必要的辅助检查，如 X 片、B 超、CT、MRI 等。根据以上评估，以确立损伤救治的先后顺序。

3. 明确诊断

多发伤是同一致伤因子引起的两处以上解剖部位及脏器的损伤，且至少有一处损伤是危及生命的。危及生命的损伤主要有：①颅脑损伤：颅骨骨折，伴有昏迷、半昏迷的颅内血肿，脑挫伤，颌面部骨折；②颈部损伤：颈部外伤伴有大血管损伤、血肿、颈椎损伤；③胸部损伤：多根或多处肋骨骨折，血、气胸，肺挫伤，纵隔损伤、心脏损伤、大血管和气管破裂；④腹部损伤：腹内出血，腹内脏器破裂，腹膜后大血肿；⑤泌尿生殖系统损伤：肾破裂，膀胱破裂，子宫破裂，尿道破裂，阴道破裂；⑥复杂性骨盆骨折或伴有休克；⑦脊椎骨折、脱位伴脊髓伤或多发脊椎骨折；⑧上肢肩胛骨、长骨骨折，上肢离断；⑨下肢长管状骨骨折，下肢离断；⑩四肢广泛皮肤撕脱伤。

【急诊护理】 多发伤患者伤情严重，创伤后 1 小时被称为创伤的"黄金时间"，伤员的抢救必须迅速、及时、准确、有效。包括现场急救、转送、急诊室的救治。

1. 现场急救

现场急救是创伤急救工作的开始，早期救治的正确与否，关系到后续工作的成败。

(1)保证伤员立即脱离危险环境：抢救人员到达现场后，应使伤员迅速脱离危险环境，排除可以继续造成伤害的原因。既要保证伤员的安全，防止再损伤，又不能因动作过猛增加伤员的痛苦，切忌将伤肢从重物下硬拉出来。

(2)立即检测生命体征：包括呼吸、脉搏、血压、意识。特别要注意意识状态的变化，并尽快掌握致命伤的情况，如上呼吸道阻塞、张力性气胸、出血性休克、脑疝等。

(3)确保呼吸道通畅：尤其是头、颈、胸部伤伤员，维持呼吸道通畅必须占首要地位。要及时清除口、鼻、咽、喉部的异物、血块、呕吐物、痰液及分泌物等，必要时行人工呼吸或气管插管，单纯咽喉梗阻者可行环甲膜穿刺或气管切开。

(4)充分给氧：多发伤患者及时充分吸氧，对急救恢复十分有益。

(5)处理活动性出血：控制明显的外出血，是减少现场死亡的最重要措施。最有效的紧急止血法是指压法，压住出血伤口或肢体近端的主要血管，然后迅速加压包扎，并抬高伤肢，以达到止血目的。必要时使用止血带，但须记录扎止血带时间，每 30 分钟或 1 小时松解一次，防止肢体缺血坏死。

(6)防治休克：除伤肢固定、吸氧、保温等措施外，主要措施是临时止血、输液扩容、纠正酸中毒和应用抗休克裤。

(7)处理创伤性气胸：对张力性气胸伤员，应尽快于伤侧锁骨中线第 2 肋插入带有活瓣的穿刺针排气减压，可将橡胶指套剪破小口后扎紧在穿刺针尾，形成活瓣，以迅速改善危象；对于胸部有创口造成的开放性气胸患者，迅速用厚无菌敷料严密封闭伤口；对血气胸患者要行闭式引流；对胸壁软化伴有反常呼吸者应固定浮动胸壁等。在上述紧急处理过程中，应同时抗休克治疗。

(8)伤口的处理：躯体任何部位有异物穿透伤，除气道压迫致呼吸困难外，均不能在现场取出异物，以免大出血，应在有条件的医院取出。创面中有外露的骨折断端、肌肉、内脏，严禁将其回纳入伤口，以免造成深部感染。有骨折的伤员要临时固定。脑组织有膨出时，应先在伤口周围加垫圈保护脑组织，不可加压包扎。

(9)保存离断肢体：将伤员离断肢体用无菌包或干净布包好，有条件者可低温保存，以减少组织变性和防止细菌滋生繁殖。切忌将离断肢体浸泡在任何液体中。断肢应随同伤员送往医院，以备再植手术。

2. 转运途中的救护

(1)运送条件要求：迅速转运，尽量缩短途中运输时间，转运途中应物品准备齐全保证途中抢救工作不中断。

（2）伤员体位：伤员体位根据伤情选择。一般创伤伤员取仰卧位；颅脑伤、颌面部伤应侧卧位或头偏向一侧，以防舌后坠或分泌物阻塞呼吸道；胸腹部伤取半坐卧位，以减轻呼吸困难；休克患者取仰卧中凹位。

（3）搬运方法：脊柱骨折的伤员俯卧在担架上进行运送，搬运前要先固定，搬运时将伤者身体以长轴方向拖动，不可从侧面横向拖动。如仰卧位则在脊柱骨折部位垫以枕头以减少前屈位置，使脊柱呈过度后伸位，应3～4人一起搬动，保持头部、躯干成直线位置，以防造成继发性脊髓损伤。

（4）注意事项：担架运送时，将伤者水平托起，平稳放在担架上，脚在前，头在后，以便观察伤员的面色、表情、呼吸等病情变化；用汽车运送时要注意车速不能太快，固定好担架，以减少颠簸；飞机运送时，体位应横放，以防飞机起落时头部缺血。

（5）观察病情：密切观察生命体征的变化、注意伤员的神志、瞳孔光反射、面色、肢端循环，如发现变化应及时处理，并保持输液通畅，留置导尿管观察尿量，评估休克状况。

3.医院救护

伤员到达医院后的抢救效率，很大程度取决于急诊科能否立即开展急救工作及有针对性的个体化救治。手术应在抢救生命、保存脏器和肢体的基础上尽可能地维持功能。一般先处理三种凶险情况，即呼吸道梗阻、出血和休克，并了解受伤原因和经过。具体措施如下：

（1）不中断抢救：继续运送途中的抢救工作，保持抢救工作的连续性。

（2）保持呼吸道通畅：视病情给予吸氧、气管插管、人工呼吸。紧急情况下可做环甲膜穿刺、气管切开。

（3）建立静脉输液通道：继续改善循环功能，积极抗休克治疗，尽快建立静脉输液通道，快速补充有效循环血量，可加压输液，也可尽快输血。

（4）进一步止血：控制出血，可在原包扎部位的外面再用敷料加压包扎，并抬高患肢。对活动性较大的出血应迅速钳夹止血，对疑腹腔内脏损伤者，应立即行腹腔穿刺术、B超检查，并做好术前准备，尽早剖腹探查。

（5）监护头颅外伤：对颅脑损伤的伤员，应防止呕吐误吸，防止脑水肿，并尽早全身降温。

（6）临时处理四肢骨折：对于合并骨折的创伤，应给予临时止血固定，待生命体征平稳后再处理骨折。

（7）及时导尿、留置胃管：留置尿管及胃管，观察尿色、记录每小时尿量，了解伤员的水、电解质平衡状况；放置胃管有利于胃内容物引流，防止呕吐物误吸，要观察引流物的颜色、性状、量，以了解是否发生应激性溃疡。

二、复合伤

复合伤（combined injury）是指两种以上（含两种）不同性质的致伤因素同时或相继作用于人体，造成人体两种以上不同的损伤，称之为复合伤。复合伤的基本特点：①有两种以上的致伤因素，常以一种损伤为主；②常伤及全身多个部位、多个脏器，伤情可被掩盖，易漏诊、误诊；③两种以上致伤因素导致的损伤效应，不是单一伤的简单相加，而是多有复合效应。

复合伤常见类型有：放射复合伤、烧伤复合伤、化学复合伤。复合伤的命名，将主要伤列于前，次要伤列于后。

（一）放射复合伤

放射性复合伤是指人体同时或相继遭受放射性损伤和烧伤或冲击伤等一种或多种非放射性损伤，它以放射性损伤为主，主要有放烧冲复合伤、放冲复合伤和放烧复合伤。

1. 伤情评估

（1）伤情程度：伤情轻重、存活时间、死亡率主要取决于辐射剂量。

（2）病程经过具有放射病的特征：其病程包括初期、假愈期、极期和恢复期四个阶段。伤者具有造血功能障碍、感染、出血等特殊病变和临床症状。

（3）放射损伤与烧伤、冲击伤的复合效应：①整体损伤加重，感染、休克出现早，程度重，伤情恢复慢，死亡率高；②休克加重，休克的发生率和严重程度均较其他损伤重，一般放射剂量越大，休克发生率越高。严重休克是早期死亡的重要原因之一；③感染发生率高，复合伤时伤员发生全身感染的概率明显高于其他创伤患者，且全身感染出现越早，死亡率越高；④出血明显，由于血小板数下降快，胃肠道出血严重，渗出的血液积聚在肠壁，从大便排出，形成血便。一方面加重贫血，另一方面出血处黏膜易发生感染。

（4）重要脏器的复合效应

1）胃肠系统损伤明显：放射复合伤时，由于小肠黏膜细胞破坏，小肠壁血液循环障碍，常出现食欲减退、厌食、恶心、呕吐、腹泻等消化道症状。

2）造血系统功能严重损伤：复合伤较单纯放射损伤出现的骨髓破坏更为严重，且出现时间较早。

（5）创伤愈合过程延迟：通常中度以下的复合伤对创伤愈合的影响与单纯伤相比无明显差别，但遭受较大剂量照射时，创面愈合速度明显减慢。

【急诊护理】

（1）现场救护：①迅速去除致伤因素；②保持呼吸道通畅；③根据伤情针对性地进行急救处理；④迅速转送伤员。

（2）抗休克：尽快建立静脉输液通道，最好建立多条，迅速补充有效循环血量，必要时用抗休克裤。

（3）早期抗辐射处理：对伤员要进行消洗处理，消洗的污水及污物要深坑掩埋，不能使其扩散。胃肠道沾染者可催吐、洗胃、缓泻等处理。应尽早口服碘化钾 100 mg。必要时可采用加速排出的措施。

（4）抗感染：早期、适量使用抗生素，积极防治感染。加强对创面局部感染的控制，以防止和减少细菌进入血液。

（5）防治出血：促进血细胞再生和积极纠正水、电解质紊乱，条件允许尽早进行骨髓移植。

（6）创面、伤口处理：①手术时机：原则上尽早手术，争取在极期到来前伤口愈合。极期中手术，易加重出血和感染，伤口不易愈合，故仅限于紧急救治手术；②尽量使污染的创伤转为清洁的创伤，多处伤转为少处伤，开放伤转为闭合伤，重伤转为轻伤；③麻醉选择：局麻和硬膜外麻醉及静脉复合麻醉在各期均可使用。笑气、硫喷妥钠在初期和假愈期中也可应用。有严重肺冲击伤者，不用乙醚麻醉，防止加重肺部症状；④严格无菌操作，彻底清创。对于污染伤口，用剪刀剪去周围毛发，用0.9%氯化钠溶液、1:5的漂白粉液彻底清洗，注意勿用乙醇；清洗消毒时，应先覆盖伤口，避免冲洗液带放射性物质流入伤口；清创后伤口做延期缝合；骨折应尽早复位，放射损伤复合骨折的愈合缓慢，故固定时间较单纯骨折延长 1/4 ~ 1/2 倍。

(二)烧伤复合伤

人体同时或相继受到热能(热辐射、热蒸汽、火焰等)和其他创伤所致的复合损伤，即为烧伤复合伤。战时烧伤复合伤多为烧伤合并冲击伤，而平时烧伤复合伤则多见烧伤合并各种脏器和(或)组织的机械性损伤。

【伤情评估】

(1)伤情分类：烧伤复合伤通常以烧伤为主，体表烧伤和创伤容易发现，但判断有无冲击伤引起的内脏损伤则较为困难。伤情分类大致可参照以下的分级方法：

1)轻度复合伤：烧伤和冲击伤导致的损伤均为轻度损伤。

2)中度复合伤：烧伤和冲击伤导致的损伤中，有一种达中度损伤。

3)重度复合伤：烧伤和冲击伤导致的损伤中，有一种达重度损伤或两种损伤都为中度损伤。

4)极重度复合伤：烧伤和冲击伤导致的损伤中，有一种达极重度损伤或两种损伤均为重度损伤。

(2)伤情特点：烧伤复合伤主要表现为以下临床特点，在进行伤情评估时特别注意判断有无内脏损伤。

1)整体损伤加重：严重烧伤除引起体表损伤外，还常造成多种内脏损伤。当合并冲击伤时，高速、高压的冲击波可导致全身各个器官的损伤。两伤合并后，发生复合效应，伤情相互加重，全身情况差，症状多样化，休克、感染发生率高，并出现相应的内脏损伤的临床症状。

2)心肺损伤：合并冲击伤时，心肺损伤主要病变为出血、坏死、心肌纤维断裂，主要临床表现为胸闷、憋气，有时出现肺水肿，心率常先缓慢(40 ~ 50 次/min)，持续 2 ~ 3 小时，而后加快至 200 次/min，并可出现心律失常。冲击波直接作用于胸腹壁，可引起肺出血、肺破裂和肺大泡等，导致气胸、血胸、肺不张，伤员有胸闷、胸痛、咳嗽、咯血、呼吸困难，严重者出现肺水肿、肺出血症状，是现场死亡的主要原因。

3)肝、肾功能损伤：重度烧伤复合伤可造成肝脏出现不同程度的撕裂伤及包膜下血肿，早期常出现血浆丙氨酸氨基转移酶(ALT)和天冬氨酸氨基转移酶(AST)升高。烧伤合并冲击伤时，即使烧伤不太严重，也可使肾功能损害加重，导致血尿、少尿、无尿、血尿素氮持续升高，甚至肾衰竭。

4)造血功能损害：严重的烧伤复合伤可抑制造血组织的造血功能，使外周血液中的红细胞、白细胞、血小板数量出现不同程度的减少。

5)其他损伤：烧伤患者伴有耳鸣、耳聋，可能合并有听器损伤；伴有神志障碍，可能复合有颅脑损伤；伴有急腹症，可能复合有腹腔脏器损伤。

【急诊护理】

(1)防治肺损伤：严重肺出血、肺水肿是烧伤复合伤患者早期主要的死亡原因，早发现、早治疗肺损伤至关重要。因此，从现场急救开始，必须及时解除呼吸道梗阻，确保呼吸道通畅。紧急情况下可气管插管甚至气管切开，必要时行机械辅助呼吸。

(2)补液、抗休克：补液时，应密切注意呼吸、心率、心律等的改变，防止心衰、肺水肿的发生。对于烧伤合并颅脑损伤的伤员，抗休克补液指标应控制在低水平，一旦休克被控制，即适量限制补液并及早使用脱水药，脱水药的剂量根据血压、脉搏、呼吸的变化而定。

（3）抗感染：烧伤创面易感染，应及早妥善处理，可应用抗生素和精制破伤风类毒素。

（4）密切观察心、肺、脑、肾功能，防止心、肺、脑、肾受损或损伤加重。

（5）创面处理：需转送的患者应做好烧伤创面的包扎处理。小面积浅度烧伤合并闭合性骨折的患者，可试用手法复位石膏托固定，不能手法复位的可用骨牵引或髓内针固定。大面积深度烧伤合并闭合性骨折的患者，以处理烧伤为主，如病情允许，也可行骨牵引治疗。小面积深度烧伤合并闭合性骨折，可行早期切痂植皮，同时可行骨折开放复位内固定。烧伤合并开放性骨折，病情允许，应及早彻底清创。烧伤合并骨折并有血管损伤，影响患者生命或危及肢体存活时，应在抢救休克的同时，早期实施急救手术。

（三）化学复合伤

各种创伤合并毒剂中毒或伤口直接染毒者，称为化学复合伤。多见于战时使用化学武器，平时见于农药、强酸强碱、工业有害气体与溶剂等民用化学致伤因素。

【伤情评估】 化学毒物可经皮肤、黏膜、呼吸道、消化道进入人体，引起中毒甚至死亡，特别是经有创伤口，毒物吸收快，中毒程度重。依毒剂种类不同，临床表现呈现不同特点：

（1）神经性毒剂：伤口染毒时一般无特殊感觉，伤口及其周围组织的改变也不明显，但不久染毒局部可出现持续性肌颤，如处理不及时，毒物可很快自创面吸收，几分钟就出现中毒症状而死亡。

（2）糜烂性毒剂：伤口染毒处立即发生局部剧痛，10～20分钟后伤口出现严重充血、出血、水肿及水疱形成。全身吸收，中毒症状迅速而强烈，常出现严重的中枢神经系统症状、肺水肿和循环衰竭。

（3）全身中毒剂：毒剂的氰根抑制组织呼吸，中毒后出现呼吸困难，严重者呼吸衰竭。

（4）窒息性毒剂：主要损害支气管系统，染毒后出现流泪、咳嗽、胸闷，继而发生中毒性肺水肿。

（5）刺激性毒剂：染毒时表现为喷嚏、流泪、胸闷、胸痛、牙痛、头痛、皮肤损害等，严重者可出现烦躁、肺水肿、肌无力等。

（6）失能性毒剂：主要作用于中枢神经系统，中毒时可出现眩晕、头痛、嗜睡、幻觉、狂躁、昏迷等，同时有口干、瞳孔散大、皮肤潮红等类似于阿托品的作用。

【急诊护理】 化学复合伤的处理原则：先处理危及生命的创伤，再处理毒物中毒；特效抗毒疗法与综合疗法相结合；局部处理与全身治疗相结合。

（1）清除毒物：①皮肤染毒者，立即脱去被污染的衣服，以大量的清水冲洗创面以清除和稀释残留的毒物，时间不少于30分钟；大面积皮肤染毒，局部处理不彻底时，应进行全身清洗消毒；②伤口染毒者，用0.9%氯化钠溶液冲洗干净，去除伤口内毒剂；注意勿使洗液沾染周围组织，防止交叉染毒。如伤口位于四肢，要及时使用止血带捆扎，以减少毒剂吸收；③眼染毒者，立即用2%碳酸氢钠溶液、0.5%氯氨水溶液或清水彻底冲洗；④经口中毒者，立即行催吐，最好是用2%碳酸氢钠溶液、0.02%～0.05%高锰酸钾溶液反复洗胃，注意水温及压力要适当，动作要轻柔，以免加重胃黏膜损伤。

（2）及时实施抗毒疗法：诊断明确后，要及时对症实施抗毒疗法。

（3）保护重要器官功能：注意保持呼吸道通畅和心肌功能，防治肺水肿。预防、肝肾等重要器官功能损害，严密监测生命体征，准确记录24小时尿量。观察尿颜色，如出现血尿、少尿，应加快输液速度，给予溶质性利尿药，加速毒素排泄，使中毒症状迅速得到控制。

（4）预防并发症：中毒性休克有肺水肿时，禁忌输血和静脉输注 0.9% 氯化钠注射液，可静脉注射 50% 葡萄糖注射液、吸氧和保暖。

第三节　颅脑损伤

颅脑损伤（brain injury）在损伤性疾病中较常见，是因外界暴力作用于头部而引起，发生率在全身各部位损伤中占第二位。由于伤及中枢神经系统，其死亡率和致残率均为首位。

【临床表现】 颅脑损伤可根据其损伤部位、病理发生机制的不同进行分类，临床表现既有共同之处，也有特征性表现。

1. 意识障碍

意识障碍是颅脑损伤患者最为常见的症状，分为原发性意识障碍和继发性意识障碍。原发性意识障碍通常由原发性颅脑损伤所致，其病理生理机制为广泛性大脑皮质损伤、弥漫性轴索损伤。继发性意识障碍的出现往往提示颅内继发性损伤的发生，包括脑水肿、脑缺血及全身系统性并发症的存在，颅内血肿是继发意识障碍的最常见原因。典型的意识障碍 - 清醒 - 意识障碍病程，提示硬膜外血肿的存在，而对于硬膜下血肿、脑内血肿来说，由于通常伴有较重的脑损伤，故中间清醒期不明显。

2. 头痛与呕吐

头痛一般见于所有神志清楚的颅脑损伤患者，可以由头皮或颅骨损伤所致，也可由颅内出血和颅内压升高引起。头痛可为局限性的，通常多见于外力作用部位，是由于局部组织损伤及其继发的炎症反应造成的；也可为弥漫性的，常由于脑组织损伤或颅内压升高所致。头痛与病情严重程度并无一定的关系。如患者诉头痛，但疼痛位置表浅而局限，且神志清楚，通常是由于颅外组织创伤所致；如患者全头剧烈胀痛，且逐渐加重，并伴有反复的呕吐，应高度警惕颅内压升高或颅内血肿的发生。伤后早期呕吐可以由迷走神经或前庭结构受损伤引起，反复的喷射性呕吐是颅内高压的特征性表现。

3. 生命体征改变

脑外伤发生后，患者可暂时出现面色苍白、心悸、出汗和四肢无力等症状，

此时监测生命体征，可以发现呼吸浅快、心动过速、节律异常、脉搏微弱、血压下降；如损伤程度不重，伤后半小时内上述症状体征都可以恢复正常。单纯颅脑损伤很少在伤后早期出现休克，头皮撕脱伤可因大量出血及疼痛而发生休克，否则应怀疑伴有其他脏器损伤，如气胸、内脏大出血等情况。颅内压进行性增高时，可出现血压升高、脉压差加大、脉搏和呼吸变缓；后枕部着地的患者出现脉搏缓慢，呼吸不规则多系后颅凹血肿；体温早期出现明显升高，常是下丘脑或脑干损伤的表现；伤后立即或迅速出现的生命体征改变常是脑干损伤的征象。

4. 瞳孔变化

瞳孔由动眼神经的副交感支和交感神经共同支配。伤后立即出现一侧瞳孔散大，光反应消失，而患者神志清楚，可能为颅底骨折导致动眼神经损伤所致的动眼神经原发性损伤；如伤后一侧瞳孔逐渐散大，光反应迟钝或消失，伴意识障碍逐渐加深，应考虑颅内血肿和小脑幕切迹疝的存在。若双侧瞳孔散大，光反应消失，则已属于脑疝晚期。瞳孔双侧散大或缩

小，或大小多变，形状不整，常是脑干损伤的表现。

5. 运动障碍与锥体束征

伤后立即出现的运动障碍是原发性脑损伤所致，如受伤当时无运动障碍，随后再出现或原有体征进行性加重，则提示有继发性损害。一侧生理浅反射减退或消失，是该侧锥体束征损害的早期表现，新出现的或在原有基础上加重的锥体束征，均提示继发颅内血肿。

6. 脑膜刺激征

早期出现脑膜刺激征为蛛网膜下隙出血的表现，颈项强直或有强迫头位而无下肢症状时，是后颅凹损伤的表现。

7. 头部体征

头皮下血肿体积小，张力高，疼痛十分显著；帽状腱膜下血肿张力低，范围貌似一顶帽子，疼痛较轻，有贫血外貌；头皮裂伤出血较多，不易自止；枕顶部着力，颞肌腱膜下肿胀常提示颞部有骨折，可能并发有硬膜外血肿；颈后肌肉肿胀，强迫头位，耳后迟发性瘀斑，常提示枕骨或颞骨岩部有骨折，应注意后颅凹血肿；眶周及球结膜下瘀血斑，即"熊猫眼"，是颅前窝骨折的特征表现。

8. 水电解质代谢紊乱

由于创伤后的应激反应，垂体前叶 ACTH 分泌量增加，对水、钠排泄均会造成一定程度的影响，但一般表现为亚临床过程，只有对患者进行尿钠排泄检查时才会发现。少数情况下，尤其对于重型颅脑损伤患者，可以出现明显的水、钠代谢紊乱，进一步加重继发性颅脑损伤，甚至危及生命。

【伤情评估】

1. 询问病史

(1)外伤史：详细了解受伤时间、受伤经过、着力点以及受伤后的表现，有无头痛、呕吐、意识障碍、运动障碍等。以判断损伤的部位、类型及严重程度。

(2)既往病史：了解既往是否有高血压、冠心病、一过性脑缺血发作和癫痫等疾病，并是否由此跌倒而引起脑损伤；有无各种血液病的出血倾向史，以及其他脏器的严重疾病史。

2. 损伤程度分级

(1)轻型脑损伤：单纯脑震荡，昏迷时间 <30 分钟，轻度头痛、头晕症状，神经系统及脑脊液检查无明显异常，有或无颅骨骨折，GCS 计分为 13~15 分。

(2)中型脑损伤：轻度脑挫裂伤，昏迷时间 <12 小时，生命体征有轻度改变，有轻度神经系统症状，有或无颅骨骨折及蛛网膜下隙出血，GCS 计分为 9~12 分。

(3)重型脑损伤：广泛脑挫裂伤、脑干伤或颅内血肿，昏迷时间 >12 小时，意识障碍进行性加重或清醒后再度昏迷，生命体征有明显变化，有明显神经系统阳性体征，广泛颅骨骨折及蛛网膜下隙出血，GCS 计分为 6~8 分。

(4)特重型脑损伤：原发性创伤严重或伴有其他系统器官的严重创伤，创伤后深昏迷，去脑强直或有脑疝形成，双侧瞳孔散大，生命体征严重紊乱，呼吸困难或停止，GCS 计分为 3~5 分。

3. 生理评估

(1)意识及瞳孔观察：有无意识的改变及意识障碍的程度，持续时间，是否出现中间意识好转期和清醒的程度，有无躁动；有无瞳孔异常改变，包括瞳孔的大小、形态、光反应灵敏度并双侧比较，以判断脑损伤的程度，有无继发性颅内血肿、脑疝发生。

（2）生命体征监测：生命体征的动态改变亦提示损伤的情况和病情的发展趋势。血压高、脉搏快速，呼吸深快系脑缺氧所致，是脑疝前期表现；血压高，脉搏呼吸缓慢是明显的颅高压体征，多见于脑疝早期；脉搏细速，呼吸不规则，血压进行性下降，是脑疝晚期表现，提示病情垂危。后颅凹损伤患者突然发生呼吸变慢或停止，常提示发生枕骨大孔疝。

（3）肢体运动：包括肌力、肌张力的改变，偏瘫常属大脑半球较广泛的损伤，三偏（偏盲、偏瘫、偏身感觉障碍）为内囊损伤表现，交叉性瘫痪（同侧颅神经麻痹及对侧偏瘫）系脑干损伤特征。对昏迷患者可以用肢体坠落试验、疼痛刺激反应检查运动。大脑皮质广泛损伤、脑干损伤可表现为肌张力增高，肢体强直。

（4）局部情况：头面部及体表是否有创伤及严重程度。有无口、鼻、外耳道出血或脑脊液漏发生，眼眶有无皮下瘀血，眼球是否突出、搏动，伤口的大小和出血量的多少，以判断损伤类型，是否为开放性颅脑损伤或颅底骨折。

（5）有无其他合并伤：关节或肢体畸形、肿痛、活动障碍提示四肢或脊柱骨折；患者感气促、胸闷或呼吸频率、节律异常提示胸腔内脏损伤；患者出现血压下降、脉搏细速、面色苍白、腹胀等提示腹腔内脏破裂。

4. 辅助检查结果

（1）X线平片：了解颅骨骨折的情况，颅内异物的大小，形态和数目，有无生理性或病理性钙化，颅骨缺损的大小、形状。

（2）CT、MRI：有助于确定损伤的部位、性质及严重程度。

（3）腰椎穿刺：可测量颅内压力，观察脑脊液性状，了解有无颅高压、蛛网膜下隙出血等情况。

【急诊护理】

1. 处理原则

（1）轻型颅脑损伤：卧床休息，留观 12～24 小时，每 2 小时观察意识、瞳孔、生命体征，镇静、止痛对症处理。

（2）中型颅脑损伤：绝对卧床休息，禁食，48～72 小时内严密观察意识、瞳孔、生命体征，完善相关检查及术前准备，必要时手术治疗。

（3）重型及特重型颅脑损伤：绝对卧床休息，头高体位，禁食，48～72 小时内每 1～2 小时严密观察生命体征，随时检查意识瞳孔变化，给予吸氧、输液、止血、脱水等处理，尽快完善术前准备，急诊开颅探查。

2. 急救

（1）正确处理创面：头皮裂伤或撕脱伤时，应立即包扎伤口，压迫止血，并妥善保护撕脱的头皮；刺入颅内的骨片、异物不可贸然拔动，应特别加以保护；开放性脑损伤有脑组织膨出时，应去除污物并覆盖无菌棉片。

（2）解除呼吸道梗阻：尽快用手抠或吸引器清除口鼻内的分泌物、呕吐物、异物等，昏迷伤员取侧俯卧位，并立即给予吸氧。

（3）控制颅内高压：重度颅脑损伤患者常伴有急性脑水肿，应立即快速静脉注射脱水药，首选 20% 甘露醇注射液，并尽快做好手术前准备。

3. 护理

(1)病情观察：严密观察神志、瞳孔、生命体征变化，伤后24小时内，15~30分钟观察1次，6~12小时后根据病情可延长记录时间，病情平稳24小时后可改为2~4小时1次。

(2)保持呼吸道通畅：及时清理呼吸道分泌物、呕吐物；对气管插管、气管切开患者，要强化气道管理，吸痰时注意无菌操作，加强气道湿化、雾化及口咽部清洁，预防肺部并发症。

(3)卧床休息：生命体征平稳者可抬高床头15°~30°，以利颅内静脉回流，减轻脑水肿。

(4)颅底出血或脑脊液外漏患者的一般护理：对耳鼻流血或脑脊液耳鼻漏者，取头高患侧卧位，保持局部清洁通畅，严禁冲洗堵塞，严禁从鼻腔吸痰或插胃管，防止颅内逆行感染。

(5)高热患者的护理：高热时选择合适的降温方法，如药物降温、醇浴、冰敷，将静脉输注的液体置冷快速输入，冷氯化钠溶液保留灌肠、降温毯降温或冬眠低温疗法等。

(6)癫痫发作的处理：癫痫发作时立即给予地西泮（安定）10 mg肌内或静脉注射，将牙垫置于上下牙齿之间，保持气道通畅，防止舌咬伤。

(7)躁动患者的护理：躁动不安者在查明原因的同时可适当使用约束带，放置床栏，以防坠床、拔管等意外发生，必要时遵医嘱使用镇静剂。

(8)保持引流通畅：确保各种引流管道的固定通畅，观察记录引流液的量、颜色、性质。

(9)心理护理：清醒患者做好心理护理。

(10)意识障碍患者的护理：意识障碍患者的护理请参阅第九章第三节。

第四节　胸部损伤

胸部创伤(thoracic injury)是胸外科常见的急症。由于胸腔为心脏、大血管、气管及肺等重要器官所在部位，任何严重的胸部创伤将损害这些重要器官的功能，引起病情迅速恶化而危及生命，是创伤死亡的主要原因之一。迅速、正确的救护，是提高严重胸部创伤抢救成功率的关键。

【分类】　根据损伤暴力性质不同，胸部创伤可分为钝性伤（非穿透伤）和穿透伤两大类；根据损伤是否造成胸膜腔与外界相通，也可分为闭合性胸部损伤和开放性胸部损伤。钝性伤多由挤压、高处坠落、冲击、交通事故、暴力撞击等造成，轻者仅有软组织损伤及胸骨、肋骨骨折，重者伴有心肺组织的广泛挫伤继发组织水肿，可导致急性呼吸窘迫综合征(ARDS)、心力衰竭和心律失常。穿透伤多由火器或锐器暴力造成，常造成气胸、血胸或血气胸，其损伤范围与伤道有关。其中器官组织裂伤引起进行性出血是患者死亡的主要原因。

【伤情评估】

1. 临床表现

(1)胸痛：是创伤最常见的症状，疼痛位于创伤处，且有压痛。患者咳嗽及深呼吸时疼痛加剧，患者往往不敢深呼吸及咳嗽，容易引起肺部并发症。

(2)呼吸困难：创伤患者大多有不同程度的呼吸困难，可表现为呼吸加快、呼吸费力、端坐呼吸，除胸部疼痛抑制呼吸活动外，造成呼吸困难的原因有：①气胸及大量血胸引起肺受压萎缩，导致肺的通气和换气功能不同程度地受到影响；②血液、分泌物或误吸导致呼吸道阻塞及损害；③浮动胸壁（连枷胸）引起反常呼吸运动，影响呼吸功能；④肺实质损伤，如肺挫伤或肺爆震伤；⑤急性大量血胸所致贫血及休克；⑥胸部创伤后急性呼吸窘迫综合征。

（3）休克：表现为烦躁不安，出汗多，疲乏无力，面色苍白或发绀，脉搏细速，脉压差缩小，血压下降以及不同程度的呼吸困难，少尿或无尿。严重胸部创伤休克的发生率很高，其引起休克的原因有：心脏或大血管损伤所致的大出血、心脏严重挫伤、心脏压塞所致心排血量减少、心脏瓣膜损伤引起的心力衰竭、胸膜肺休克等。

（4）咯血：患者出现咯血表示肺或支气管有损伤，肺爆震伤患者的咯血多为血性泡沫痰。损伤后咯血早而量多时，其损伤部位为靠近肺门的肺实质或较大的支气管；靠近周边的肺损伤咯血出现晚，也可无咯血。

（5）皮下气肿：呈现明显的"捻发感"，是胸部创伤较常见的体征。

（6）反常呼吸运动及连枷胸：肋骨骨折时使骨折部位胸壁失去支撑而软化，称为"连枷胸"或"浮动胸壁"。连枷胸在呼吸时出现与正常胸壁运动相反的呼吸运动，即吸气时胸壁内陷，呼气时凸出，称为"反常呼吸"。

2. 病史及物理检查

90%的胸外伤通过仔细询问病史及物理检查即可作出初步诊断。详细的病史调查对判断伤情，确定受伤部位很有帮助，在收集病史时应注意外力的性质及受力点、伤后的主要临床表现，外力性质如为挤压力、跌落伤、爆震伤，可提示受伤原因不同所致受伤程度及性质不一样。

3. 辅助检查

胸部 X 线检查可以明确有无肋骨骨折，骨折的性质和部位，判定有无血气胸及量的多少，肺有无实质损伤等。胸腔穿刺和心包穿刺术有诊断和治疗的作用，抽出气体或不凝固的血液即可明确诊断，又可缓解心肺受压的症状。此外，应常规做动脉血气分析和肌钙蛋白检查，B 超、CT、支气管镜等可作为胸部创伤的主要辅助检查。

【急诊护理】

1. 救治原则

（1）保持呼吸道通畅、吸氧。

（2）防治休克，迅速止血及补充血容量。

（3）维持正常的胸廓运动，纠正反常呼吸运动，闭合开放性伤口。

（4）止痛、妥善固定骨折部位。

（5）胸部损伤的进一步处理。

2. 急救处理

（1）紧急处理心脏压塞：胸部穿透伤者胸前区有伤口应警惕心脏压塞，仅有35% ~40%的心脏压塞患者出现典型的 Beek 三联征（即静脉压升高，动脉压下降，心音低钝遥远）。辅助检查中，B 型超声检查有诊断价值，一旦明确诊断，应立即急诊手术。其中心包穿刺减压术抽出积血可明确诊断，也是严重心脏压塞患者紧急抢救措施之一。

（2）控制反常呼吸：多根多处肋骨骨折软化胸壁引起的反常呼吸严重影响呼吸运动，应及时处理控制反常呼吸。纠正反常呼吸运动可选用加压包扎或沙袋固定（适用于范围较小、反常呼吸较轻，大范围的连枷胸禁用），牵引固定法，手术复位固定法，呼吸机辅助呼吸（适用呼吸功能不全及合并有其他严重的脏器伤）。

（3）张力性气胸：张力性气胸的急救在于快速排出胸腔积气，可在伤侧锁骨中线第2肋间插入大号针头行胸腔排气减压，有条件者应立即行胸腔闭式引流术，然后行胸部 X 线检查。

(4)开放性气胸:急救原则是迅速闭合胸腔壁创口,将开放性气胸为闭合性气胸。一经确诊为开放性气胸,立即用大块凡士林纱布、多层清洁布或干净衣物于患者深呼气末覆盖创口并包扎。

(5)血胸:胸部创伤后造成的胸膜腔内积血称为血胸,血胸可单独存在,也可与其他胸部损伤同时存在,血胸与气胸同时存在时称为血气胸。胸部创伤致血胸后,由于急性失血及胸膜腔内积血和压力的增高压迫肺组织,纵隔移位严重影响呼吸循环功能。少量血胸(0.5L以下)暂时观察,不做胸腔穿刺及置胸管引流;中等量以上血胸应及早行胸腔穿刺及胸腔闭式引流术,清除胸膜腔内积血,改善呼吸功能,同时补充血容量;进行性血胸(胸管引流血量>4~5 mL/(kg·h),连续3小时以上)导致失血性休克,应首先抗休克,同时紧急剖胸探查止血;凝固性血胸宜在数天至3周内开胸清除血块。

(6)肺爆震伤 肺爆震伤是由于爆炸产生的高压气流及紧跟高压后的负压波导致肺挫伤,从而出现呼吸衰竭症状,主要表现为呼吸困难,咯血性泡沫痰。肺爆震伤伤情严重,列为手术禁忌,不同于一般呼吸衰竭,不宜做机械正压辅助呼吸,以免引起气栓。治疗原则:采取充分吸氧,保持呼吸道通畅,使用镇静止痛、利尿药。如有条件可用高压氧舱治疗。应及时处理和控制反常呼吸。

3. 护理

(1)保持呼吸道通畅:维持正常的通气和改善呼吸困难,彻底清除口腔、咽部及气道的血液、分泌物及异物;经常叩击背部,鼓励有效咳嗽排痰,协助用双手按压患侧胸壁,以减轻咳嗽时胸廓运动引起的创口疼痛;支气管痉挛时使用支气管解痉药物;痰多不易咳出者给予祛痰药物和雾化吸入,并予以吸痰及体位引流,必要时以纤维支气管镜吸痰或气管切开术迅速解除气道堵塞,改善低氧血症。

(2)保持输液通畅:迅速建立静脉通道,同时建立两条以上的静脉通路,必要时行静脉切开或锁骨下穿刺置管。抢救失血性休克时应快速输血、补液扩容,液体应以胶体液为主的平衡液,大量输液后使用呋塞米(速尿)防治肺水肿;补液时合理搭配晶体液,注意维持水电解质酸碱平衡;根据中心静脉压测定值控制每天输液量1 600~1 800 mL,尤其是限制0.9%氯化钠注射液等晶体液。

(3)病情观察:①严密观察生命体征的变化,如神志、瞳孔、脉搏、血压、胸部的情况,疑有失血性休克及复合伤应立即通知医生处理;②检测呼吸功能,患者有无呼吸困难、发绀、气促等症状,呼吸次数、幅度、节律有无变化,注意脉搏血氧饱和度,防止低氧血症及ARDS的发生;③严密观察皮下气肿的范围和程度,警惕张力性气胸、气管及支气管破裂、膈疝等;④对胸部穿透伤者胸前区有伤口,应测定中心静脉压以警惕有无心脏压塞,一旦出现心脏压塞,立即报告医生积极抢救治疗;⑤注意观察患者尿量和末梢循环。

(4)胸腔闭式引流的观察:保持引流管通畅,密切观察引流液的颜色、量及性质,观察胸腔引流瓶有无水柱波动。气胸引流者如引流管内不断出现大量气体而呼吸困难不缓解,则怀疑有严重的肺裂伤或气管、支气管断裂,应手术探查修补裂口;如胸腔闭式引流后引流血量>4~5 mL/(kg·h),并持续3小时以上,则提示有活动性出血,应立即剖胸探查。

(5)吸氧:胸部创伤患者大多有不同程度的缺氧。对轻度缺氧患者采用鼻导管或面罩吸入湿化氧;对严重连枷胸、重度肺挫伤出现呼吸窘迫综合征,应立即行气管内插管或气管切开,给予机械辅助通气治疗以纠正低氧血症。其中氧合指数是决定是否采用机械通气的预测指标;血气正常后尽早停用;张力性气胸及肺爆震伤者禁用呼吸机辅助呼吸。

(6)止痛镇静:胸部创伤常伴有疼痛,适量止痛能促进呼吸功能改善和咳嗽排痰,对保持呼吸道通畅及预防肺功能不全有重要作用。常采用以下几种止痛方法:使用对呼吸抑制小的止痛药物;肋间神经封闭阻滞;持续给予镇痛泵;注入镇痛药物。

(7)饮食:胸部创伤者通常不需禁食,可进流质、半流质;但病情不明,疑有食管损伤、膈肌损伤造成的膈疝、胸腹联合伤及须急症手术者应禁食禁饮。

(8)体位:胸部创伤者常规采取半坐卧位,有利于呼吸、咳嗽及引流,如合并有休克、昏迷者应取平卧位,胸骨骨折伤者在搬运中应采取过伸卧位以免继发性损伤。

(9)预防感染:肺部感染是常见的并发症,胸部创伤者应早期使用广谱抗生素防治肺部感染,有开放性伤口及胸腔内有异物存在者均须注射精制破伤风抗毒素(TAT)。

第五节　腹部损伤

腹部损伤(abdominal injury)在平时和战时都较常见,其发病率在平时占各种损伤的0.4% ~1.8%,可分为开放性和闭合性腹部损伤两大类。开放性腹部损伤根据其腹膜是否破损而分为穿透伤和非穿透伤;闭合性腹部损伤可局限于腹壁,也可同时有内脏损伤。常见内脏损伤在开放性腹部损伤中依次是肝、小肠、胃、结肠、大血管等,在闭合性腹部损伤中依次是脾、肾、小肠、肝、肠系膜等。闭合性腹部损伤因无伤口,需要认真考虑是否有内脏损伤,若不能早期确定是否有内脏损伤而贻误手术时机,可能导致严重后果,应重视对闭合性腹部损伤的观察和处理。

【伤情评估】

1. 病史

了解受伤史,注意询问患者受伤时间、受伤地点、致伤条件及受伤的速度和着力部位,受伤至就诊之间的伤情变化和就诊前的急救处理。

2. 临床表现

(1)腹痛:空腔脏器破裂的主要临床表现是弥漫性腹膜炎,最为突出的是有腹膜刺激征;腹膜刺激征所表现的程度因空腔脏器内容物不同,临床表现亦轻重各异。通常胃液、胆汁、胰液对腹膜刺激最强,肠液次之,血液最轻。

(2)恶心、呕吐:实质脏器损伤出现低血压时可有恶心、呕吐;空腔脏器损伤引起腹膜刺激症状,引起恶心、呕吐。

(3)腹胀:当腹腔内有出血或积气时,可引起创伤后短期内进行性加重的腹胀。血腹提示有实质性脏器或血管破裂,气腹提示有胃或结肠破裂,膀胱破裂可产生尿性腹水,腹膜炎导致肠麻痹或水、电解质紊乱。

(4)腹腔内出血:实质性脏器或大血管损伤时,主要临床表现为腹腔内出血,包括脉搏细速、面色苍白,严重者可出现移动性浊音甚至失血性休克。腹腔内出血者腹痛、腹膜刺激征并不严重,但肝破裂伴有较大的肝内胆管断裂时,因有胆汁漏入腹膜腔可出现明显的腹痛和腹膜刺激征;当胰腺损害伴有胰管断裂时,胰液渗入腹腔可对腹腔产生强裂刺激,引起剧烈腹痛。

3. 诊断检查

(1)血液检查：红细胞计数、血红蛋白和血细胞比容等数值下降，白细胞计数略见增高，见于实质性脏器破裂出血。白细胞计数明显升高，见于空腔脏器破裂。

(2)尿常规检查：若有血尿，常提示有泌尿系损伤，但其程度与伤情可能不成正比。

(3)血、尿淀粉酶检查：数值升高常提示胰腺损伤或胃肠道穿孔，或是腹膜后十二指肠破裂。但胰腺或胃肠道损伤未必伴有淀粉酶升高。

(4)诊断性腹腔穿刺：对于判断腹腔内有无损伤和何类脏器损伤有很大帮助。腹腔穿刺术操作方法：患者向穿刺侧侧卧 5 分钟，在局部麻醉下，选用 10 mL 注射器，在脐和髂前上棘连线的中、外 1/3 交界处或经脐水平线与腋前线相交处穿刺。如果抽到不凝血提示系实质性脏器破裂所致；如抽出的血液迅速凝固，多系穿刺针误刺血管或血肿所致。

(5)X 线检查：胃肠道穿孔者腹部透视或腹部摄片可有膈下游离气体。

(6)B 超检查：主要用于诊断肝、脾、胰、肾的损伤，能根据其大小和形状提示有无损伤、损伤部位、损伤程度及腹腔内有无积血、积气等情况。

【急救与护理】

1. 术前处理

(1)迅速进行全身检查，紧急处理危及生命的合并伤。

(2)维持呼吸功能，保持气道通畅，必要时给予氧气吸入或气管内插管。

(3)维持循环功能，迅速建立静脉通路。如有休克，应快速输血、输液，使收缩压维持在90 mmHg 以上。若腹腔内有进行性大出血时，应在抗休克同时迅速剖腹止血。

(4)放置胃管，持续胃肠减压，观察有无出血。

(5)留置尿管并准确记录尿量。

(6)严密观察病情变化，每 15 分钟测量记录血压、脉搏、呼吸，并进行比较分析；每 15~30 分钟检查 1 次腹部体征，注意腹膜刺激征程度和范围的改变；每 30~60 分钟测定 1 次血常规，并对比红细胞计数、血红蛋白、血细胞比容；对疑有腹膜刺激征者可行腹腔穿刺术。

(7)观察期间为避免病情加重，不要随便搬动患者。应采用半卧位，合并休克者取休克卧位。诊断未明确者严禁使用止痛药，以免掩盖病情。

(8)应用广谱抗生素防治腹腔感染。

2. 手术处理

剖腹探查至今仍为最精确的诊断方法，既是为了进一步诊断，也是为了治疗。其适应证如下：

(1)腹痛和腹膜刺激征有进行性加重和范围扩大，肠鸣音逐渐消失或出现明显腹胀。

(2)全身情况有恶化趋势，出现口渴、烦躁、脉率增快、红细胞计数进行性下降、血压不稳甚至下降等内出血征象。

(3)腹腔穿刺结果为阳性者。

(4)积极救治后情况不见好转或继续恶化者。

3. 术后护理

(1)定时监测体温、脉搏、呼吸、血压及尿量，无休克者采用半卧位，有利于改善呼吸和减轻腹痛、腹胀，有利于引流。

（2）妥善固定各种引流管，保持引流通畅；观察伤口及各种引流管有无出血及瘘现象，并记录引流液性状、颜色和引流量。

（3）术后禁食、禁饮，持续胃肠减压，待肠蠕动恢复后停止胃肠减压，开始进食流质饮食。

（4）预防肺部感染，鼓励患者深呼吸，指导患者有效咳嗽，每日雾化吸入 2~3 次，协助患者拍背咳痰。

（5）酌情应用止痛药，减轻患者的疼痛。

（6）鼓励患者在病情好转后早期离床活动，防止术后肠粘连。

第六节　泌尿系损伤

泌尿系统损伤以男性尿道损伤最多见，肾和膀胱次之，输尿管损伤较少见。泌尿系损伤常常是胸、腹、腰部或骨盆严重损伤的合并伤。因此，当上述部位严重损伤时，应注意有无泌尿系统损伤；确诊泌尿系统损伤时，也应注意有无合并其他脏器损伤。

一、肾损伤

肾脏是腹膜后器官，解剖位置隐蔽，不易受到损伤，但肾质地脆、包膜薄，来自背部、腰部、下胸或上腹部的暴力打击也会导致肾损伤，有时肌肉强烈收缩或躯体受到强烈震动，可使正常的肾受伤。肾损伤多见于成年男性，儿童肾损伤的发病率也较高。

根据损伤机制不同，肾损伤（renal injury）可分为闭合性肾损伤、开放性肾损伤。直接暴力或间接暴力是闭合性损伤的主要原因。开放性肾损伤多为枪弹、弹片、刀刃等锐器致伤。此外，在医疗操作过程中，如经皮肾穿刺，腔内泌尿外科检查或治疗也可能发生肾损伤。

【伤情评估】

（1）询问患者的受伤史：受伤的方式、受伤的体位、伤后情况以及处理经过。

（2）评估患者的血尿情况：是镜下血尿还是肉眼血尿，以及尿的量、颜色。

（3）评估患者的疼痛情况：是钝痛还是绞痛，是否有腹膜刺激症状。

（4）评估患者是否有腰腹部膨隆：肾周围血肿可使患侧腰部胀满，可使腹部膨隆，患者有腹胀感，由尿液、血液刺激腹膜所致。

（5）评估患者生命体征：严重肾裂伤、肾蒂裂伤或合并其他脏器损伤时，常因创伤、出血而出现休克表现。密切观察患者神志、面色、呼吸、血压等。

（6）评估患者的感染情况：伤后立即给患者取平卧位，因尿外渗易继发感染，甚至导致肾周脓肿或化脓性腹膜炎，伴有全身中毒症状。

（7）评估其他损伤：评估患者是否合并肝、脾、肠道等其他脏器损伤。

（8）了解辅助检查结果：

1）B 超：可提示肾损伤的部位和程度，有无包膜下和肾周血肿、尿外渗，有无其他器官损伤，还可了解对侧肾情况。

2）排泄性尿路造影：可评价肾损伤的范围和程度。肾盂、肾盏裂伤时，可见造影剂向肾实质内甚至肾周外渗，肾内有血肿时可见肾盏、肾盂受压变形。

3）动脉造影：如果排泄性尿路造影未能提供肾损伤的部位和程度，行选择性肾动脉造影可显示肾动脉和肾实质的损伤情况。

4）CT：可作为肾损伤的首选检查。CT可以显示损伤的肾明显增大，并可清晰显示肾裂伤部位、尿外渗和血肿范围，还能区分血肿是在肾内、肾包膜下还是在肾周。

【急救】

（1）抗休克：立即给患者取休克卧位，制动，给予吸氧。迅速建立静脉通路，快速补充血容量，抽血做交叉合血实验。密切观察面色、神志、尿色、受伤区有无包块等，及时纠正酸中毒。

（2）止血：闭合性肾损伤要及时使用止血药，观察血尿的严重程度是否有变化，并观察血压动态变化。开放性肾损伤必须手术止血，应在抢救休克的同时做好术前准备，尽早安排手术。

（3）镇痛：严重外伤常合并其他脏器、组织损伤，如肝、脾损伤、骨折等，常出现急腹症症状，剧烈疼痛，严重者引起休克。针对病因治疗并正确使用止痛药。安慰患者，做好心理护理。

【护理要点】

（1）术后护理

1）肾部分切除术或肾修补术者应绝对卧床休息2~4周。

2）患者肛门排气后给予流质饮食，逐渐过渡到普食，给予高蛋白、高热量营养丰富的食物，防止便秘。

3）观察伤口有无渗血、渗液及用药有无不良反应发生。

4）保持各引流管通畅，避免引流管扭曲、受压，观察引流物的量、色、性状，伤口引流管一般2~3天拔除，若出现尿瘘或感染，应延长置管时间。导尿管根据病情需要留置，一般留置7~10天，应尽早拔除。

（2）非手术治疗护理

1）心理护理：意外伤害造成的组织、脏器损伤、疼痛、出血，使患者易产生恐惧、焦虑心理，及时向患者说明伤情、可能的治疗方法、病程及预后，消除患者紧张焦虑情绪，树立战胜疾病的信心。

2）饮食：给予高蛋白、高热量、高维生素营养丰富的食物，有利于伤口愈合。

3）体位：肾损伤后保守治疗的患者需卧床休息2~4周，以后根据病情决定卧床休息的时间，防止过早活动，影响肾修复。

4）皮肤护理：患者卧气垫床，每天2次床上擦浴，保持皮肤清洁干爽、保持床单位平整，预防压疮。

5）病情观察：密切观察生命体征，定时测量体温、脉搏、呼吸、血压，并注意观察全身情况，有无休克表现；注意观察尿液颜色；观察腰腹部情况。

6）补液：维持水、电解质酸碱平衡。

7）对症处理：高热患者给予物理降温，必要时进行药物降温；腰腹部疼痛明显者给予止痛、镇静等治疗。

二、膀胱损伤

膀胱空虚时位于骨盆深处，为腹膜外器官，受到周围筋膜、骨盆、肌肉和其他软组织的保护，一般不易受到损伤。但当骨盆骨折，或膀胱充盈超出耻骨联合至下腹部时，则易受到损伤。

膀胱损伤(injury of bladder)根据病因分为：①开放性损伤，由锐器或子弹贯通所致，常合并其他脏器损伤，如直肠、阴道损伤；②闭合性膀胱损伤，膀胱充盈时，直接暴力作用于下腹部，致膀胱损伤；③医源性损伤，见于膀胱镜检查或治疗，如膀胱颈部、前列腺、膀胱癌等电切术，盆腔手术、阴道手术等也可伤及膀胱。

【伤情评估】

(1)了解患者发病的情况：发病的时间，受伤的体位和环境，估计伤情。询问患者是否有腹痛；是否有血尿和排尿困难；是否有尿瘘。

(2)评估患者全身情况：生命体征是否平稳，有无休克的征象，有无合并其他脏器损伤或骨盆骨折、有无尿外渗引起的腹膜炎等。

(3)了解辅助检查情况：①导尿：检查膀胱损伤时，导尿管可顺利插入膀胱，仅少量血尿或无尿流出，经导尿管注入0.9% 氯化钠注射液200 mL，5分钟后抽出，若出入量差异大则提示膀胱破裂；②腹部 X 线平片检查：可显示骨盆或其他骨折，逆行插管造影检查膀胱，若造影剂外漏，则为膀胱破裂。

【急救】

(1)抗休克治疗：有休克者，应积极抗休克治疗，快速输血、输液、镇静、止痛、止血等对症处理。

(2)手术治疗：膀胱破裂伴有出血和尿外渗，病情严重，须尽早施行手术。

(3)消炎及止血治疗：早期手术治疗以及广谱抗生素的使用，可大大减少并发症的发生。盆腔血肿宜尽量避免切开，以免发生大出血并导致感染。若出血不止，用纱布填塞止血，24小时后取出。出血难以控制时可行选择性盆腔血管栓塞术。

【护理要点】

(1)术后护理

1)饮食：肠蠕动恢复后可进食，要求进食高热量、高蛋白、高维生素食物，以利于伤口愈合。

2)体位：麻醉期过后如血压平稳，可取半卧位，以利于引流；合并骨盆骨折者须卧硬板床6~8周。

3)病情观察：密切观察生命体征变化；观察膀胱造口管、导尿管，伤口引流管的引流液颜色、量、性状，保持引流通畅；膀胱造口管一般10~14天拔管；伤口引流管根据引流液量决定拔管时间，无引流液流出即可拔管；导尿管拔管前夹管1~2天训练膀胱功能。

(2)非手术治疗护理

1)心理护理：患者面对损伤、疼痛、排尿困难、血尿等感到紧张害怕，应给予心理安慰，帮助克服恐惧、焦虑情绪。

2)饮食：给予高蛋白、高热量、营养丰富的饮食。

3)体位：有休克体征的患者应取平仰卧位。生命体征平稳者，取半卧位，以利于减轻伤口疼痛并利于伤口引流。合并骨盆骨折者宜卧硬板床。

4)病情观察：观察腹部情况，注意有无腹膜刺激症状；观察尿液的颜色和量；每1~2小时监测并记录生命体征1次，直到生命体征平稳。

5)皮肤护理：每天床上擦浴2次，保持皮肤清洁干爽，预防压疮；无骨盆骨折者每2~4小时翻身1次，仰卧与侧卧交替。

三、尿道损伤

尿道损伤(injury of urethra)是泌尿系统最常见的损伤，多发生于青壮年男性，可分为开放性尿道损伤和闭合性尿道损伤。开放性尿道损伤多因弹片、锐器伤所致，常伴有阴茎、阴囊或会阴部贯通伤；闭合性尿道损伤为挫伤、撕裂伤或腔内器械直接损伤。

男性尿道在解剖上以尿生殖膈为界，分为前、后两段，前尿道包括球部和阴茎部，后尿道包括前列腺部和膜部。前尿道损伤以球部多见，后尿道损伤以膜部多见。男性尿道损伤是泌尿外科常见急诊，早期处理不当，会产生尿道狭窄、尿瘘等并发症。

【伤情评估】

(1)局部评估：询问患者尿道口有无出血、有无血肿、有无疼痛、是否有排尿困难和尿潴留。

(2)全身评估：评估患者是否因创伤出血导致面色苍白、脉搏细速、血压下降、皮肤湿冷等休克征象。合并骨盆骨折的后尿道损伤一般病情较严重，常因大出血而出现休克表现。

(3)病史评估：询问患者受伤时体位与环境，受伤时间，受伤后的表现及处理情况等。

(4)其他损伤评估：评估患者是否有骨盆骨折及合并其他内脏损伤等。

(5)X线检查：腹部平片可以发现骨盆或其他骨折、耻骨联合是否移位或耻骨是否有断裂等，对疑有后尿道损伤的患者，可做逆行尿道造影检查。

(6)导尿：试插导尿管，可以检查尿道是否连续、完整。如果试插成功，表示尿道连续而完整；如果插入导尿管困难，说明尿道损伤严重，可能有尿道破裂或断裂。

【急救】

(1)补液：立即取平卧位，减少搬动。迅速建立静脉通路，吸氧，抽血交叉合血，快速补液，及时补充血容量；防止重要脏器因灌注不足而衰竭。注意保暖防寒。

(2)监测生命体征：及时监测血压、脉搏、呼吸、体温并记录，密切观察神志、瞳孔、面色、皮肤温度等。准确记录出血量及尿量。

(3)预防休克发生：尿道损伤严重，合并骨盆骨折或其他脏器损伤者，要严密观察休克是否有情况发生，做好急救准备，并完善术前准备，尽早手术。

【护理要点】

1. 术后护理

(1)心理护理：术后给予患者心理支持并讲解术后恢复过程，消除患者焦虑不安的心理，积极配合治疗和护理，促进康复。

(2)饮食：给予高蛋白、高热量、多种维生素饮食。

(3)病情观察：观察尿管引流是否通畅，尿管拔除后观察有无尿道狭窄、尿失禁等症状。

(4)观察伤口情况：保持伤口敷料干燥，如敷料渗湿要及时更换，有利于伤口愈合；膀胱造口管留置10~14天，导尿管留置3~4周，待伤口愈合后拔除。

2. 非手术治疗护理

(1)监测生命体征：观察生命体征情况，每1~2小时监测血压、脉搏、呼吸1次，直到生命体征平稳为止。

（2）病情观察：观察引流尿液的颜色及量，观察腹部情况是否有腹部疼痛加重、腹膜刺激症状，观察会阴部阴囊肿胀、青紫是否加重。

（3）尿液引流的护理：尿道球部损伤轻，尿外渗不严重者，可行导尿术，保持尿管通畅，观察尿液的性状及量，并做好记录。

（4）引流管的护理：注意各引流管的固定，定期挤压，保持通畅；观察引流液的性质与量，并做好记录；观察引流后局部肿胀是否消退。

第七节　骨与骨关节损伤

骨的连续性和完整性的中断称为骨折（fracture）。骨折一般均伴有软组织损伤，如周围的骨膜、韧带、肌腱、肌肉、血管、神经及关节的损伤。关节损伤是指构成关节的骨、关节软骨、滑膜、关节囊、韧带等组织的损伤。严重的多发性骨、骨关节损伤，伤情重且复杂多变、并发症多、死亡率较高，其永久伤残率高达创伤死亡人数的 2 倍左右。

【分类】　骨折依据其受伤机制与伤后解剖状态，可以将骨折分为以下类型：

（1）依骨折发病原因分类：分为创伤性骨折和病理性骨折。

（2）依骨折断端是否与外界相通分类：①开放性骨折，骨折附近的皮肤或黏膜破损，骨折端与外界相通；②闭合性骨折，骨折处皮肤或黏膜完整，骨折端与外界不相通。

（3）依骨折发生的时间分类：①新鲜骨折，一般指 3 周内的骨折，血肿未完全机化，骨折的两断端尚未愈合，仍可闭合复位者；②陈旧骨折，一般伤后 3 周以上的骨折。

（4）依骨折后或骨折复位固定后的移位倾向分类：①稳定性骨折，如不完全性骨折、压缩性骨折及嵌插骨折、复位后较稳定的横形骨折；②不稳定性骨折，如斜形骨折、粉碎性骨折、螺旋形骨折以及负重大并有支持功能部位的横形骨折（如股骨干骨折）等，都属于不稳定性骨折。

（5）依骨折的程度及形态分类：①不完全性骨折，骨的连续性或完整性部分中断，尚有一部分骨组织保持连续，如青枝骨折、裂缝骨折等；②完全性骨折，骨的连续性或完整性全部中断。根据骨折线的方向和形态可分为粉碎性骨折、螺旋形骨折、横形骨折、嵌插骨折、压缩性骨折等。

【病因评估】　其损伤原因有：

（1）直接暴力：外界暴力直接作用于骨骼，使受撞击的部位发生骨折，常合并软组织损伤或有开放的伤口。

（2）间接暴力：暴力通过传导、杠杆、旋转和肌肉收缩作用造成暴力作用点以外的部位骨折。

（3）肌力牵拉：肌肉突然强烈收缩，造成肌肉附着点的撕脱性骨折。

（4）积累劳损：股骨某处长久承受着一种持续应力，使该处发生骨折，称为疲劳骨折。

（5）骨骼疾病：当骨骼处于病理状态时，即使遭受轻微外力或肌肉拉力，就可发生骨折，称为病理性骨折。

多数骨折有不同程度的移位，造成及影响骨折移位的因素有：暴力的大小、作用力的性质和方向、肢体远端的重量、骨折段周围肌肉的牵拉力、搬运及治疗是否适当。

【临床表现】

1. 全身表现

（1）休克：多见于多发性骨折、股骨骨折、骨盆骨折、脊柱骨折和严重的开放性骨折等。

（2）体温略高于正常：如骨盆骨折伴有大量内出血，血肿吸收可使体温高于正常，通常不超过38℃；开放性骨折伴有体温升高时，应考虑感染。

2. 局部表现

（1）疼痛、压痛和活动痛：这"三痛"是任何组织损伤都有的表现，但其强度不一。没有骨折时软组织压痛常局限于肢体一侧，骨折时压痛可遍及肢体四周。

（2）局部肿胀：可伴有瘀斑和肌肉痉挛，肿胀严重的部位皮肤可出现水疱。

（3）功能障碍：由于疼痛和杠杆臂的破坏，可使肢体主动、被动活动受限或丧失功能。

3. 骨折的特有体征

（1）畸形：骨折部位出现成角、旋转和缩短等畸形。

（2）反常活动：骨折部位失去正常的稳定和支持功能，则出现异常的假关节活动。

（3）骨擦音或骨擦感：骨折断端在活动时互相摩擦或碰撞出现骨擦音或骨擦感。

关节损伤脱位时，其正常外形和骨性标志丧失或失去正常关系。表现为关节畸形（移位骨端异常膨隆而原来位置处空虚）、弹性固定于特定姿势、患肢长度改变（变长或缩短）。

4. 辅助检查

（1）X线检查：有助于骨折的诊断，指导骨折复位、手术定位、判断治疗效果。常规X线摄片包括正位、侧位、邻近关节。有时需要摄特定位置或与健侧对比的X线片。

（2）CT、MRI检查：有些部位的骨折仅靠X线诊断很困难，需要借助于CT、MRI，如肩部、髋部的骨折或脱位，脊柱骨折或脱位，病理性骨折等。MRI是最新和最复杂的影像学技术，已常规用于大关节及其他软组织损伤，其诊断准确率接近95%。

【急救与护理】

（一）伤情观察

（1）观察患者生命体征、全身情况及意识状况，有无危及生命的并发症（如大出血、休克）和颅脑损伤、腹部脏器损伤等。

（2）观察损伤部位的血运、感觉、肌力，有无骨折移位损伤或压迫大血管、神经或脊髓损伤。

（二）现场救护

（1）止血：合理有效的止血措施，对于外伤大出血的急危重患者极为重要，它直接关系到患者的生命转归。一般创口出血，用无菌棉垫或干净布类加压包扎伤口即可止血。如肢体有活动性大出血，可用止血带止血，但必须有明显标志，注明捆扎止血带时间、松止血带时间（止血带捆扎的安全时间为1.5～2小时）。

（2）包扎：伤口包扎是为了保护伤口不受再次污染，达到压迫止血、固定骨折等作用，减少渗血、渗液及预防水肿。在进行包扎时，应密切观察患者面色、生命体征等变化。包扎四肢应从远心端开始，指（趾）头尽量外露，以便观察末梢血运。若骨折端已戳出伤口，并已污染，又未压迫重要血管、神经者，不应将其复位，以免将污染物带到深处。应送至医院经清创处理后，再行复位。

（3）固定：实施骨折固定先要注意伤员的全身情况，如心脏停搏先复苏；如有休克要先抗休克或同时处理休克；大出血须先止血包扎后固定。急救固定的目的是：止痛，有利于防止休克；避免骨折端在搬运时移动而损伤软组织、血管、神经或内脏；便于运输。临时固定可就地取材（如树枝、木棍、竹棒等），也可将受伤的上肢绑在胸部，将受伤下肢同健肢一并绑起。四肢损伤的临时性固定包括骨折部的上下邻近关节，如有严重骨折成角畸形或骨折端移位于皮下可能穿破皮肤时，可沿肢体长轴手法牵引，做好临时固定，以减少畸形压迫，改变局部血运。

（4）转运：急、危、重伤员在现场救护后，由于现场条件的限制和抢救的需要，往往需要把伤员转移到更安全、适合的场所，防止再次损伤。正确的搬运方法，对脊柱脊髓损伤的伤员尤其重要。搬运工具用配有木板或其他硬板的担架，仰卧或俯卧位，将伤员移动和上下担架时，应保持伤员的脊柱相对平直，不可任意屈伸脊柱，要求3~4人用手托法或滚动法将伤员移到担架上。颈椎损伤者必须有一人将伤员头颈部固定，并略加牵引，切不可一人背或两人抬送，以免加重或造成脊柱畸形，从而造成或加重脊髓损伤。骨盆骨折的伤员，可将骨盆用三角巾或大块包布做环形包扎，然后让伤员仰卧于板式担架上，膝微曲，下部加垫。

（三）开放性骨、关节损伤的清创术

清创的目的是彻底清除严重污染或无活力的组织。彻底清创是治疗开放性骨、关节伤的关键步骤，也是防止感染最根本的手段。

1. 清创时机

任何开放性骨损伤的清创手术均应尽早进行。伤后6~8小时以内，污染伤口的细菌尚未侵入深部组织，是清创术的黄金时间；超过6~8小时，在24小时以内，感染尚未确立，可在使用有效抗生素的情况下进行清创；超过24小时的污染伤口，细菌已经侵入深部组织，原则上不应施行彻底清创，但应简单清除明显坏死的组织和异物，建立通畅的引流，留待二期处理。清创时机亦应考虑污染程度的影响，如果污染严重，3~4小时后即可形成感染；污染较轻，即使超过24小时，仍可施行彻底清创。

2. 清创的程序

（1）做好术前准备：术前备血，做X线摄片检查，术前抗生素应用。伤口大或大量出血者，酌情使用充气止血带。选择在适当的麻醉下进行，首先清洁皮肤，用消毒的软毛刷、肥皂水及0.9%氯化钠溶液反复清洗伤口周围皮肤，去除油污、剃毛，创面内一般不刷洗，但污染严重的创面，可去除表浅污染后，用消毒液冲洗创面，但不可冲入深部。切取污染创面组织送细菌培养及做抗生素敏感试验。

（2）清创顺序：清创顺序依次是皮肤、皮下组织、深筋膜、肌肉、肌腱、血管、神经、骨骼，原则上先外后内、由浅入深。

（3）创口清洗：创口清洗是清创术中十分重要的步骤。清创前，用大量0.9%氯化钠溶液冲洗创腔，关节腔冲洗一般用0.9%氯化钠溶液6~12 L。近年来有学者报告，喷射脉冲冲洗法冲洗创腔，是一种有效的冲洗方法。其原理是用高压气体将0.9%氯化钠溶液压出，通过脉冲发生器，将直接喷流变成脉冲水流，以800~1200次/min的速度喷0.9%氯化钠溶液700~1000 mL，压力为2~2.5kg/cm，此法可避免直流水的持续压力造成组织冲击损伤。冲洗效果是持续冲洗的2倍以上。

（4）伤口的闭合：伤后6~8小时内，一般在彻底清创后可一期缝合伤口。皮肤缝合困难者，设法做减张缝合、皮瓣转移、植皮等方法闭合伤口。对创伤时间长、伤口污染严重无法

一期闭合者可行延迟的一期闭合或二期闭合，即在清创内固定后，用软组织妥善地覆盖裸露的骨骼及内固定器材，再用敷料覆盖包扎，待3~5天按伤口进展情况延期缝合。无论伤口如何闭合，均需在伤口低位或另行切口放置引流管，并保证引流通畅，必要时行负压引流。

（5）清创后治疗：清创后将患肢外固定于功能位或采用持续牵引，全身和局部使用抗生素治疗。伤口一期缝合者，可开始早期活动，2~3周后进行主动的关节功能锻炼。

（四）骨折复位

复位是将移位的骨折段恢复正常或接近正常的解剖关系，重新建立骨骼的支架作用。多数骨折需要复位，通过复位可以恢复和连接骨折端接触面，从而达到骨折的稳定性。但有些骨折复位后可能失去稳定性，如肱骨外科颈嵌入骨折，复位反而失去稳定性；没有神经损伤的椎体附件骨折、单纯的肋骨错位骨折，则不需要复位。复位的方法有两类：手法复位和切开复位。

1. 手法复位

应用手法进行骨折复位，称手法复位。手法复位是最基本的复位方法，绝大多数闭合性骨折应当首先选择手法复位。原则上应当尽早复位，在反应性肿胀之前复位容易成功，对于严重肿胀、皮肤有张力性水疱者可暂缓复位，采用牵引维持5~7天，待肿胀消退后再进行复位。复位可在适当的麻醉下进行，手法准确，用力适当，严禁乱拉、乱扯，力求复位一次性成功。

2. 切开复位

通过手术切开骨折和关节损伤部的软组织，暴露骨折部位，在直视下将骨折复位，然后根据不同情况选择应用对人体无不良反应的金属内固定物或自体、异体植骨片固定骨折端，从而达到解剖复位和相对固定的要求。

（五）骨折固定及护理

骨折愈合需要一个相当长时间的过程。为了持续有效地保持骨折复位的良好位置，必须用各种方法对骨折肢体加以固定。固定不仅可保持整复后的位置，还可消除疼痛，便于邻近关节和肌肉活动。常用的方法有外固定、内固定和牵引固定。

1. 外固定

由肢体的外部将骨折固定称为外固定。常用的外固定方法有大小夹板固定、石膏绷带固定、外固定支架固定和持续牵引固定。

（1）夹板固定：是利用与骨折肢体外形相适应的特制夹板做外固定物，间接固定骨折部位，使骨折或脱位在愈合过程中保持良好的对位。其原理是利用压垫的直接压力、夹板的杠杆力和扎带的约束力来维持骨折的固定。夹板固定操作简单，取材方便，用于较稳定的成人闭合性骨折，一般不固定关节。小夹板的材料可用树皮、木板或竹片等。固定时在适当的部位加固定垫，外扎横带。

【护理要点】　①注意抬高患肢，以利肢体肿胀的消退；②密切观察患者血运，如有剧痛、严重肿胀、青紫、麻木或者水疱等情况应及时处理；③夹板固定2周内应每2~3天检查一次，随时调整扎带的松紧度；④在夹板有效固定的基础上，强调肢体早期活动，促进骨折愈合。

（2）石膏固定：是利用三点固定或圆桶液压原理来维持骨折整复后的位置。常用的有石膏托及管型石膏等。

【护理要点】　①促进石膏干燥，方法有：可适当提高室温，局部用烤灯、红外线照射、吹风机吹干等。注意安全，避免灼伤；②防止石膏断裂，石膏未干之前最好不搬动患者，要注意勿使石膏折断或变形，需用手掌托住石膏，忌用手指捏压，防止留下凹陷或影响石膏的塑行而产生压疮。放患肢于病床上时须将石膏用软枕垫好；③保持石膏清洁，在石膏固定期间，防止水、分泌物及大小便等弄湿及污染石膏，如石膏表面污染了，应立即用毛巾蘸肥皂水或清水擦洗干净，但水分不宜过多，以免石膏软化；④抬高患肢，观察肢端血运、皮肤颜色及温度、肿胀、感觉、运动情况；⑤预防压疮，保持皮肤清洁干燥，床单位平整、舒适；⑥患者卧床时，协助翻身，指导患者做石膏固定内的肌肉收缩活动，未固定部分做关节活动。情况许可时，鼓励下床活动；⑦鼓励患者进食高蛋白、高热量、高钙、易消化的食物，多饮水，多食蔬菜和水果，以防便秘。

(3)骨外固定支架：是将骨折两端用针或钉钻入后在皮肤外将其固定在外固定架上，常用于开放性骨折伴严重广泛软组织损伤。

2. 内固定

用各种形式的内固定器材直接作用于骨骼本身，称为内固定。常用的内固定器材有拉力螺钉、接骨钢板、髓内钉等。特殊内固定器材有 Dick 钉、可吸收螺丝钉等。

3. 持续牵引

牵引是利用适当的持续牵引力和对抗牵引力达到整复和维持复位的目的。在临床牵引时，产生对抗牵引力的方法就是抬高床脚或床头，使身体向着与牵引力相反的方向滑动而构成反牵引力。牵引可达到复位与固定的双重目的，适用于不稳定性骨折，如股骨闭合性骨折或股骨、胫骨开放性骨折等。

【牵引方法】

(1)皮牵引：利用适当宽度的胶布或乳胶条贴于患肢两侧，并包扎纱布绑带加固，沿肢体纵轴进行牵引。此种牵引操作简便，不需要穿破骨组织，对肢体损伤小，患者痛苦少。但牵引重量一般不超过5kg。多用于小儿下肢骨折，年老体弱者无严重移位的不稳定性骨折。

(2)骨牵引：用不锈钢针穿入骨骼的坚硬部位，通过牵拉钢针直接牵拉到骨骼，故可称直接牵引法。此种牵引的优点是牵引力量大(一般可承受 15～20 kg 牵引力)，效果好，可用于青壮年及需要重力牵引者。骨牵引经常穿针的部位有颅骨骨板、尺骨鹰嘴、胫骨结节、股骨髁上、跟骨等。

(3)特殊牵引：如枕颌牵引、骨盆带牵引、骨盆悬吊牵引等。

【护理要点】

(1)患者卧硬板床，床脚(或床头)抬高做反牵引。头部稍垫高，腰下可垫软小枕，保持患者舒适。

(2)将患肢置于功能位，如下肢保持外展中立位。

(3)保持牵引的有效性。牵引重锤应悬空，牵引绳与被牵引的肢体长轴应成一直线，不随便改变患者的位置及牵引重量，经常检查皮肤牵引绷带有无松动、滑脱。

(4)注意牵引部位皮肤有无炎症、水疱。骨牵引针眼处应保持清洁、干燥，每日用络合碘擦拭，以防感染。

(5)预防压疮及呼吸、泌尿系统并发症，鼓励患者利用床架上拉手抬起上身、臀部，促进血液循环，预防血栓性静脉炎。指导患者做有规律的功能锻炼，如手指、足趾、踝关节及股四头肌运动等，防止关节僵直及肌肉萎缩。

（六）功能锻炼

功能锻炼是骨折治疗和护理的重要环节之一。其目的是使患肢迅速恢复功能，避免发生关节僵直、肌肉萎缩或粘连等，而且能促进肿胀消退和骨折愈合。骨折复位及固定后，应及时指导患者进行功能锻炼，最大限度地恢复伤肢的功能，减少骨折并发症的发生。

（1）讲解功能锻炼的重要意义，调动患者的主观能动性。

（2）制订功能锻炼的护理计划，按一定的方法循序渐进。如骨折早期（伤后2周内），锻炼的形式主要是自主的肌肉收缩和舒张运动；骨折中期（伤后3~6周），继续加强伤肢未固定关节活动及固定段在内的肌肉收缩和舒张运动，逐步增加主动活动范围和次数，加大活动量；骨折后期，骨折愈合坚固，可以去除外固定，加强患肢各个关节的主动、被动活动锻炼。

（3）功能锻炼的方法，如前臂骨折时，可做轻微的握拳及手指伸屈活动；股骨骨折牵引的情况下，可进行撑臂抬臀、伸屈髋与膝等活动。

（4）功能锻炼的强度、范围及频率，应根据骨折不同阶段患者的体质和年龄、骨折的类型及部位、不同的固定方法而定。功能锻炼应贯穿于整个骨折治疗全过程。

（曾小燕　谢似平　易宜芳）

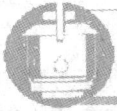

第十一章 急性中毒

第一节 概 述

一、中毒与毒物

当某种物质接触人体或进入人体后,即可与机体相互作用,损害组织,破坏神经及体液的调节功能,使正常生理功能发生严重障碍,引起一系列症状和体征,称为中毒(poisoning)。当毒物在短时间内大量进入人体而引起的疾病称为急性中毒(acute poisoning)。

引起中毒的外来物质称为毒物(poison)。毒物与非毒物之间的概念是相对的,不存在绝对的界限。同一物质,在某些条件下可以引起中毒,而在另外一些条件下,却是治疗某些疾病的药物。按其使用范围及用途分为:

(1)工业性毒物:是指在工业生产中使用或产生的各种有毒物质。它可能是原料、辅料、半成品、成品,也可能是废弃物、夹杂物,或其中所含的有毒成份,可能是气体、液体或固体。

(2)农业性毒物:主要指用于农业生产含有毒性作用的物质,如农药、化肥、除草剂、灭鼠药等。

(3)药物性毒物:如麻醉药、精神类等药物的误用、超量使用及滥用。

(4)植物性毒物:如七叶一枝花、乌头碱、毒蕈、苦杏仁等。

(5)动物性毒物:如毒蛇、毒蜂、蜈蚣、鱼胆、河豚鱼等。

(6)日常生活性毒物:如某些食物、洗涤剂、消毒剂、灭蟑药等。

二、毒物的吸收、代谢和排出

1. 毒物的吸收途径

有毒物质的存在十分广泛,毒物引起中毒的途径主要经呼吸道、消化道和皮肤吸收进入人体。

(1)经呼吸道吸收:这是最主要、最常见、最危险的途径。当毒物以气体、蒸汽雾、烟、粉尘等不同形态存在于空气中时,均可通过呼吸道吸收而引起中毒。这与毒物的粒子大小及水溶性有很大的关系:当毒物呈气体、蒸汽、烟等形态时,由于粒子很小,一般在 3 μm 以下,易于到达肺泡。而粒子 >5 μm 以上的雾和粉尘,在进入呼吸道时,绝大部分被鼻腔和上呼吸道所阻留，易被上呼吸道的黏液所溶解而不易到达肺泡；但在浓度高等特殊情况下，仍有部分可到达肺泡。当毒物到达肺泡后，水溶性大的毒物，经肺泡吸收的速度就快；同样，粒子小的毒物，也较易溶解，经肺泡吸收也较快。

毒物被肺泡吸收后，不经肝脏的解毒作用而直接进入血循环，分布到全身，产生毒作用，所以有更大的危险性。

（2）经消化道吸收：是生活性中毒的主要进入途径。多数是将有毒物直接入口作为自杀或谋杀的手段；也有的是进食了含有有毒生物或化学物的食品，如含大量致病性细菌或由其分泌的毒素的食物、残留有剧毒农药的食品等；也有误服的，把有毒物当作食品或添加剂摄入，如将亚硝酸盐当作食盐等；还有直接用毒物污染的手拿食物吃，而造成毒物随食物进入消化道；或毒物由呼吸道侵入人体，一部分沾附在鼻咽部混于其分泌物中，无意被吞入。经胃肠道吸收的毒物以固态和液体化学物质为多见。水溶性化学物质能在酸性胃液内大部分吸收，脂溶性化学物质则主要在碱性的肠液内吸收。经胃肠道吸收的毒物多数在肝脏内进行生物转化，起到解毒或活化作用，再进入体循环。

（3）经皮肤吸收：大部分毒物不能从皮肤吸收。只有既具脂溶性又具水溶性的毒物才能被完整的皮肤吸收，如有机磷农药、苯胺类等。皮肤吸收毒物主要通过两条途径，即通过表皮屏障和毛囊进入，在个别情况下，也可通过汗腺导管进入。有些具有腐蚀性的化学物质与皮肤接触后，先使皮肤灼伤或糜烂，毒物再被迅速吸收而中毒。毒物经皮肤吸收的数量和速度，除了与它的脂溶性、水溶性、浓度和皮肤的接触面积等有关外，还与外界的温度、湿度等条件有关。

经皮肤侵入的毒物，吸收后也不经肝脏的解毒作用，而直接随血循环分布至全身。

（4）毒物还可经注射途径和眼、耳、直肠及女性生殖器黏膜吸收进入人体而引起中毒。

2. 毒物的代谢

毒物被吸收进入血液后，主要在肝脏通过氧化、还原、水解、结合等作用进行代谢。大多数毒物经代谢后毒性降低，但也有少数在代谢后毒性反而增加。如对硫磷（1605）经代谢后被氧化为毒性大得多的对氧磷。影响代谢的因素很多，与中毒患者的健康状况、毒物进入途径和剂量、各脏器的机能状态等有关。

3. 毒物的排出

大多数毒物经肾脏排泄。主要通过肾小球的被动性过滤和肾小管的主动性分泌来完成。肾功能不良可影响毒物的排泄。当毒物经过肾脏时，也使肾脏受到不同程度的损害，所以在急性中毒时保护肾脏甚为重要。

气体和易挥发的毒物吸收后，一部分以原形经呼吸道排出。很多重金属，如汞、铅及生物碱由肠道排出。少数毒物可经皮肤、汗腺、唾液腺、乳腺等途径排出。

三、毒物的作用机制

毒物进入机体后，通过转运或经代谢转化到达靶器官，与一定的受体或细胞成份结合，产生生物化学或生物物理作用，破坏正常生理功能，引起病理变化，称为毒物的毒作用。毒物的作用机制如下：

（1）局部刺激、腐蚀作用：强酸和强碱可吸收组织中的水分，并与蛋白质或脂肪结合，使细胞变性或（和）坏死。

（2）缺氧：一氧化碳、硫化氢、氰化物等窒息性毒物阻碍氧的吸收、转运或利用。脑和心肌对缺氧敏感，易发生损害。

（3）麻醉作用：有机溶剂和吸入性麻醉药有强亲脂性。脑组织和细胞膜脂类含量高，因而上述化学物质可通过血脑屏障，进入脑内而抑制脑功能。

（4）抑制酶的活力：酶是多数毒物（药物）作用的靶分子，毒物作用于酶系统的各个环节使酶的活性降低或失活，以破坏机体正常的生理功能。如有机磷农药抑制胆碱酯酶；氰化物抑制细胞色素氧化酶；重金属抑制含巯基的酶等。

（5）干扰细胞或细胞器的生理功能：四氯化碳在体内经酶催化而形成三氯甲烷自由基，自由基作用于肝细胞膜中不饱和脂肪酸，产生脂质过氧化，使线粒体、内质网变性，肝细胞坏死。百草枯的脂质过氧化作用，导致肺纤维化及多脏器功能障碍、衰竭。

（6）受体的竞争：如阿托品阻断毒蕈碱受体。

四、护理评估

1. 病史评估

对于急性中毒患者，应详细询问患者及第一个发现患者的人，弄清毒物的种类、剂量、进入人体的方式、时间或在有毒环境中暴露的时间。尽早确定毒物的理化性质，为救治赢得时间。

如为生产性中毒应询问职业史、工种、生产过程、接触毒物的机会、种类、数量和途径、防护条件、同伴发病情况、中毒人数等。

对非生产性中毒者（如误服、自杀、他杀等），要了解患者的生活、精神、心理状况，本人或家人经常服用的药物，家中药物有无缺少，患者身边有无药瓶、药袋等，并估计服药时间和剂量。

如有拒绝或不能提供病史、提供假病史的情况，应让陪送人员搜集中毒现场存留的物品，包括患者的剩余食物、呕吐物、大小便、器具、遗书遗物等。

对一氧化碳中毒要了解室内有无炉火、烟囱以及当时同室内其他人员的情况。疑食物中毒，应询问进餐情况、时间、食物来源以及同时进餐者有无同样症状等。

2. 身体评估

接诊患者后应尽快进行相应的护理体格检查，确定患者病情的严重程度。各种中毒的症状和体征取决于毒物的毒理作用、进入机体的途径、剂量和机体的反应性。

（1）生命体征的评估：观察患者呼吸的频率、节律，呼吸深浅度，肢端血氧饱和度（SpO_2），测量血压、心率、心律，观察患者的末梢循环情况，皮肤温度、湿度等。

（2）神志的评估：轻拍患者肩膀，呼唤患者的名字，观察患者有无反应，能否正确回答问题；神志不清者，根据格拉斯哥评分法判断神志障碍的程度，检查有无病理体征等。

（3）眼的评估：主要观察瞳孔的大小和对光反射。正常的瞳孔直径为 $2 \sim 5$ mm，光反射灵敏。双侧瞳孔缩小多见于有机磷农药、氨基甲酸酯类杀虫药、拟胆碱药及地西泮、吗啡中毒，阿托品等抗胆碱药中毒时双侧瞳孔散大，眼球震颤见于苯巴比妥等药物中毒。若为强酸强碱类化学物进入眼睛，应评估眼结膜受损程度，清洗后是否有异物残留。甲醇中毒可引起视神经炎。

（4）呼出气味及呕吐物的评估：有机磷农药和砷化物中毒者有蒜臭味，酒精及其他醇类化合物中毒者有酒味，苯及化合物中毒者有特殊芳香气味等。

（5）皮肤、黏膜情况的评估：注意皮肤黏膜的颜色、温度、湿度，有无腐蚀征象等。有机溶剂、亚硝酸盐中毒可引起发绀，一氧化碳和氰化物中毒时皮肤呈樱桃红色，酒精、阿托品中毒时皮肤潮红，鱼胆、毒蕈中毒可引起黄疸。有机磷中毒时多汗，皮肤湿润；皮肤干燥见于阿托品中毒。皮肤还可发生变态反应，引起瘙痒、斑丘疹等。口服腐蚀性毒物可使口腔黏膜灼伤，硫酸灼伤的痂皮呈黑色，硝酸灼伤的痂皮呈黄色，盐酸灼伤的痂皮呈灰棕色。

（6）四肢的评估：毒鼠强中毒可引起抽搐，有机磷农药及拟胆碱药中毒可引起肌肉颤动等。

（7）心理状况的评估 急性中毒常见的原因是自杀，患者常有复杂的心理变化。护理人员应重视评估患者的精神、心理状况，通过与患者或患者亲属的沟通，了解患者自杀的原因以及相关的社会、家庭矛盾，注意保密，以利做好心理护理，并防止患者再次自杀。

五、急救原则

1. 立即终止接触毒物

（1）尽快脱离现场：对吸入性中毒者，救护者在做好自身防护后，应立即将患者从有毒环境转移到空气新鲜的地方。解开衣扣、裤带，保持呼吸道通畅并吸氧。

（2）彻底清除体表毒物：当毒物可经皮肤吸收时，应立即脱去污染衣服，先用毛巾、棉花或卫生纸等除去肉眼可见的毒物，然后用清水反复清洗体表、毛发、指甲缝15～30分钟。注意水温以微温为宜，不宜用热水，以免使皮肤血管扩张而增加毒物的吸收。如毒物的种类已确定，清水清洗后再用中和液和解毒液清洗。眼内毒物可用清水或0.9%氯化钠溶液反复冲洗至少15分钟，而强酸强碱类毒物，淋洗时间不少于30分钟。

（3）清除尚未吸收的毒物：毒物经消化道吸收者，除腐蚀性毒物及病情严重者外，均应尽早、尽快、反复、彻底地采用催吐、洗胃、导泻、灌肠和使用吸附剂等方法清除胃肠道内毒物，这是抢救成功的关键环节之一。

1）催吐：催吐是现场抢救由消化道进入的毒物引起急性中毒最及时且方便易行的办法，越早效果越好。对口服固体毒物或胃内有食物时催吐效果常胜于洗胃。

催吐的方法：①机械催吐，用手指、压舌板、棉签、匙柄、筷子等刺激咽腭弓及咽后壁，引起反射性呕吐。注意动作要轻柔，避免损伤咽壁。可让患者多次饮清水（不可饮热水）、淡盐水或其他解毒液体，然后再行催吐，使其反复呕吐，直到吐出液变清为止，达到洗胃的目的；②药物催吐，只在特殊情况下使用，如不能灌服催吐液者，可用吐根糖浆、阿朴吗啡等进行催吐。但有休克、中枢神经系统抑制及吗啡中毒者禁用。

催吐的体位：当呕吐发生时，患者应采取左侧卧位，头部放低并面向左侧；如能取站立或坐位者应身体前倾；幼儿取俯卧位，头向下，臀部抬高，以防止发生误吸。

催吐的禁忌证：①口服强酸、强碱等腐蚀性毒物不宜催吐，以免胃穿孔；②昏迷、休克、抽搐者；③原有食管静脉曲张、主动脉瘤、消化性溃疡病者；④年老体弱、心脏病、高血压、孕妇等。

2）洗胃：因口服毒物途径致中毒者，应尽早争取洗胃，尽量减少毒物吸收，洗胃的方法详见第十三章第六节。

3）导泻：在催吐或彻底洗胃后，可经胃管注入或口服泻药，使促进肠腔的毒物迅速排出。

常用泻药有：20%甘露醇125~250 mL或25%硫酸钠30~60 mL,50%硫酸镁40~80 mL(具有中枢神经抑制作用的毒物中毒者忌用)。一般不用油类泻药,以免促进脂溶性毒物的吸收。严重脱水患者、强腐蚀性毒物中毒者及孕妇禁止导泻。

4)灌肠：除腐蚀性毒物中毒者和严重腹泻的患者外,适用于口服中毒超过6小时以上、导泻无效者及抑制肠蠕动的毒物(巴比妥类、颠茄类、阿片类)中毒。灌肠方法：用温水、清水或1%温肥皂水连续多次灌肠。百草枯中毒者可用漂白土灌肠。

5)使用吸附剂：吸附剂是指一类可吸附在毒物表面以减少毒物吸收的物质,主要作用是氧化、中和或沉淀毒物。最常用的是活性炭20~30g加入200 mL温水中,也可使用万能解毒药(活性炭2份、鞣酸1份、氧化镁1份),洗胃后口服或经胃管注入。

2. 抢救生命

抢救生命最关键的是消除致死性症状,确保生命体征。心跳呼吸停止者应就地抢救,立即行心肺复苏；条件许可时尽早气管插管或气管切开、吸氧和呼吸机治疗；解除呼吸道梗阻,保持呼吸道通畅；迅速建立1~2条以上的静脉通路,以保证各项治疗的顺利进行。

3. 加快已吸收毒物的排出

(1)解毒药的应用

1)一般解毒药：①中和剂,强酸中毒时可用弱碱液中和,强碱中毒时可用弱酸液中和(碳酸氢钠中毒者禁用)；②氧化剂,鸦片、硫化锌等中毒可用高锰酸钾,因高锰酸钾有氧化作用,可破坏毒物的毒性；③还原剂,维生素C是很强的还原剂,能减轻铅、砷的毒性,减轻或消除高铁血红蛋白所致的发绀；④保护剂,牛奶、蛋清、豆浆等可保护胃黏膜,适于强酸、强碱、具有腐蚀性的中毒；⑤吸附剂,常用活性炭；⑥拮抗药,阿托品、山莨菪碱(654-2)、颠茄类中毒可用新斯的明、毛果芸香碱；地西泮中毒可用氟马西尼；纳洛酮可用于吗啡、地西泮中毒；巴比妥类中毒用美解眠；⑦蛇咬伤的患者尽早使用相应的抗蛇毒血清。

2)特效解毒剂：有些毒物有它的特效解毒药,应尽早使用。有机磷农药中毒的解毒药有解磷定、氯磷定等复能剂；乌头碱中毒可静脉滴注双黄连注射液；金属中毒解毒药有：依地酸二钠钙、二巯基丙醇、二巯基丙磺酸钠、二巯基丁二酸钠、青霉胺等；氰化物中毒一般采用亚硝酸盐——硫代硫酸钠法；亚硝酸盐中毒用小剂量亚甲蓝,因大剂量亚甲蓝会导致高铁血红蛋白血症。

(2)利尿：促进毒物由肾脏排泄,如有急性肾衰竭者不宜采用利尿方法。静脉滴注液体可增加尿量而促进毒物的排出,还可加用呋塞米、甘露醇利尿。弱酸性药,如巴比妥酸钠、水杨酸类、苯丙胺中毒可用碳酸氢钠碱化尿液,促进毒物排出。

(3)吸氧：一氧化碳中毒时应高流量吸氧,可促使碳氧血红蛋白解离。高压氧促使一氧化碳排出的效果较好。

(4)血液净化：适用于严重的急性中毒、昏迷时间长、无特效解毒药并出现并发症的患者、经支持治疗病情趋于恶化者。随着技术的不断进步,血液净化在中毒的治疗中起着重要的作用。根据中毒的不同情况可选择血液透析、血液灌流或血浆置换等治疗方法。

(5)对症支持治疗 很多急性中毒并无特效解毒药,或一时很难明确毒物的种类,这时对症处理以保护生命和脏器功能,帮助患者渡过难关。

六、护理要点

(1)生命体征的监测：包括神志、瞳孔的观察，详细记录出入水量。注意观察呕吐物和排泄物的性状、颜色、气味，正确及时留标本送检。保证输液通路的畅通。注意心率、心律的变化。

(2)保持呼吸道通畅：及时清理呼吸道分泌物，昏迷患者呕吐或洗胃时防止误吸，吸氧，必要时建立人工气道。

(3)维持水电解质平衡：注意观察患者的口渴和皮肤弹性情况，呕吐和腹泻情况，每日的尿量，及时给予适量补液。

(4)加强基础护理

(5)做好心理护理：尤其对于服毒自杀的患者，要及时与患者沟通交流，必要时可请心理医生协助，防范再次自杀。

(6)健康教育：加强防毒宣传，改善环境，改进防护措施。结合实际情况向群众介绍有关中毒的预防和急救知识。加强毒物的管理，标识要清楚醒目，毒品应放在不易得到的地方。防止有毒化学物质泄、冒、漏、滴。不吃有毒或过期变质的食品，少吃腌制食品。

第二节　常见急性中毒的救护

一、急性农药中毒

农药是指用于消灭、控制危害农作物的害虫、病菌、杂草及其他有害动植物和调节植物生长的药物。农药种类繁多。目前，我国使用最多的是有机磷农药，对人畜均具有毒性，而死亡率最高的则为除草剂百草枯中毒。

(一)急性有机磷农药中毒

急性有机磷农药中毒(acute organophosphorus pesticide poisoning，AOPP)为临床上最常见。有机磷农药多为暗棕色具有蒜臭味的油状液体，少数为结晶。一般不溶于水而易溶于有机溶剂。其毒性大小根据 LD50(半数致死量)分为：①剧毒类，如甲拌磷、内吸磷、对氧磷等；②高毒类，如甲胺磷、甲基对硫磷、敌敌畏、氧化乐果等；③中毒类，如亚胺磷、乐果、稻瘟净、克瘟散等；④低毒类，如马拉硫磷、杀虫畏、辛硫磷等。

【中毒机制】　有机磷农药中毒的机制一般认为是抑制胆碱酯酶活性。正常情况下，胆碱能神经兴奋所释放的递质——乙酰胆碱被胆碱酯酶水解为乙酸和胆碱而失去活性，有机磷进入人体后与体内胆碱酯酶迅速结合形成磷酰化胆碱酯酶，使胆碱酯酶失去水解乙酰胆碱的能力，导致组织中乙酰胆碱大量蓄积，引起胆碱能受体活性紊乱，使有胆碱能受体的器官功能发生障碍，中毒患者表现为先兴奋后抑制。

【护理评估】

1. 病史评估

应了解毒物的种类、剂量、中毒时间、中毒经过及中毒途径。有机磷可经消化道、皮肤和呼吸道吸收。如生产性中毒应有明确的接触史；如为吸入中毒者要了解空气中毒物的浓度、接触时间；如为服毒者还应了解患者的心理状况。患者身体污染部位或呼出气中、呕吐物中可闻及大蒜臭味。

2. 临床表现

口服中毒者多在 5~10 多分钟内发病，经皮肤吸收者多在 4~8 小时后出现症状。

(1)毒蕈碱样症状：出现最早，为某些副交感神经和某些交感神经节后纤维的胆碱能毒蕈碱受体兴奋所致。出现平滑肌收缩、腺体分泌增加，如瞳孔缩小、恶心、呕吐、腹痛、腹泻、多汗、流涎、流泪、心率减慢、呼吸困难，甚至肺水肿、大小便失禁等。

(2)烟碱样症状：为乙酰胆碱在横纹肌神经肌肉接头处过度蓄积和刺激，使眼睑、面、舌、四肢和全身横纹肌发生肌纤维颤动，甚至全身肌肉强直性痉挛。表现为肌束颤动、牙关紧闭、抽搐，而后发生肌力减退和瘫痪，呼吸机麻痹致周围性呼吸衰竭。

(3)中枢神经系统症状：为中枢神经系统细胞突触间胆碱能受体兴奋所致，表现为头痛、头晕、烦躁不安、共济失调、谵妄等兴奋症状，严重时出现言语障碍、抽搐、昏迷等。

(4)中毒后"反跳"、迟发性神经病变及中间肌无力综合征：急性有机磷中毒者，经治疗后临床症状好转，但在数日至 1 周后突然急剧恶化，重新出现有机磷中毒的症状，甚至发生肺水肿、昏迷或猝死，此为中毒后"反跳现象。"这与残留在皮肤、毛发、胃肠道的毒物重吸收或解毒药停药过早、过快有关。急性中毒一般无后遗症，但也有个别患者在中毒症状消失后 2~3 周可发生迟缓性神经损害，出现感觉、运动型多发性神经病变表现，主要累及肢体末端，可发生下肢瘫痪、四肢肌肉萎缩等，称为迟发性神经病变。少数病例在急性症状缓解后和迟发性神经病变发生前，约在中毒后 1~4 天突然发生以呼吸肌麻痹为主的症状群，称为中间肌无力综合征。这与胆碱酯酶长期受到抑制，影响神经肌肉接头处突触后功能有关。

3. 病情判断

病情的轻重与有机磷的种类、中毒途径、剂量等有密切关系。根据实验室检查所得的胆碱酯酶活力情况，分为轻度、中度和重度中毒。轻度中毒者血液胆碱酯酶活力降至正常人的 70%~50%，中度者达 50%~30%，重度者在 30% 以下。胆碱酯酶活力降低至正常人的 80% 以下，即有诊断意义。

【急诊护理】

(1)迅速清除未吸收的毒物：立即将患者撤离有毒环境，脱去污染衣物，用微温水、肥皂水或 2% 碳酸氢钠溶液反复彻底清洗染毒皮肤、毛发、指(趾)甲，更换污染的床单、被套。侵入眼睛时，用 2% 碳酸氢钠或 0.9% 氯化钠溶液冲洗，至少 10 分钟，然后滴入 1% 阿托品 1~2滴。敌百虫中毒者禁用碱性溶液冲洗。

对口服中毒者，选择正确的洗胃液立即予以及时有效的洗胃。毒物种类不明确时，用清水或 0.9% 氯化钠溶液洗胃，非敌百虫中毒者可用 2% 碳酸氢钠溶液洗胃，非 1605、1059、乐果中毒者可用 1:5000~10000 的高锰酸钾溶液洗胃。洗胃液的温度以 35℃~38℃ 为宜。第一次洗胃后应保留洗胃管 24 小时以上，以便进行反复洗胃。原因为：①首次洗胃不彻底，洗胃后的呕吐物仍有有机磷农药味；②有机磷毒物吸收后，血液中的毒物浓度高于洗胃后胃肠道的浓度，毒物可重新弥散到胃液中；③胃皱襞内残留的毒物随胃蠕动再次排入胃腔。

(2)密切观察生命体征和神志、瞳孔：呼吸衰竭是首要死因。中毒早期，呼吸道有大量分泌物且可伴有肺水肿的发生，应予以吸氧，备吸痰盘于床旁，开放气道，必要时行气管插管、气管切开，呼吸抑制时用呼吸机辅助呼吸。发生循环衰竭时立即心肺复苏。重度中毒者病情变化快，应随时观察神志、瞳孔的变化，保证输液畅通，以保证抢救的成功。

（3）特效解毒药的应用：一旦确定为有机磷中毒，应立即给予足够的胆碱酯酶复活剂和抗胆碱能药，用药原则是：尽早、足量、联合、反复。

临床常用的胆碱酯酶复能剂有：解磷定、氯磷定、双复磷。欧洲一些国家多用双解磷、双复磷。氯磷定、双复磷含肟量高，重活化作用强，不良反应小，我国宜用氯磷定为好。

抗胆碱药为阿托品，为解救有机磷中毒的关键性药物。其作用机制是解除平滑肌痉挛，抑制腺体分泌，消除和减轻毒蕈碱样症状和中枢神经系统症状。目前应用的还有新型抗胆碱药盐酸戊乙奎醚（长托宁），它是新型的具有选择性的抗胆碱药，有较强的中枢和外周抗胆碱作用，有效剂量小，持续时间长，且毒性作用和不良反应较少，不使心率增快。

抗胆碱药与复能剂的复方制剂为解磷注射液，一般肌内注射，主要用于中毒早期。对毒蕈碱样、烟碱样症状和中枢神经系统症状均有较好的对抗作用。

（4）用药观察和护理：复能剂如应用过量、注射太快或未经稀释用药均可产生中毒，抑制胆碱酯酶，发生呼吸抑制；复能剂在碱性环境中不稳定，易水解成有剧毒的氰化物，所以禁止与碱性药物配伍。应用阿托品时要随时观察患者的皮肤湿润度、颜色、心率、瞳孔等情况，准确把握"阿托品化"，防止导致阿托品中毒。"阿托品化"的临床表现为瞳孔较前散大、口干，皮肤干燥，颜面潮红，肺部湿啰音消失及心率加快，体温正常或轻度升高。按照新的观点，阿托品用到口干、无汗、肺部啰音消失即可，不必用到瞳孔散大，颜面潮红。"阿托品化"与阿托品中毒的剂量接近，临床上一般很难准确把握。如患者出现谵妄、躁动、幻觉，甚至抽搐、昏迷时应考虑为阿托品中毒，应酌情减量。

（5）加强病情观察：保证呼吸道的畅通，维持生命体征的稳定，详细记录出入水量。追踪胆碱酯酶活力的测定结果。如胆碱酯酶活力无好转，应重复给药，重复测定。连续3次胆碱酯酶活力保持在50%以上才可以出院。还要警惕中毒"反跳"现象和中间肌无力综合征的发生，所以要延长观察时间。

（6）心理护理：有机磷中毒的一个重要原因是自杀，自杀原因很多，有家庭的、个人的和社会的。在患者苏醒后应密切观察患者的表情、言行和情绪反应，把握时间主动与患者沟通，针对自杀原因予以心理辅导，防止再次自杀。

（7）加强基础护理：做好口腔护理，每日1～2次，以消除口腔异味，减少感染机会。有留置导尿的患者要行会阴部护理，定期更换引流袋。床单位干净、舒适，注意营养，科学饮食。

（8）健康教育：普及预防有机磷农药中毒的有关知识，特别是向农民朋友们广泛宣传各类有机磷农药可经皮肤、呼吸道、胃肠道吸收，会导致人体中毒。喷洒农药时要遵守操作规程，加强个人防护，穿长袖衣裤及鞋袜，戴口罩、帽子及手套，下工后用清水反复洗手、洗脸或洗澡后方可进食等。出院后患者应在家休息2～3周，不要单独外出，以免因发生迟发性神经损害而导致意外。自杀中毒者要告知患者亲属加强陪伴和心理疏导，学会积极应对。

（二）百草枯中毒

百草枯（paraquat poisoning）是一种除草剂，为联吡啶类化合物，纯品为无色结晶，不易挥发，易溶于水。在生产和使用过程中主要经皮肤和呼吸道吸收，严重中毒多由口服引起。

【中毒机制】百草枯口服后吸收快，排泄缓慢，毒性作用可持续存在，肺是其主要靶器官。百草枯能产生过氧化物离子，损害Ⅰ型和Ⅱ型肺泡上皮细胞，引起肿胀变性和坏死，抑制肺表面活性物质的产生，其结果发生广泛的肺纤维化。还可引起肾小管坏死，肝中央小叶细胞损害、坏死、心肌炎，肺动脉中层增厚，肾上腺皮质坏死等。

【护理评估】

(1)病史评估：有口服或接触百草枯的病史，应详细了解毒物的剂量、时间和途径。

(2)临床表现：口服中毒者可引起舌、口及咽部烧灼感，发生食管炎和胃炎，致呕吐和腹痛。呼吸系统主要表现为进行性呼吸困难和发绀，最终导致肺纤维化，呼吸衰竭而死亡。在泌尿系统可损害肾小管，产生蛋白尿、血尿，血中尿素氮肌酐升高，引起急性肾衰竭。皮肤黏膜出现红斑、水疱和溃疡等接触性皮炎表现，眼部接触可引起结膜和角膜灼伤。中毒性心肌损害、中毒性肝炎也常有发生。

【急诊护理】

(1)迅速清除未吸收的毒物：皮肤被污染应立即用肥皂水彻底清洗；眼部污染应立即用清水或0.9%氯化钠溶液冲洗10~15分钟；口服中毒者应及早催吐、洗胃、灌肠、导泻，洗胃及灌肠液中可加入30%的漂白土或活性炭粉等吸附剂，减少毒物吸收。

(2)加强对症支持治疗：百草枯中毒无特效解毒药，且死亡率高。早期应采取一切措施阻止其继续吸收，可用利尿、血液净化等方法加速毒物排泄。可给予自由基清除剂，如维生素C、维生素E、维生素A等，及早应用糖皮质激素与免疫抑制药，减轻毒物对机体的损伤。

(3)吸氧治疗：氧疗时，氧浓度不宜过高，高浓度氧吸入能增强百草枯的毒性作用。应定期复查血气分析，如动脉血氧分压($SPaO_2$)能达到70 mmHg时，一般不予吸氧。

二、急性一氧化碳中毒

一氧化碳是无色、无臭、无味、无刺激的气体，不溶于水，易溶于氨水，是含碳物质燃烧不完全产生的。一氧化碳在空气中完全燃烧呈蓝色火焰，与空气混合达12.5%时有爆炸性。常见于家庭居室通风差的情况下，煤炉产生的煤气或液化气管道漏气或工业生产煤气以及矿井中的一氧化碳吸入而导致中毒，又称煤气中毒。

【中毒机制】 一氧化碳中毒途径是呼吸道。一氧化碳吸入人体后很快与血红蛋白结合，形成碳氧血红蛋白，使血红蛋白的携氧能力降低，导致低氧血症，继发组织缺氧。一氧化碳还可与血液外的若干含铁蛋白质，如肌球蛋白、细胞色素氧化酶等结合，直接引起组织细胞缺氧。

【护理评估】

(1)病史：一般都有一氧化碳吸入史。应了解患者中毒时所处的环境、停留时间、出现昏迷的时间和情况。

(2)临床表现：与空气中一氧化碳、血中碳氧血红蛋白的浓度有关。临床上根据血液中碳氧血红蛋白的含量，分为轻度、中度、重度中毒。

1)轻度中毒：血中碳氧血红蛋白含量达10%~20%。患者可出现头痛、头晕、失眠、恶心、呕吐、全身乏力、心动过速，少数有短暂晕厥。如迅速脱离现场，吸入新鲜空气，症状可较快消失。

2)中度中毒：血中碳氧血红蛋白含量达30%~40%。除上述症状加重外，口唇、指甲、皮肤黏膜出现樱桃红色，多汗、心率加快、烦躁，还有程度较浅的昏迷。如经及时抢救，可较快清醒，一般无并发症和后遗症。

3)重度中毒：血中碳氧血红蛋白含量达50%以上，患者出现昏迷，四肢肌张力增加，或有阵发性强直性痉挛、抽搐，血压下降，呼吸困难，瞳孔散大，最后因脑水肿、呼吸循环衰竭而死亡。经抢救存活者可有严重合并症及后遗症，如神经衰弱、震颤麻痹、中毒性精神病或去大脑强直，部分还可发生继发性脑病。

【急诊护理】

（1）现场救护：进入中毒现场迅速将患者移至空气新鲜处，解开患者衣裤、领带，保持呼吸道通畅。如密闭居室迅速打开门窗通风、换气，切断煤气源。重患者采取平卧位，如呼吸心跳骤停则立即行心肺复苏。

（2）氧疗护理：氧疗是一氧化碳中毒最有效的治疗方法，氧疗的方法有两种：

1）患者脱离现场后立即予以氧气吸入。采用高浓度（>60%）面罩吸氧或鼻导管吸氧（流量8～10L/min）。上述高浓度给氧时间一般不超过24小时，以免发生氧中毒。

2）有条件时首选高压氧治疗，应尽早进行，最好在中毒的4小时内进行，中毒超过36小时效果欠佳。轻度中毒5～7次，中度中毒10～20次，重度中毒20～30次。基本原理是：常压吸空气氧分压为13.33 kPa，当呼吸3个大气压纯氧氧分压为285.26 kPa，比常压时提高了20倍以上，极大地增加肺泡氧分压，提高了血氧含量，也促使碳氧血红蛋白的解离，有利于改善和纠正组织缺氧，使血管收缩，可防治和减轻脑水肿、肺水肿。认真监测患者生命体征，进舱前给患者更换全棉衣服，注意保暖，严禁火种、易燃、易爆物品入氧舱。重度中毒者需护理人员陪舱，患者头偏向一侧。

（3）对症支持治疗：低血压者予以抗休克，抽搐时镇静。对重度中毒患者应加强基础护理，重点行护脑治疗：高热时以头部降温为主，降低脑耗氧；可用20%甘露醇或甘油果糖预防脑水肿；用细胞色素C、胞磷胆碱、脑活素等药物促进脑细胞代谢。昏迷者注意保持呼吸道的通畅，防治发生肺部感染和肺水肿。

（4）健康教育：广泛宣传一氧化碳中毒的预防。室内用火炉时应有安全设置（如烟囱通气窗、排气扇等）。使用煤气热水器时要将煤气罐放在浴室外，管道无漏气，浴室内注意通风，洗浴时间不能太长。厂矿使用煤气或产生煤气的车间、厂房要加强通风，有对一氧化碳监测的报警设施。必须进入高浓度一氧化碳环境时，要戴好防毒面具，系好安全带。对留有后遗症患者，要嘱其亲属悉心照顾，学会为患者进行康复锻炼。

三、急性药物中毒

药物是指用于治疗、预防或诊断疾病的物质。毒物是指对动物机体能产生损害作用的物质。药物和毒物之间没有绝对的界限，仅存在剂量的差别。一旦药物超过了正常的用量或改变了正常的用法，则变成了毒物。绝大多数中毒的途径是经消化道吸收，原因是自杀，少数是由于误服，其中以儿童多见。最常见的中毒药物类别是镇静药、抗焦虑药、麻醉药及精神类药等。

（一）镇静安眠药中毒

镇静安眠药是中枢神经系统抑制药，具有镇静和催眠作用。一次服用大剂量的镇静安眠药可引起中毒。常用的镇静安眠药有巴比妥类，如苯巴比妥、异戊巴比妥、硫喷妥钠等；苯二氮䓬类，如地西泮、阿普唑仑、三唑仑等；吩噻嗪类，如氯丙嗪、奋乃静、三氟拉嗪等。

【中毒机制】　主要是抑制脑干网状结构和自主神经中枢。目前认为苯二氮䓬类的中枢抑制作用与增强 γ - 氨基丁酸（GABA）能神经有关，巴比妥类主要作用于网状结构上行激活系统而引起意识障碍,吩噻嗪类主要作用于网状结构,抑制中枢神经系统多巴胺受体,减少邻苯二酚胺的生成,以减轻精神症状。

【护理评估】

(1)病史评估:有可靠的服用过量镇静安眠药的病史,神志清楚者应问清药物的名称、剂量、服用的时间,服药前后是否有喝酒,了解患者服药前的情绪状态。神志不清的患者,应仔细向陪送人员了解现场的情况,是否有药瓶或药袋,或常备药数目有无缺少等。

(2)临床表现:主要是对中枢神经系统、呼吸和心血管系统的抑制症状和体征。中毒表现的轻重与服药的种类、剂量有关。

1)轻度中毒:嗜睡,出现判断力和定向力障碍。患者步态不稳、言语不清、眼球震颤,各种反射存在,体温、脉搏、呼吸、血压正常。

2)中度中毒:浅昏迷,呼吸浅而慢,血压仍正常,腱反射消失,角膜反射、咽反射存在。

3)重度中毒:深昏迷,出现呼吸、循环衰竭而危及生命。呼吸浅而慢,不规则或呈潮式呼吸,脉搏细速,血压下降,甚至出现休克。早期四肢肌张力增强,腱反射亢进,病理反射阳性,后期全身肌肉弛缓,各种反射消失。瞳孔对光反应存在,瞳孔时而散大,时而缩小。

【急诊护理】

(1)清除未被吸收的毒物:清醒者催吐,对催吐不配合或意识不清者用清水或淡盐水洗胃,洗胃不彻底或服药量大者即使超过6小时仍需重复洗胃。留取胃液、呕吐物做毒物定性实验或抽血测定血药浓度。洗胃后从胃管注入活性炭 50～100g,用 20% 甘露醇 250 mL 或硫酸钠 250 mg/kg 导泻,不用硫酸镁导泻。

(2)严密监测生命体征和神志瞳孔:判断患者的意识状态和瞳孔大小、对光反射、角膜反射。定时测血压,保证输液畅通,休克者给予抗休克治疗。观察呼吸的次数、节律和深浅度,保持呼吸道的通畅,呕吐和洗胃时头偏向一侧,防止误吸的发生。呼吸、心跳停止者立即行心肺复苏。

(3)应用特效解毒药:巴比妥类中毒无特效解毒药。氟马西尼是苯二氮䓬类的拮抗药,能通过竞争性抑制苯二氮䓬类受体而阻断苯二氮䓬类药物的中枢神经系统作用。但作用短暂,可根据病情需要持续静脉滴注或间断用药。

(4)促进已吸收毒物的排出:可用碳酸氢钠碱化尿液,用呋塞米利尿加速毒物的排出。昏迷时间长、有并发症、血药浓度过高的危重患者可用血液净化疗法。

(5)心理护理和健康教育:对服药自杀者,不宜让患者单独留在病房里,及时与患者进行心理沟通,防再次自杀。对镇静安眠药处方的使用、保管应严加管理,家中需长期备药时应加强对药物的保管,放在儿童不宜触到的地方。

(二)毒品中毒

毒品问题在近20年来日益严重化,给人们带来极大不幸。目前我国吸毒人数剧增,导致毒品中毒的患者也为数不少,主要是阿片类及苯丙胺类兴奋剂滥用所造成的中毒。阿片类药物主要包括吗啡、哌替啶(度冷丁)、可待因、二醋吗啡(海洛因,俗称"白粉")、美沙酮等,以及其粗制剂阿片(鸦片)、复方樟脑酊等。苯丙胺类药物包括苯丙胺(安非他明)、麻黄碱、苯丙醇胺、去氧麻黄碱(甲基苯丙胺,MA,"冰毒")、亚甲二氧甲基苯丙胺(MDMA,"摇头丸")等。

【中毒机制】 阿片类药物或毒品属阿片受体激动药,能与阿片受体结合,产生中枢镇痛、欣快、呼吸抑制和瞳孔缩小等作用，能直接兴奋延髓化学感受区引起恶心、呕吐，通过使组织胺释放，引起血压下降。苯丙胺类与儿茶酚胺神经递质相似，有显著的中枢兴奋及外周 α、β 肾上腺能受体兴奋作用，有收缩周围血管、兴奋心脏、升高血压、松弛支气管平滑肌、散大瞳孔、收缩膀胱括约肌等作用。甲基苯丙胺中枢兴奋作用比苯丙胺强。

【护理评估】

（1）病史：中毒者常有吸毒史或注射毒品的痕迹，了解吸毒前后有无饮酒史或有无吸食其他毒品。

（2）临床表现：昏迷、针尖样瞳孔和呼吸抑制"三症"是典型急性阿片类中毒的表现。苯丙胺类毒品中毒开始出现头昏、头痛、心悸、焦虑不安、活动过度、情感冲动，甚至谵妄、狂躁、感觉异常、眼球震颤、共济失调等。经过一阶段兴奋症状后转入抑制，出现昏迷、瞳孔扩大、呼吸浅表以至衰竭。长期滥用本药者，可导致苯丙胺性精神病。在生理方面主要是对心脏的损害。

【急诊护理】

（1）呼吸支持：有呼吸抑制时给予吸氧，必要时人工辅助呼吸，可应用呼吸兴奋药如洛贝林、尼可刹米等。

（2）拮抗药的应用：阿片类中毒时首选盐酸纳洛酮，对阿片受体无刺激作用，能迅速拮抗吗啡类的作用。盐酸纳洛酮作用时间短于阿片类，可反复使用。

（3）严密观察病情：监测患者的生命体征、神志、瞳孔及情绪变化，保持呼吸道通畅，头偏向一侧，及时清除呼吸道分泌物。建立有效的静脉通路，留取尿液、血液、胃液做毒物分析。

（4）加强心理护理：毒品具有成瘾性，一般吸毒 3~4 次，甚至 1~2 次就可上瘾。一旦成瘾，可产生心理上和生理上的强烈依耐性。中断吸毒后可出现戒断症状，如流鼻涕、流涎、流泪、打哈欠、出汗、恶心、呕吐、失眠、焦虑、烦躁，甚至虚脱、休克等，苯丙胺类的表现为易疲劳、抑郁、睡眠障碍、多梦和激动不安等。需加强心理疏导，帮助患者解除心理戒断症状，指导患者开展有益身心健康的社交活动、文娱体育活动，适当使用调节睡眠和情绪的药物。

（5）健康教育：广泛宣传毒品的危害性，加强对毒麻药的管理，建立健全法律体系，动员全社会从重打击贩毒、吸毒，禁止毒品在社会上的流通。吸毒者实行强制性戒毒。

四、毒蛇咬伤

我国蛇类有 160 余种，其中毒蛇约有 50 余种。多分布于长江以南的广大省份，毒蛇咬伤多发生于夏、秋两季。蛇毒按其性质可分为：神经毒、血循毒、混合毒三大类。金环蛇、银环蛇、海蛇等主要含神经毒，蝰蛇、尖吻腹蛇、竹叶青蛇等主要含血循毒，眼镜蛇、眼镜王蛇、腹蛇等主要含混合毒。

【中毒机制】 蛇毒毒牙呈沟状或管状与毒腺相通，当包在腺体外的肌肉收缩时，将蛇毒经导管排于毒牙，注入被咬伤的人或动物体内。神经毒毒液主要作用于神经系统，引起肌肉麻痹和呼吸麻痹；血循毒毒液主要影响血液及循环系统，引起溶血、出血、凝血及心脏衰竭；混合毒毒液具有神经毒和血液毒的两种特性。

【护理评估】

(1)确定是否被毒蛇咬伤：评估是否为蛇咬伤，明确是否为毒蛇咬伤，再确定是哪一种毒蛇咬伤。患者亲眼所见是最确切的信息，排除娱蚣咬伤、黄蜂螫伤等可能。根据患者的描述、特殊的牙痕局部伤情及全身表现来区别判断。

(2)临床表现：被毒蛇咬伤后，患者出现症状的快慢及轻重与毒蛇的种类、蛇毒的剂量与性质有明显的关系。

神经毒：侵犯神经系统为主，局部反应较少，会出现脉弱、流汗、恶心、呕吐、视觉模糊、昏迷等全身症状。

血液毒：侵犯血液系统为主，局部反应快而强烈。一般在被毒蛇咬伤后30分钟内局部开使出现剧痛、肿胀、发黑、出血等现象。时间较久之后，还可能出现水泡、脓包、全身会有皮下出血、血尿、咯血、流鼻血、发热等症状。

混合毒：同时兼具上述两种毒素所引起的症状。

【急诊护理】

(1)现场急救：蛇毒在3~5分钟内吸收。被蛇咬伤后不要惊恐，立即用约8cm左右宽的布条类、手巾或绷带等物，在伤肢近心端5~10cm处或在伤指(趾)根部予以绑扎，松紧以减少静脉及淋巴液的回流即可。在护送途中应每隔10~20分钟松绑一次，每次1~2分钟，以防止肢体瘀血及组织坏死。如附近有水源可用流水冲洗伤口数分钟。

(2)迅速清除残留的毒素：入院后用0.9%氯化钠溶液冲洗伤口，然后以伤痕为中心切开伤口或将伤口做"＋"或"＋＋"形切开，使残存的蛇毒便于流出，但切口不宜过深。还可用吸奶器或拔火罐从切口处吸出毒液，如果口腔黏膜无破损可直接用嘴吸出毒液。伤口周围还可行局部封闭或外敷蛇药片。

(3)早期合理选用抗蛇毒血清：抗蛇毒血清是治疗毒蛇咬伤的特效药。采用同种毒蛇特异性抗毒血清能直接中和患者血中未对靶器官起毒效应的游离蛇毒抗原，使蛇毒失去毒性。使用抗蛇毒血清前应用肾上腺皮质激素，以免发生过敏反应。抗蛇毒血清强调首剂足量，尽早使用。如无此种毒蛇的特异性抗毒血清，可根据毒蛇的科属，使用同科毒蛇抗毒血清。

(4)加强病情观察：严密监测生命体征，给予有效的呼吸循环支持，防止毒效应危象的发生。常见的毒效应危象：急性呼吸衰竭、呼吸骤停、心跳骤停、休克、肺水肿、DIC及急性肝肾衰竭等。

(5)健康教育：向广大群众宣传预防蛇伤的基本知识及蛇伤的自救方法。到野外劳作时，进入草丛前先用棍棒驱赶毒蛇，要随时观察周围情况，穿好长袖上衣、长裤及鞋袜。遇到毒蛇时不要惊慌，应用左右拐弯的走动来避开毒蛇。

五、毒蕈中毒

毒蕈就是野生的有毒蘑菇。某些毒蕈的外貌形态与可食的无毒野生蘑菇很相似，常被误采食用而中毒。

【中毒机制】　毒蕈约有80多种，每种毒蕈都含有一种或多种毒素，各种毒素的毒性与毒理作用互不相同。主要有以下几种：毒蕈碱，毒理效应与乙酰胆碱类似，可刺激兴奋节后胆碱能神经；类阿托品样毒素，毒作用与毒蕈碱相反，表现与阿托品中毒相似；溶血毒素，主要使红细胞溶解，导致急性溶血；毒肽和毒伞肽，可损害肝、肾、心、脑等重要脏器，尤其对肝损害大；神经毒素，主要侵害神经系统。

【护理评估】

(1)病史评估：有采食蘑菇的病史，且同食者均发病。应仔细了解蘑菇的形状、采摘的地点、食入的时间和量。病情的严重程度与进食毒蕈量呈正相关。

(2)临床表现：食用不同的毒蕈会有不同的症状，首发症状大多是消化道刺激症状。可分为以下几种类型：

1)胃肠炎型：食后30分钟至6小时发病，表现为恶心、呕吐、腹痛、腹泻，严重者伴有水电解质失衡和周围循环衰竭。

2)中毒性肝炎型：6～48小时发病，损害肝、肾、心、脑等重要脏器，尤其肝损害严重。病情凶险，变化多端。中毒开始也是出现胃肠炎表现，中毒轻者经治疗后2～3周可进入恢复期而痊愈。中毒重者可出现肝大、黄疸、出血、烦躁不安，出现肝性脑病，并发DIC，甚至抽搐、昏迷，呼吸衰竭而死亡。

3)神经精神型：1～6小时发病，除胃肠炎表现外，还有副交感神经兴奋表现，如流涎、多汗、流泪、瞳孔缩小，阿托品类药物疗效佳。少数有幻听、幻觉、谵妄，类似精神分裂症。

4)溶血型：6～12小时发病，除胃肠道症状外，可引起溶血性贫血、黄疸、肝脾大，也可继发急性肾衰竭。

5)暴发型：病情迅速恶化，初为胃肠道症状，继之出现休克、抽搐、DIC、呼吸衰竭、昏迷等，常于1～2天内突然死亡。

【急诊护理】

(1)迅速清除体内毒物：对食用时间不足24小时者，可选用清水或1∶5 000的高锰酸钾溶液催吐或反复洗胃，并留取胃液标本送检。洗胃后导入活性炭或鞣酸吸附毒物，无腹泻者用20%甘露醇或50%硫酸镁导泻。大量补液及利尿促进毒物排出。

(2)解毒药物的使用：毒蕈碱症状为主时，用阿托品皮下或肌内注射、静脉注射；以内脏损害为主时，可用二巯丁二酸钠或二巯丙磺酸钠；肝损害型毒蕈中毒可用细胞色素C；糖皮质激素可用于溶血型中毒。神经症状严重者应镇静，并预防脑水肿和呼吸衰竭。临床上现多采用血液净化治疗。在中医方面，可用大剂量的灵芝煎水口服解毒。

(3)加强监护：包括生命体征和神志、瞳孔的观察，并详细记录出入水量和病情。有胃肠炎表现时，要观察排泄物的性状和量，保证出入量的平衡。出现多脏器功能障碍时，要加强支持治疗，一旦有出血征象要防止DIC的发生。保持呼吸道的通畅。肝损害型中毒者有"假逾期"，患者症状好转时不能放松警惕，要严密观察病情变化。

(4)健康教育：加强毒蕈中毒的基本知识宣传，教会群众识别有毒蘑菇，不要随便采食野生蘑菇。一旦食用毒蕈马上采取自救，如催吐，然后及时到医院就诊。

（卢敬梅）

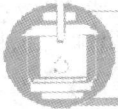

第十二章　中暑、淹溺与电击伤

第一节　中　暑

中暑(heat stroke)是指人在烈日或高温环境里,体内热量不能及时散发,引起机体体温调节中枢发生功能障碍,汗腺功能衰竭和(或)水、电解质代谢紊乱等为主要表现的急性热损伤性疾病。临床上将中暑分为先兆中暑、轻症中暑和重症中暑,重症中暑又分为热痉挛、热衰竭、热(日)射病3种类型。

【病因】　人体在烈日暴晒下或在高温(气温高于35℃)环境中,从事长时间的劳作、运动等,又无足够的防护措施,常易发生中暑。中暑的原因大致为3种因素:

(1)人体产热过多:当运动或劳作的时候,强度越大,机体代谢产热越多;孕妇和肥胖者产热增加。

(2)机体散热障碍:高温、高湿、高辐射及低气压的情况下,衣服透气性不好或穿过于紧身的衣裤伴发热导致散热障碍。

(3)机体热适应能力下降:伴有潜在性疾病,如糖尿病、心血管病、甲状腺功能亢进、先天性汗腺缺乏或大面积皮肤损伤后;或服用阿托品、巴比妥等抑制汗腺分泌的药物时,均可成为中暑基础因素或诱因。

【发病机制】　人体在下丘脑体温调节中枢的控制下能维持体温37℃左右,是因为体内各器官、组织的新陈代谢和运动时所产生的热量,能够通过皮肤表面辐射、呼吸和出汗等途径所散失,体内产热和散热处于动态平衡。

当外界环境温度升高到一定程度,体内热调节不当时,体温升高引起中枢神经系统兴奋,机体各内分泌腺体功能亢进,机体大量出汗,引起水、钠过量损失,血钠降低,肌肉细胞过度稀释水肿,易致热痉挛;大量液体丢失,血液浓缩、血容量不足,若同时有血管舒缩功能障碍,则易导致周围循环衰竭;由于人体受外界环境中热源作用和机体散热绝对或相对不足,使体内热蓄积,体温调节中枢功能障碍,体温急剧升高,产生严重的生理和生化异常而发生热射病。

【护理评估】

1. 病史评估

仔细询问患者有无引起机体产热增加、散热减少或热适应不良的原因存在,如是否在高热环境中长时间劳作或运动、有无补充水分、既往史或服药情况,有无引起中暑的诱因存在。

2. 临床表现

（1）先兆中暑：在睡眠不足、过度饮酒，或在高温环境下劳动一定时间后，出现大汗、口渴、头昏、耳鸣、胸闷、心慌、恶心、四肢无力等症状，体温正常或略升高。

（2）轻度中暑：除上述的先兆症状外，体温将升到 38℃ 以上，或患者面色潮红、皮肤灼热、胸闷、心悸，或有早期周围循环衰竭的表现，如恶心、呕吐、四肢皮肤湿冷、出汗、血压下降等。

（3）重度中暑：除具有轻度中暑的症状外，病情进一步加重，出现高热、痉挛、昏迷等症状。重度中暑分为热痉挛、热衰竭和热射病。

1）热痉挛：在高温环境下由于大量出汗，补水但未补充钠盐，体液被稀释，引起肌肉痉挛。表现为肠绞痛、腹壁绞痛、四肢痉挛痛和无力，以小腿腓肠肌的痉挛性疼痛常见。此型多见于健康青壮年。

2）热衰竭：在严重热应激时，由于体液丢失过多而补充不足所致。表现为疲乏、头晕、恶心、呕吐、面色苍白、皮肤冷汗、脉搏细速、血压下降，体温可轻度升高。此型最为常见，多见于老年人、儿童、孕妇和慢性病患者。

3）热射病：典型的临床表现为高热、无汗和意识障碍。体温高达 42℃，皮肤干燥无汗；脑组织充血、水肿，表现不同程度的意识障碍，如嗜睡、木僵、昏迷，还可出现心力衰竭、肺水肿、肾衰竭等多器官功能衰竭。此型可发生于任何年龄，死亡率高，是中暑中最严重的类型。

【急诊护理】

（1）现场救护：中暑一旦发生，迅速将患者搬离高温环境，放置到通风良好的阴凉处，最好是有空调的房间（室温在 20℃ ~25℃）。反复用冷水擦拭全身，饮用冰的盐水或碳酸饮料，行冰敷。重者中暑患者应取平卧位，解开或脱去外衣，并及时送医院救治。

（2）降温护理：护理中暑的患者降温是关键，一般要求在 1 小时内将直肠温度降至 38℃ 左右，室温在 20℃ ~25℃，降温速度决定患者的预后。降温过程中随时监测体温的变化，并详细记录。降温措施有物理降温和药物降温两种。

1）物理降温：包括：①冰水或乙醇擦浴；②头部降温，头部置冰帽或冰槽，每 30 分钟更换一次用冷部位，观察用冷部位皮肤的变化，避开用冷禁忌部位，及时更换与添加冰块；③冰水浴，将患者浸浴在 4℃ 的冰水中，不断按摩四肢肌肉、躯干，促进散热，肛温降至 38℃ 时停止冰水浴，新生儿、休克、昏迷、心衰患者禁用；④有条件者使用降温毯降温，效果较好；⑤还可用冰盐水从胃管注入或灌肠，用冷置的 5% 葡萄糖注射液或 0.9% 氯化钠注射液静脉滴注时，开始的速度不宜过快，以 30 ~40 滴/min 为宜。

2）药物降温与物理降温同时进行，氯丙嗪有调节体温中枢、扩张血管、松弛肌肉的作用，低血压患者禁用；人工冬眠：氯丙嗪 + 哌替啶 + 异丙嗪，适用于高热惊厥者；还可用激素预防脑水肿。

（3）加强病情观察：密切观察患者的神志、瞳孔及生命体征的变化，保证有效的静脉通路，补充大量液体，及时复查电解质，保证水、电解质平衡。详细记录出入量和病情变化。

（4）积极预防并发症：加强各脏器功能的支持治疗，防止并发症的发生，如水、电解质紊乱、心力衰竭、肾衰竭、脑水肿、感染和 DIC 等。

（5）加强基础护理：昏迷患者行口腔护理、皮肤护理，保持呼吸道的通畅，惊厥、抽搐者放床栏，防止患者坠床或摔伤。

(6)健康教育：长时间在烈日下劳作时，要戴草帽、打伞遮阳并注意定时休息和保证茶水供应，要合理调整工休时间，注意劳逸结合，避免过度疲劳；出汗多时多喝碳酸饮料、糖盐水或稍加点盐的白开水，以保证身体水电解质平衡。在室内、舱内或地下作业时，应设法通风降温。盛夏炎热季节，对老人、体弱多病者、产妇与婴儿尤其要注意室内通风、降温。必要时可服些消暑与预防中暑的药物，如十滴水，藿香正气水等。

第二节　淹　溺

淹溺(drowning)是指人体淹没于水或其他液体中，水、泥沙、杂草等物堵塞呼吸道或因咽喉、气管发生反射性痉挛引起窒息和缺氧，严重者呼吸、心跳停止而死亡。

【病因】

(1)意外事故：①缺乏游泳能力者意外落水；②游泳过程中，时间过长致体力耗竭或冷刺激引起肢体抽搐，或植物缠身，或被动物咬伤等原因而淹没于水中；③入水前饮酒过量或服用镇静药或患有心、肺、脑及癫痫病等违规游泳造成淹溺；④跳水、潜水意外造成淹溺。

(2)灾难事故：突发的灾难事故，使人的应急能力一时遭到控制，如翻船、交通事故等导致淹溺。

(3)自杀或谋杀：跳水自杀或被他人谋害溺水。

【发病机制】　溺水发生后，水大量进入呼吸道和肺泡，阻碍了气体交换，引起严重缺氧和二氧化碳潴留、呼吸性酸中毒。由于淹溺时水的成分及水温不同，引起的损害也不同。

(1)淡水淹溺：淡水是低渗液体，水迅速通过肺泡壁毛细血管进入血循环，引起肺水肿和心衰。肺泡壁上皮细胞受损，肺泡表面活性物质减少，引起肺泡塌陷，进一步阻碍气体交换，造成严重缺氧。水进入血循环后血液稀释，引起低钠、低氯及低蛋白血症，红细胞肿胀、破裂，发生血管内溶血，引起高钾血症甚至心跳骤停。

(2)海水淹溺：海水含有3.5%氯化钠、大量钙和镁盐，属高渗性液体。海水进入肺部后对呼吸道和肺泡有化学性刺激作用，大量蛋白质及水分向肺泡腔和肺泡间质渗出，引起肺水肿，出现血液浓缩、血容量减低、低蛋白血症和高钠血症。引起的高钙血症可致心动过缓和传导阻滞，甚至心跳骤停；高镁血症可抑制中枢神经和周围神经功能，横纹肌收缩力减弱，扩张血管，降低血压。

【护理评估】

(1)病史评估：向目击者和陪送人员详细了解淹溺发生的时间、地点和水源情况，既往有无被淹溺的病史。注意查看是否有其他外伤，以免耽误救治时机。

(2)临床表现：临床表现根据溺水的持续时间、吸入水量的多少及个体差异而出现不同程度的表现。轻者神志清，面色苍白和发绀，可有头痛、胸痛、咳嗽。重者口鼻充满泡沫或污泥、杂草，上腹部膨胀，眼结膜充血，颜面肿胀，四肢厥冷，剧烈咳嗽，呼吸困难，咳粉红色泡沫痰等。有的患者意识丧失，或伴有抽搐，更严重者呼吸、心跳停止而死亡。

【急诊护理】

1.现场救护

(1)水中自救：当发生溺水时，不熟悉水性时可采取自救方法：除呼救外，取仰卧位，头部向后，使鼻部露出水面呼吸。呼气要浅，吸气要深。此时千万不要慌张，不要将手臂上举乱扑动，这样身体会下沉更快。会游泳者，如果发生小腿抽搐，要保持镇静，采取仰泳位，用手将抽搐腿的脚趾向背侧弯曲，可使痉挛松解，然后慢慢游向岸边。水中救护溺水者时，应迅速游到溺水者附近，观察清楚位置，从其后方出手救援。或投入木板、救生圈、长杆等，让落水者攀扶上岸。

（2）出水后的救护：首先清理溺水者口鼻内污泥、杂草等异物，取下假牙，然后进行控水处理。有3种方法可迅速倒出其呼吸道和胃内积水：①膝顶法：将患者腹部置于抢救者屈膝的大腿上，让患者头部下垂，然后用手按压叩击患者背部［图12-1（A）］；②抱腹法：抢救者从背后抱住患者腰腹部，使淹溺者背在上，头胸部下垂，摇晃患者［图12-1（B）］；③肩顶法：施救者抱住患者双腿，将其腹部放在施救者的肩部，让患者头胸部下垂，施救者快速奔跑，使积水倒出［图12-1（C）］。

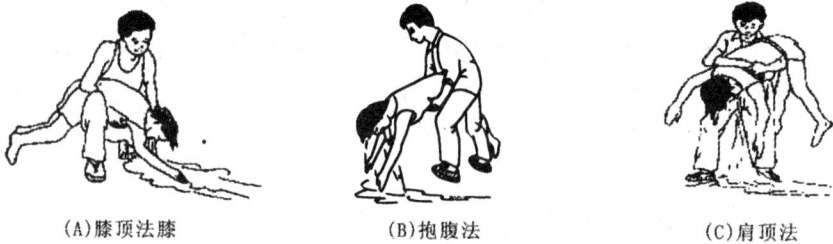

(A)膝顶法膝　　　　　　　(B)抱腹法　　　　　　　(C)肩顶法

图12-1　患者出水后的3种救护方法

如果出现呼吸、心跳骤停，则立即心肺复苏。

2. 院内救护

（1）留观：轻者神志清楚，无明显缺氧表现，可留院观察一天。

（2）呼吸功能支持：重者立即送抢救室，换下湿衣服，注意保暖，必要时热疗。给予高流量吸氧，清除口鼻内异物，保持呼吸道的通畅。呼吸未恢复者行气管插管，必要时气管切开，呼吸机辅助呼吸，同时使用呼吸兴奋药。污水淹溺者除常规抢救外，应尽早实施经支气管纤维镜下灌洗。

（3）循环功能支持：现场复苏心跳未恢复者，应继续胸外心脏按压，心电监护，及时除颤。心跳恢复后，常有血压不稳定或低血压状态，应保证有效的静脉通路，有条件者行中心静脉置管，监测中心静脉压，有利于临床用药和输液治疗。

（4）加强对症支持治疗，维持水、电解质和酸碱平衡。对淡水淹溺者和海水淹溺者要区别对待，对全身情况较差，或出现其他症状者应给予相应的治疗。

（5）防止并发症：淹溺时有污物、泥沙等吸入气管，要及时用抗生素预防肺部感染，注意输液速度，防止肺水肿、心衰和急性肾衰竭的发生。

3. 护理要点

（1）严密观察病情：重点观察患者的呼吸情况：如呼吸频率、深浅度，有无发绀和"三凹"征，鼻翼有无煽动，咳嗽时痰的颜色和性状。还要严密监测心率、心律和血压、脉搏情况，观察尿的颜色和量、性质。

（2）控制输液：海水淹溺的患者应控制含钠盐液体的输入，可用葡萄糖注射液和血浆，治疗血液浓缩。淡水淹溺的患者应用高渗液体或输入全血，控制输液速度，避免短时间内大量液体输入而引起肺水肿和心衰。

（3）注意促进复温：低温也是淹溺者死亡的常见原因，在冷水中超过 1 小时复苏很难成功，特别是海水淹溺者。复温的方法是脱去患者的湿冷衣裤，用干爽的毛毯或棉被包裹全身，必要时热疗，注意复温的速度不宜过快。

（4）心理护理：溺水者常伴有紧张、恐慌，应帮助稳定情绪，积极配合治疗。对于自杀溺水者，消除心理反应的异常，引导树立积极的、正确的人生观，掌握与患者沟通的技巧，注意保护患者的隐私，教导患者亲属时刻陪护，防再次自杀。

第三节　电击伤

电击伤(electric injury)俗称触电，是指人体直接触及电源或高压电经过空气或其他导电介质传递电流通过人体时引起的组织损伤和功能障碍，重者发生心跳和呼吸骤停。我国每年因雷电伤亡者达 10 000 人以上。

【病因】

（1）主观方面：缺乏安全用电知识，安装和维修电器、线路不按规程操作，电线上挂衣服。

（2）客观方面：高温、高湿和出汗使皮肤表面电阻降低，易触电。用电线路、设备未及时检修。

（3）意外事故：日常生活中，放风筝等线缠在电线上，家电漏电而触电；还有大风雨雪、火灾、地震等致电线折断落到人体；雷雨时在大树下避雨或使用铁柄伞等。

（4）缺乏救护知识：抢救触电者时，由于缺乏相关的知识而致施救者触电。

【发病机制】　人体作为导电体在接触电流时，即成为电路中的一部分。对人体损伤的轻重与电压高低、电流强弱、直流和交流电、频率高低、通电时间、接触部位、电流方向和所在环境的气象条件等都有密切关系，其中与电压高低的关系更大。电流对人体主要有两方面的作用：一是分裂和电解作用，电流通过使神经和肌肉细胞产生动作电流，通过离子运动引起肌肉收缩、神经传导异常等；另一方面是热效应，使电能转变为热能而引起组织烧伤。

【护理评估】

1. 病史评估

应详细了解触电的原因、时间、地点、方式及电压等情况，仔细查看患者受伤的情况，以利于抢救。

2. 临床表现

（1）局部表现：

1）低压电击伤者，受伤面积小，一般呈圆形或椭圆形，受伤皮肤与健康皮肤分界清楚，呈焦黄色或褐黑色，有时可见水疱。

2）高压电击伤者，烧伤面积大，伤口深，皮肤呈特有的树枝样斑纹，深达肌肉、骨骼，骨质断裂。有时深部组织因严重烧伤而发生变性坏死。

（2）全身表现：

1）轻型：患者精神紧张、表情呆滞、面色苍白，全身无力，有时短暂的意识丧失，但一般很快恢复。恢复后有肌肉疼痛、头痛和神经兴奋等表现。

2）重型：多发生于电压高、电流流量大、电击时间比较长的情况下。患者在电击后即出现抽搐、休克、昏迷，甚至呼吸、心跳骤停。

【急诊护理】

1. 现场救护

（1）迅速切断电源：根据现场的情况，采用最安全、最迅速的办法使触电者脱离电源。

1）关闭电源：迅速拔掉插座或关闭电源，并派人守护电闸，以免在他人不知情时重新打开电源开关。

2）切断电线：如在野外或远离电源开关以及在电磁场效应的现场，抢救者不能近距离接近触电者，应用绝缘的钳子、木柄、锄头等切断电线，并妥善处理电线段端。

3）挑开电线：如为高处垂落的电线触电，可用干燥木棍或竹竿等绝缘物挑开触电者身上的电线。

（2）避免再损伤：如触电者在高空或危险地带，应采取必要的安全措施，保护患者不再受损伤。

（3）现场复苏：如患者发生心跳、呼吸停止，使患者迅速脱离电源后行紧急心肺复苏，并检查患者全身的受伤情况，及时转运至医院继续救治。

2. 加强对症支持治疗

（1）有效的呼吸支持：患者转运至医院后予以吸氧，清除呼吸道分泌物，必要时气管插管或气管切开，或呼吸机辅助呼吸。

（2）有效的循环支持：迅速建立有效的静脉通路，心电监护，发现心律失常及时处理，必要时除颤。

（3）防治并发症：注意复查电解质和血气分析，维持酸碱平衡和水、电解质正常。应用20%甘露醇或能量合剂，促进脑细胞的代谢，注意输液速度，预防脑水肿和肺水肿的发生。

（4）创面处理：伤口处理与烧伤处理相同。局部消毒后用无菌敷料包扎，坏死组织于伤后3~6天后及时切除焦痂。如皮肤缺损大可行植皮治疗。

3. 加强病情观察

监测生命体征和神志的变化，保持呼吸道通畅，认真做好病情记录。入院后要仔细查看患者全身有无合并伤，以免耽误治疗时机。观察患者的伤口愈合情况，注意无菌操作，防止交叉感染。加强基础护理，预防并发症的发生。

（卢敬梅　易宜芳）

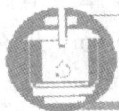

第十三章　急诊科常用急救技术及护理

随着急诊专科的飞速发展，不仅要求急诊专科护士掌握丰富全面的理论知识，而且要掌握并熟练使用现代常用急救技术及其护理，这样才能够对患者实施及时有效的救护。

第一节　徒手心肺复苏术

徒手心肺复苏是一系列提高心跳骤停后生存机会的示救命动作（AHA），是指在野外或外界条件有限的情况下，不利用仪器设备徒手采取重建和促进循环、呼吸有效功能恢复的措施，从而保证和促进脑有效功能的恢复。

【目的】　迅速建立起患者有效的循环和呼吸，恢复全身的血氧供应，防止加重脑缺氧，促进脑功能恢复。

【适应证】　因外伤、疾病、中毒、意外低温、淹溺和电击等各种原因，导致呼吸、心跳骤停的患者。

【禁忌证】　胸壁开放性损伤、胸廓畸形、肋骨骨折、心脏压塞等应开胸做胸内心脏按压而不应行胸外心脏按压者。

【操作前准备】　徒手，有条件者准备纱布或薄手帕1块，硬木板1块。

【操作步骤】

1. 判断神志

发现患者神志突然丧失，以手轻摇患者肩部并呼叫姓名，检查瞳孔、压眶、掐人中穴均无反应。整个过程不能太长，应在10秒内完成。

2. 呼救

利用一切可利用的通信器材、人员或可敲击发声的实物呼叫联系附近医院和增加协助人员。

3. 正确放置体位

将患者取仰卧位放置在坚实的平面上。如患者为俯卧位，应将患者头、颈、肩、躯干作为一个整体翻转成仰卧位。解开患者上衣，仅留一层内衣，或暴露前胸部，以利于判断呼吸情况和胸外按压的位置。

4. 胸外心脏按压

（1）患者仰卧于硬板床上或坚实的地面上。

（2）按压部位：胸骨中、下1/3交界处。

（3）按压方法：非定位手的掌根紧贴定位的示（食）指上方，放置在按压区；再将定位手的掌根重叠放于另一手的手背上，两手指交叉抬起，脱离胸壁；抢救者双臂绷直，双肩在患者胸骨上方正中，应用上半身体的重力和臂力，垂直向下用力按压；按压有规律进行，不间断，下压和向上放松的时间相等，按压到最低点时有一明显停顿，放松时定位的手掌根不要离开胸骨定位点，但也不要使胸骨受任何压力。按压时胸骨下陷深度成人为 4～5 cm，儿童为 3 cm，婴幼儿为 2 cm。

（5）评价心肺复苏的效果：颈动脉搏动出现；瞳孔由大缩小；皮肤颜色改善，发绀减退；自主呼吸恢复；收缩压在 8 kPa 以上。

5. 畅通呼吸道

开放气道，清除呼吸道异物，保持呼吸道持续畅通，并开放气道（详见第五章第二节）。开放气道是一个持续状态，在整个复苏中应时刻注意，有口内异物（包括分泌物）时应及时手法清除。

6. 判断呼吸

在保持气道开放的情况下，抢救者将耳部靠近患者的口和鼻，面向患者胸部，通过耳听、面感、观察患者胸部有无起伏来判断患者有无自主呼吸。

7. **人工呼吸**

在呼吸道通畅的情况下，判断患者有无自主呼吸，无自主呼吸的患者应即刻进行口对口人工呼吸：抢救者用按于患者前额的手的拇指和示（食）指捏闭患者的鼻孔，深吸一口气；然后张口紧贴患者的口，用力向患者口内吹气，同时观察患者胸部上抬情况；一次吹气完毕后，立即与患者口部脱离，松开患者鼻孔。连续 2 次人工呼吸后立即行胸外心脏按压。

【注意事项】

（1）2010 国际急救组织对心肺复苏进行了调整并颁布了新的标准：对无呼吸或者无正常呼吸（如仅有叹息样呼吸）的成人立即启动胸外按压；无论单人还是双人复苏，按压与气次数比例一律为 30∶2，通气时间要在 1 s 以上；心肺复苏的流程由 A - B - C（气道 - 呼吸 - 胸外按压）改为 C - A - B（胸外按压 - 气道 - 呼吸）；尽量少地中断有效胸外按压的时间。

（2）胸外心脏按压（C）方法应标准：胸外心脏按压部位、姿势和手法要正确，按压时用力均匀，避免用力过轻或过猛造成无效按压或骨折、气胸、内脏损伤、胃内容物反流等。按压与放松时间为 1∶1，按压频率成人为 100 次/min，婴幼儿为 100～120 次/min，新生儿为 140 次/min。

（3）婴儿可用单手按压，新生儿可用一手的中指和示（食）指按压。

（4）心脏按压定位：先触及患者的上腹部，以双手示指和中指沿患者两侧肋弓缘向中间滑移，定位胸骨下切迹；然后将示指和中指横放在胸骨下切迹上方，示指上方的胸骨正中部即胸外按压区。婴儿按压部位是两乳头连线与胸骨正中线交界点的下方一横指处。

（5）每次吹气量不应超过 1200 mL，以免造成胃扩张，吹气时也不要按压胸部；抢救儿童时的吹气量在 800 mL 左右，以胸廓上抬为准。

（6）抢救婴儿时可用口对口鼻人工呼吸。

（7）触摸颈动脉不要用力过大；不要同时触摸两侧颈动脉，以免引起脑缺氧；检查时间不要超过 5 秒，以免延误时间；如颈部外伤或较为肥胖的婴儿，可触摸股动脉或肱动脉。

第二节　气管内插管术

气管内插管术是通过人工手段建立应急性呼吸通道，以解除上呼吸道阻塞和进行人工呼吸的有效措施。

【目的】

(1)通过人工手段建立呼吸通道，解除上呼吸道阻塞。

(2)迅速建立有效呼吸，为心跳、呼吸骤停者进行人工呼吸，为呼吸功能不全或呼吸困难综合征者进行辅助呼吸。

(3)同时，通过呼吸通道的建立，便于清除气管及支气管内的分泌物。

【适应证】

(1)呼吸、心脏骤停者。

(2)呼吸衰竭、呼吸肌麻痹或呼吸抑制者。

(3)呼吸道分泌物不能自行咳出，需行气管内吸引者。

(4)为供氧、呼吸器使用及气管内给药者。

(5)各种全麻或静脉复合麻醉手术者。

(6)婴幼儿气管切开前需行气管内插管定位。

(7)新生儿窒息的复苏。

(8)颌面部、颈部等部位大手术，呼吸道难以保持通畅者。

【禁忌证】

(1)喉头水肿、急性喉炎、喉头黏膜下血肿、插管创伤引起的严重出血等。此类患者应在面罩吸氧下行气管切开较安全。

(2)咽喉部烧灼伤、肿瘤或异物存留者。

(3)主动脉瘤压迫气管者，插管可导致主动脉瘤破裂。

(4)下呼吸道分泌物潴留所致呼吸困难，难以从插管内清除者，应做气管切开。

(5)颈椎骨折脱位者。

【操作前准备】

(1)喉镜的选择：直接喉镜包括镜柄及镜片两部分，镜片又分为直型及弯型两种，每种有大、中、小3种型号。一般选用弯型镜片，在暴露声门时不必挑起会厌，可减少对迷走神经的刺激。

(2)气管导管的选择：选择质地坚韧有弹性，不易压缩，易弯曲但不易折断，表面光滑，壁薄，尖端钝且呈斜面，斜度为45°～60°的导管。导管的材质有橡胶、聚氯乙烯、硅胶聚乙烯等，以硅胶导管为最好。导管大小要求应根据患者年龄、性别、体型等选择不同长度和粗细的导管。插管前先用10 mL注射器注5～7 mL气体到气管套囊内检查套囊是否完整无漏气。

(3)其他：牙垫、导管管心、5 mL注射器、导管润滑剂、胶布、吸引装置、给氧装置等。

【操作步骤】

1. 经口腔明视插管术

经口腔明视插管操作简单、方便，能迅速建立有效的人工气道，是抢救患者时最常采用的建立人工气道的方法。其缺点是：不易固定，患者感觉不适，妨碍吞咽和咀嚼。

（1）采用头后伸仰卧位，使口、咽喉、气管三者尽量保持在一直线上，必要时可在肩下垫一小枕。

（2）检查口腔有无义齿及牙齿松动。

（3）左手持喉镜柄，右手拇指推开患者下唇，用喉镜片将舌体推向左侧。

（4）喉镜片沿舌背面向咽喉部缓慢进入，先暴露腭垂，后暴露会厌。喉镜片前端置于会厌软骨前，并向上提起，暴露声门（图13-1）。

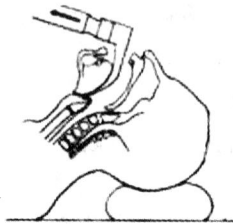

图13-1　直接喉镜插入示意图

（5）看到声门后，将气管导管轻轻插入声门，边退管芯边顺势将导管插入气管内。其深度以越过声门3~5cm为宜。过浅易致导管滑出，过深则易插入一侧主支气管。

（6）安置牙垫，退出喉镜，听两肺呼吸音证实插管位置合适后，立即接上呼吸机或简易呼吸器给氧，用胶布将导管及牙垫固定。

（7）将套囊注入空气（5~7 mL），充气恰好封闭导管与气管壁间隙为度，以不漏气为准。

2. 经鼻腔插管术

经鼻腔插管选用的导管可较经口腔插管者小1~2号，使用时不易造成损伤，容易固定，且不妨碍吞咽。但操作费时，不易成功，且管腔长而小，死腔大，容易被分泌物阻塞，因而不适合急诊要求。

（1）经鼻明视插管术：当启口困难（如颞颌关节强直），或口腔内插管妨碍手术进行时，采用此法：①术前仔细检查患者鼻腔有无鼻中隔偏曲、息肉及纤维瘤等异常现象。选择好合适的鼻孔，必要时滴入少量呋麻液（一种配制的黏膜表面浸润麻醉药）；②挑选好合适的导管（不带气囊），头端涂抹凡士林油，也可向插管侧鼻孔滴入少量石蜡油；③患者体位同上。将导管与面部呈垂直方向插入鼻孔，沿下鼻道经鼻底部，出鼻后孔，至咽喉腔。插入导管深度相当于鼻翼至耳垂长度时，使用咽喉镜暴露声门，右手继续将导管送入声门。如有困难，可用插管钳夹持导管前端并挑起，然后由助手将导管送入声门。其他步骤基本与经口腔明视插管术相同。

（2）经鼻盲探插管术：适用于启口困难或喉镜无法全部置入口腔的患者，其操作方法：①右手持导管经鼻腔插入，出鼻后孔后，将耳凑近导管口倾听气流声响，依靠导管内呼吸气流声音的强弱来判断导管口与声门之间的距离，导管口正对声门，声音就越响；②用左手托住患者枕部并将头稍稍抬起前屈。当患者呼气时，左手推动患者枕部，在导管内便可听到最清晰的管状呼吸音，此时，右手将导管推入。进入气管后导管推进时的阻力减弱，管内有气体呼出；③如果导管阻力减退后呼吸气流声中断，为导管误入食管，可能为头部前屈过度所致，应将头向后稍仰，退出导管少许，使导管尖上翘对准声门继续插入；④如导管推进有阻力，为导管端抵触到会厌与舌根之间或真假声带之间，可能因为头后仰过度、导管弯度太大或导管方向偏斜所致，应根据几种可能原因进行调整；⑤如果一侧鼻孔屡试无效，可换一鼻孔，也可让患者张口，用插管钳或弹性带子套住导管前端（带子两头均露出口外），将导管提起，使导管弯度加大，缓慢插入。

【注意事项】

（1）选用刺激性小、大小合适的导管，妥善固定，防止气管插管滑出或扭曲。

（2）插管时，喉头声门应充分暴露，动作要轻柔、准确而迅速，以防损伤组织，尽量减少患者的缺氧时间以免发生心脏骤停，或迷走反射亢进等并发症而产生不良后果。

（3）显露声门时，喉镜切勿以门齿为支点上撬。不得将舌尖和下唇挤压在喉镜和牙齿之间。

（4）插管后应检查两肺呼吸音是否对称，要随时观察导管固定情况和外露的长度，以确保导管位置正确，防止过深或过浅。

（5）气管插管及吸痰用具应保证清洁无菌，避免呼吸道感染。定期吸痰，每次吸痰前及吸痰间歇适当做过度通气，每次吸痰时间成人不超过15秒，儿童不超过10秒。

（6）普通气管插管保留一般不超过72小时，经鼻插管可保留1周或更长时间。

（7）小儿及经鼻插管者导管不带套囊，成人经口插管者套囊注气不可过多，留置期间应每6小时放气15分钟。

第三节　气管切开术

【目的】　气管切开术系切开颈段气管，放入气管套管，以解除喉源性呼吸困难、呼吸功能失常或下呼吸道分泌物潴留所致呼吸困难的一种常见手术。因此，急诊专科护士应掌握这一抢救技术的护理及手术配合。

【适应证】

（1）喉阻塞：由喉部炎症、肿瘤、外伤、异物或瘢痕性狭窄等引起的严重喉阻塞，呼吸困难较明显，而病因又不能很快解除时，应及时行气管切开术。

（2）下呼吸道分泌物潴留：由重度颅脑损伤、呼吸道烧伤、严重胸部外伤、颅脑肿瘤、昏迷、神经系统病变等各种原因引起的下呼吸道分泌物潴留，为了吸痰，保持气道通畅，可考虑气管切开。

（3）需辅助呼吸的患者：需要较长时间应用辅助呼吸器进行辅助呼吸的患者。

（4）预防性气管切开：对于某些口腔、鼻咽、颌面、咽、喉部大手术，为了进行全麻，防止血液流入下呼吸道，保持术后呼吸道通畅，可施行气管切开（目前由于气管插管术的广泛应用，预防性气管切开的应已较以前减少）。有些破伤风患者容易发生喉痉挛，也须考虑预防性气管切开，以防发生窒息。

【操作前准备】　术前应作好充分准备，除准备手术器械外，并应备好氧气、吸引器、气管插管或气管镜，以及各种抢救药品。对于小儿，特别是婴幼儿，术前先行插管或置入气管镜，待呼吸困难缓解后，再做气管切开，更为安全。

【操作步骤】　常规气管切开术操作步骤如下：

（1）放置正确体位：一般取仰卧位，肩下垫一小枕，头后仰，使气管接近皮肤，暴露明显，以利于手术（图13-2）。助手位于头侧，以固定头部，保持正中位。常规消毒，铺无菌巾。

（2）麻醉：采用局部麻醉。沿颈前正中上自甲状软骨下缘下至胸骨上窝，以2%普鲁卡因或0.2%利多卡因局部麻醉，对于昏迷、危重或窒息患者，若患者已无知觉也可不予麻醉。

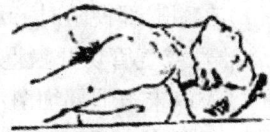

图13-2　气管切开患者体位

（3）切口：多采用直切口，自甲状软骨下缘至接近胸骨上窝处，沿颈前正中线切开皮肤和皮下组织。

（4）分离气管前组织，确定气管后，切开气管：一般于第2～4气管环处切开。

（5）插入气管套管：以弯钳或气管切口扩张器，撑开气管切口，插入大小适合的气管套管，插入外管后，立即吸净分泌物，并检查有无出血。

（6）创口处理：气管套管上的带子系于颈部，松紧以能置入一指为准，打成死结。切口一般不予缝合，以免引起皮下气肿。最后用一块开口纱布垫于伤口与套管之间。

【注意事项】

（1）保持导管通畅：应经常吸痰，每日定时清洗内管，煮沸消毒数次（目前多采用一次性硅胶导管则不需煮沸消毒）或用生理盐水、双氧水清洗消毒。

（2）保持下呼吸道通畅：室内保持适当温度（22℃左右）和湿度（相对湿度90%以上），可用地上泼水、蒸气吸入，定时通过气管导管滴入少量0.9%氯化钠溶液和0.05%糜蛋白酶溶液，以湿化气道，稀释痰液便于咳出。

（3）防止切口感染：由于痰液污染，术后切口易感染，故需每日切口换药1～3次，切口纱布被痰液污染后随时更换。

（4）用0.9%氯化钠溶液浸湿的单层纱布盖于套管出口，并定时湿润，有污染则随时更换。防止异物掉入套管内，同时也保持呼吸道的湿化。

（5）防止外管脱出：要经常观察导管位置，防止导管脱出引起窒息。导管太短，固定带过松，气管切口过低，颈部肿胀或开口纱布过厚等均可导致导管脱出。

（6）注意观察有无皮下气肿、气胸及纵隔气肿的发生：患者颈、胸部皮下出现捻发感提示皮下气肿，应随时观察皮下气肿范围是否扩大；观察患者有无胸闷、心慌、呼吸困难等情况，警惕气胸及纵隔气肿的发生。

（7）拔管：喉阻塞解除或下呼吸道分泌物清除后，全身情况好转即可考虑拔管。拔管前先试堵管24～48小时，如患者在活动、睡眠时无呼吸困难，可于工作日医护人员较多的时间予以拔管，以防发生意外。创口一般不必缝合，只须用蝶形胶布拉拢创缘，数天可自行愈合。长期带管者，由于切开部位上皮长入瘘孔内与气管黏膜愈合，形成瘘道，故应行瘘孔修补术。

第四节　环甲膜穿刺术

【目的】

环甲膜穿刺术是急诊护理技术之一，主要是为气道内异物梗阻患者出现严重缺氧或窒息时紧急建立人工气道。

【适应证】

（1）在咽喉部梗阻时，无经口气管插管设备或插管困难的紧急情况下采用环甲膜穿刺术，为气管插管或气管切开赢得时间。

（2）采取未被咽部细菌污染的痰标本。

（3）患者痰咳不出，通过穿刺吸痰。

（4）注射治疗药物。

（5）注射表面麻醉药，为喉、气管内其他操作做准备。

（6）导引支气管留置给药管。

【禁忌证】 有出血倾向和严重凝血功能障碍的患者应禁止环甲膜穿刺。

【操作前准备】 用物准备：皮肤消毒剂、孔巾、手套、16 号粗针头、10 mL 注射器。

【操作步骤】

（1）向患者说明目的，消除患者的顾虑。

（2）患者取仰卧位，尽可能使颈部后仰。

（3）术者用左手示指摸清甲状软骨与环状软骨间的环甲膜，消毒皮肤。

（4）术者右手将 16 号粗针头在环甲膜上垂直刺入，通过皮肤、筋膜及环甲膜进入气道，此时术者可感觉到落空感（图 13 - 3）。

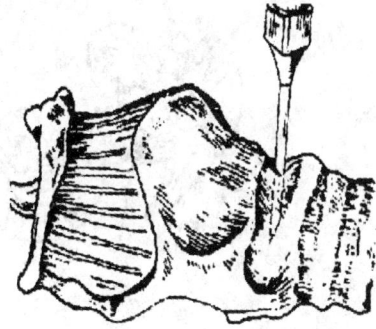

图 13 - 3　环甲膜穿刺部位示意图

（5）挤压双侧胸部，发现有气体自针头逸出或用空针抽吸时很容易抽出气体，即穿刺成功。

【注意事项】

（1）环甲膜穿刺仅仅是呼吸复苏的一种急救措施，不能作为确定性处理。因此，在初期复苏成功后应改做正规气管切开或做异物摘除等处理。

（2）个别情况下，环甲膜穿刺部位有较明显的出血时应注意止血，以免血液反流入气管内。

（3）在清除呼吸道异物、解除气道梗阻过程中，如果患者发生心脏骤停，应立即进行心肺复苏术。

第五节　呼吸道异物的现场急救

呼吸道异物引起气道阻塞通常被认为是最危急的急诊，现场急救迅速解除梗阻是抢救成功的关键。在事故现场无任何抢救器械的情况下，可采用喉异物紧抱急救法（Heim - lick 紧抱急救法），婴幼儿可采取倒提拍背法，如有条件可采用环甲膜穿刺术进行急救。

【目的】

迅速清除呼吸道异物，解除气道梗阻，挽救患者生命。

【适应证】 突然发生呼吸道异物梗阻者。

【操作步骤】

1. 喉异物紧抱急救法（Himlich 法）

（1）患者站立时，术者于患者身后，两臂绕至患者前，一只手握拳以拇指顶住患者腹部，可略高于脐上、肋缘下，另一只手与握拳的手紧握，并以突然、快速的力量向上冲击（必要时可反复数次），使异物在快速气流的冲击下从喉喷向口腔，冲出体外 [图 13 - 4（A）]。

（2）患者坐位时，术者可在椅子后面取站立或跪姿，施用上述（A）种手法。

（3）患者卧位时，先将其翻至仰卧位，然后术者跪姿跨于患者两髋处，以一只手置于另一只手之上，下面手的掌根部贴于患者腹部（脐上胸肋缘下），以快速向上冲力挤压患者腹部 [图 13 - 4（B）]。

（4）患者自救时，以自己握拳的拇指侧置于腹部，另一只手握紧这只手，同样快速向上

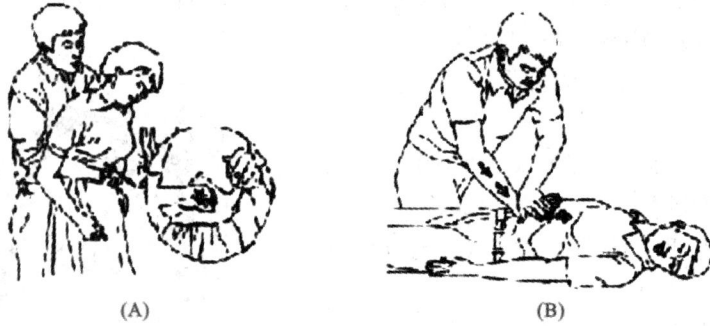

(A)　　　　　　　　　　　(B)

图 13 - 4　喉异物紧抱急救法

冲压腹部，利用冲击力将异物喷向口腔而排出体外。

2. 倒提拍背法

倒提拍背法主要适用于婴幼儿。术者一只手握住患儿双足提起，使患儿倒立，另一只手用适当的力量拍其背部，使异物从口腔排出。

【注意事项】

(1)呼吸道异物引起的气道阻塞，尤其是完全性气道阻塞应争分夺秒进行抢救，因为脑缺氧时间的长短直接关系到患者的预后。

(2)使用喉异物紧抱急救时，用力要适当，防止以暴力冲击而造成腹腔脏器损伤。

第六节　止血、包扎、固定和搬运

止血、包扎、固定和搬运是外伤救护的四项基本技术。急性损伤的患者一般救护原则是就地包扎、止血和固定，然后迅速转运。首先应判断伤员有无紧急情况，如心脏停搏、窒息、大出血、休克及开放性气胸等，原则是先保全生命再有针对性的进行急救，伤员情况平稳后再进行处理。

一、止血

根据损伤血管不同，外伤出血大致可分为：①动脉出血：出血压力高，出血可随心搏从伤口向外喷射，呈鲜红色，如在短时间内出血量大，可危及生命；②静脉出血：血液缓慢持续从伤口流出，暗红色，一般可找到出血点；③毛细血管出血：多看不见明显伤口，量较少。因此，应根据不同性质、不同部位的出血采取紧急止血措施，在现场最常用的止血方法是局部压迫止血。

【目的】　出血是创伤后的主要并发症之一，现场及时止血能预防休克发生。

【适应证】　凡是出血的伤口都需止血。

【操作前准备】　根据出血性质不同，就地取材，采用不同止血措施。止血可用的器材很多。现场抢救中可用消毒敷料、绷带，甚至干净布料、毛巾等进行加压止血。充气止血带、止血钳等专用止血器械是较可靠的止血方法。

【操作步骤】

（1）指压止血法：是指较大的动脉出血后，用拇指压住出血的血管近心端，使血管被压闭住，中断血液流出。适用于头、面、颈部和四肢的外伤出血。具体操作步骤为：①找出暴露的伤口；②直接压迫伤口并加压包扎；③如无禁忌可抬高损伤肢体，以减轻出血；④寻找相关的指压点，触摸到动脉搏动后用示指、中指指腹压向骨侧并逐渐加压，直至动脉搏动停止；⑤用手指压住动脉经过骨骼表面部分，以达到暂时止血的目的。

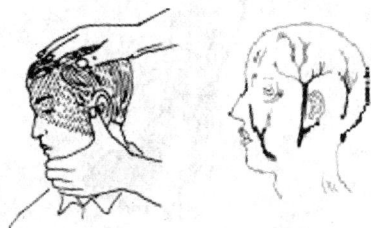

图 13 - 5　颞动脉压迫止血示意图

1）颞动脉压迫止血法：压迫同侧耳屏前方颧弓根部颞浅动脉搏动点止血。方法是用拇指或示指在耳前正对下颌关节处用力压迫（图 13 - 5）。

2）头后部出血：压迫同侧耳后乳突下稍往后枕动脉搏动点止血。

3）颌外动脉压迫止血法：用于肋部及颜面部的出血。压迫同侧下颌骨下缘、咬肌前缘面动脉搏动点止血。

4）颈总动脉压迫止血法：常用在头、颈部大出血而采用其他止血方法无效时使用。方法是在气管外侧，胸锁乳突肌前缘，将伤侧颈动脉向后压于第 5 颈椎上。但禁止双侧同时压迫，因为：①颈总动脉分出的颈内动脉为脑的重要供血动脉；②颈内动脉和颈外动脉分叉处，有颈动脉窦压力感受器，压力增高会反射性血压降低，心率减慢。

5）锁骨下动脉压迫止血法：用于腋窝、肩部及上肢出血。方法是用拇指在锁骨上凹摸到动脉搏动处，其余 4 指放在患者颈后，以拇指向下内方压向第 1 肋骨。

6）肱动脉压迫止血法：用于手、前臂及上臂下部的出血。方法是在患者上臂的前面或后面，用拇指或其余 4 指压迫上臂内侧动脉血管。

7）手掌、手背出血：压迫手腕横纹稍上处尺动脉、桡动脉搏动点止血（图 13 - 6）。

8）大腿出血：压迫大腿中部腹股沟中点股动脉搏动点止血。因动脉粗大，可用双手拇指重叠用力压迫（图 13 - 7）。

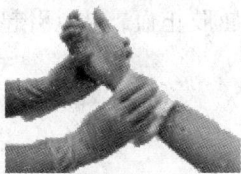

图 13 - 6　手掌、手背出血压迫止血

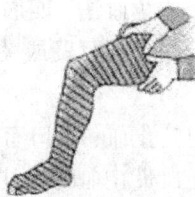

图 13 - 7　大腿出血压迫止血

9）足部出血：可用双手拇指压迫位于足背中部近脚腕处的胫前动脉，或位于足跟或内踝之间胫后动脉搏动点止血（图 13 - 8）。

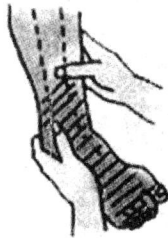

图 13 - 8　足部出血压迫止血

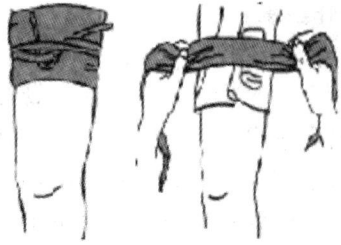

图 13 - 9　止血带止血法

(2)加压包扎止血法：多用于静脉出血和毛细血管出血，局部用 0.9% 氯化钠溶液冲洗，消毒，再用较厚的无菌大纱垫或无菌纱布展开衬垫，用绷带或三角巾加压包扎，一般即可止血，包扎止血同时抬高伤肢以利静脉回流。

(3)填塞止血法：主要用于较深部位出血时，单纯加压包扎效果欠佳，用无菌敷料填于伤口内，外加大块敷料加压包扎，如大腿、腘窝等处。

(4)止血带止血法：如大出血不能用加压包扎止血时，应在伤处部位或在伤处附近上端，加适当衬垫后，用充气或橡皮止血带止血，一般用于四肢大动脉出血(图 13 - 9)。具体操作步骤：①检查或暴露伤口；②在使用直接压迫，改变肢体位置及指压止血法无效时方可使用此法；③选择止血带的位置；④抬高患肢，使静脉血回流一部分；⑤在止血带的部位以衬巾或纱布衬垫，使压力均匀分布并减少对软组织的损害；⑥绑扎止血带。

(5)钳夹或结扎止血法：如转送时间过长或开放性损伤后，可先清创后再将血管结扎或钳夹，可以避免长时间使用止血带所带来的合并症和伤口的感染。结扎线应留足够的长度及标记。

(6)抬高肢体止血法：是指抬高四肢，以减缓血流速度，并与压迫止血法联合使用以达到止血的目的。操作步骤：首先将受伤肢体抬高至心脏水平，然后继续采用以上方法止血。

(7)屈肢加压止血法：适应于四肢止血。操作方法：用纱布垫或棉花放在腋窝、肘窝或腹股沟处，用力屈曲关节，并以绷带或三角巾固定，以控制关节远端血流而止血。

【注意事项】

(1)抬高肢体止血法：四肢有骨折时禁忌抬高；脊髓损伤时严禁抬高。

(2)有骨折和骨折可疑或关节损伤的肢体：不能用加垫屈肢止血，以免引起骨折端错位和剧痛。

(3)加压包扎止血：伤口有碎骨，禁止用此法。

(4)使用止血带止血时的注意事项：

1)部位：止血带要缠在伤口的上方，尽量靠在伤口处。不能直接缠在皮肤上，必须用三角巾、毛巾、衣物等垫在皮肤上，上臂避免扎在中 1/3 处以免损伤神经，上肢应扎在上 1/3 处，下肢应扎在大腿中部。

2)止血带的选择：气性止血带最好，因其压迫面积大，可以控制压力且便于定时放气，对组织损伤小。其他常用的止血带有橡皮管、宽布条等，严禁使用电线、铁丝、绳索等止血。

3)止血带的压力：使用气性止血带的压力上肢为 250 ~ 300 mmHg，下肢为 400 ~ 500 mmHg，无压力表时以刚好使动脉停止出血为宜，气性止血带过紧、压力过大则压迫神经、血管、肌肉和皮肤,过松、压力过小则不能控制动脉出血,静脉血又不能回流,反而加重出血,并可造成骨筋膜间隙综合征。

4)止血带的使用时间:使用时,应记录开始的时间。为防止远端肢端缺血坏死,一般使用止血带时间不超过3小时,每30~60分钟放松一次,时间为2~3分钟,如需要再止血,必须较原位置稍高而不能重复绑扎同一位置,在放松止血带期间须用其他止血方法止血。

5)做好标记:使用止血带的患者,应佩带止血带卡,注明开始时间、部位、放松时间,便于照护者或转运时了解情况。

6)保暖:使用止血带的患者,要注意肢体保暖,冬季更应该防寒,因肢体阻断血流后,抗寒能力下降,容易发生冻伤。

7)止血带的停用:停用止血带时应缓慢松开,防止肢体突然增加血流,损伤毛细血管及影响血液的重新分布,甚至使血压下降。如肢体严重损伤,应在伤口上方绑扎,不必放松,直至手术截肢。

二、包扎

包扎是创伤急救技术中最常见的方法之一,用于各种创伤术后伤口的绑扎,通过局部压迫达到止血的目的。

【目的】

(1)固定敷料、引流管或固定及制动骨折部位,避免进一步损伤神经、血管及组织。

(2)保护伤口,减少污染。

(3)减轻疼痛,提高舒适度。

【适应证】 包扎的适应证是体表各部位的伤口。

【操作前准备】 包扎的准备主要是包扎材料的选择与准备,包扎材料有多种,常用的有绷带、纱布、多头带、棉垫等,也可利用现场的毛巾,布类等。

【操作步骤】

1. 基本包扎法

(1)环形包扎法[图13-10(A)]:是绷带包扎的基础,是最简单,最常用的,并且用于各种包扎的起始和结束处。常用部位:额、腕、指、踝等处。具体操作:①右手握绷带卷,将起始端留出10 cm左右,由左手拇指及其余指牵拉,平放于包扎部位;②滚动绷带卷,环行缠绕包扎部位,每缠绕一周完全覆盖前一周,包绕层数根据需要但不少于2层;③将绷带末端毛边折一下,用胶布或安全别针固定,注意避开损伤区域。

(2)蛇形包扎法[图13-10(B)]:用于临时性包扎或固定夹板时使用。具体操作:①环行包扎2周;②右手将绷带斜向上约30°缠绕,每周互不重叠,中间留有空隙;③再又环形包扎2周;④将末端毛边反折,用胶布固定或将绷带尾端纵形撕开,分别包绕肢体后打一活结。

(3)螺旋包扎法[图13-10(C)]:用于直径大小差异不大的部位,如上臂、手指、大腿、躯干等。多用绷带螺旋形缠绕固定面积较大的伤口,每周覆盖前周的1/3左右。

(4)螺旋反折法[图13-10(D)]:是先由细处向粗处缠绕,每缠一周反折一次,并覆盖前周的1/3,多用于肢体粗细不均匀的部位,如小腿等。

(5)"8"字形包扎法:是用绷带重复以"8"字形来回缠绕,常用于固定肩关节、肘关节、膝关节等处。

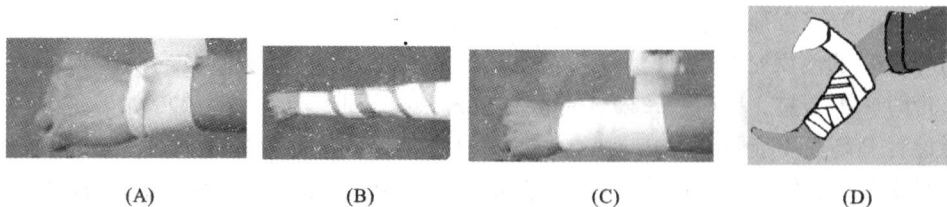

(A)　　　　　　(B)　　　　　　(C)　　　　　　(D)

图 13-10　绷带基本包扎法

（A）环形包扎法；（B）蛇形包扎法；（C）螺旋包扎法；（D）螺旋反折法

2. 其他包扎法

（1）头部：有单绷带缠绕法和双绷带反缠法。

（2）胸腹部：可采用多头带包扎。

【注意事项】　根据受伤部位选择合适的包扎用物和包扎方法。包扎前注意创面清理、消毒。

（1）包扎时要使患者处于舒适体位，四肢包扎注意保持功能位置。

（2）包扎顺序原则上为从下向上、从左向右、从远心端到近心端。

（3）包扎四肢时，应将指（趾）端外露，以便观察血液循环。

（4）对于外露骨折或内脏器官，不可随便回纳。包扎出血伤口，应用较多无菌敷料覆盖伤口，再加适当压力包扎，以达到止血目的。

三、固定

【目的】　固定的目的是减少疼痛，防止休克，避免骨折断端移动所致的血管、神经及周围组织的进一步损伤，方便转运。

【适应证】　所有的四肢骨折、脊柱骨折等均是固定的适应证。

【操作前准备】　夹板、绷带、棉垫，现场抢救可就地取材，如木板、树枝、衣物、毛巾等，也可以用健肢固定伤肢，以达到稳定骨折的目的。

【操作步骤】

（1）锁骨骨折：如仅一侧锁骨骨折，用三角巾把患侧手臂悬兜在胸前，限制上肢活动即可。双侧锁骨骨折，可在伤员背后放一"T"形夹板，然后在两肩及腰部各用绷带包扎固定。若无夹板，可用毛巾或敷料垫于两腋前上方，将两块小三角巾折叠成带状绑扎固定（如图 13-11），或一块大三角巾两端分别绕两肩呈"8"字形，拉紧三角巾的两头在背后打结，尽量使两肩后张。

（2）肱骨骨折：将夹板放于伤臂的外侧，并在骨折部位上下两端固定，将肘关节屈曲90°，使前臂呈中立位，再用三角巾将上肢悬吊，固定于胸前（图 13-12）。若现场没有夹板，可先用一块三角巾悬吊上肢，再用另一块三角巾折叠成宽带将上臂固定于胸廓上。

（3）前臂骨折：协助伤病员曲肘90°，拇指向上，夹板置于前臂外侧，长度超过肘关节至腕关节的长度，然后用绷带于两端固定牢，再用三角巾将患肢悬吊于胸前，呈功能位（图 13-13）。

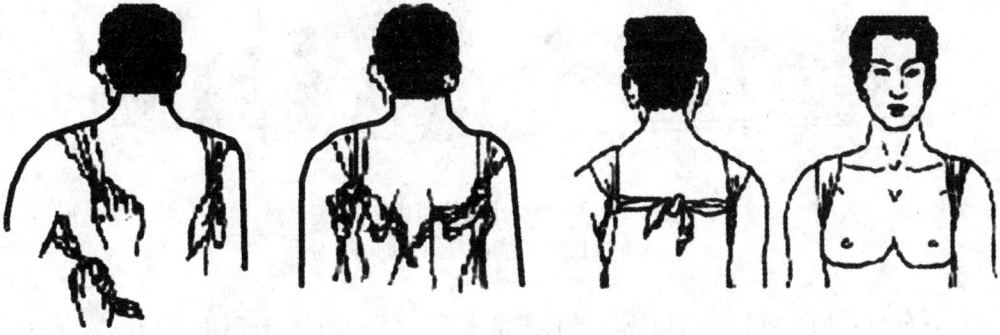

图 13 – 11　锁骨骨折的三角巾固定

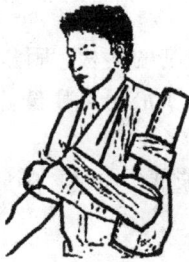

图 13 – 12　肱骨骨折固定

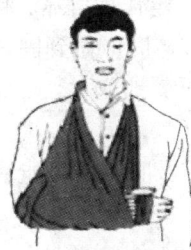

图 13 – 13　前臂骨折固定

(4)大腿骨折:取一长夹板放在伤腿的外侧,长度至足跟至腰部或腋窝部,另用一夹板置于伤腿内侧,长度至足跟至大腿跟部,然后用绷带或三角巾分段将夹板固定[13 – 14(A)]。如果无长夹板,也可采用伤肢与健肢捆绑固定[13 – 14(B)]

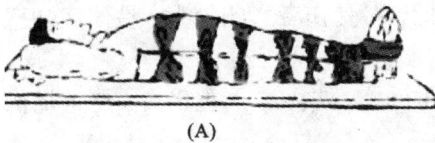

(A)

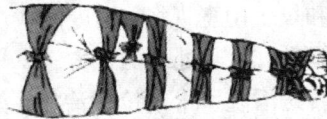

(B)

图 13 – 14　大腿骨折固定
(A)用长夹板放在伤腿外侧固定;(B)伤肢与健肢捆绑固定

(5)小腿骨折:取长度相等的夹板 2 块,分别放在伤腿的内外侧,然后用绷带分段扎牢[13 – 15(A)];紧急情况下无夹板时,可将伤员两下肢并紧,两脚对齐,然后将健侧肢体与伤肢分段绑扎固定在一起,注意在关节和两小腿之间的空隙处垫以纱布或其他软物以防包扎后骨折弯曲[13 – 15(B)]。

(6)脊柱骨折:立即将伤员俯卧于硬板上,不使其移位,必要时可用绷带将伤员固定于木板上。

【注意事项】

(1)应先处理危及生命的伤情、病情,如心肺复苏、止血包扎等,然后再固定骨折。

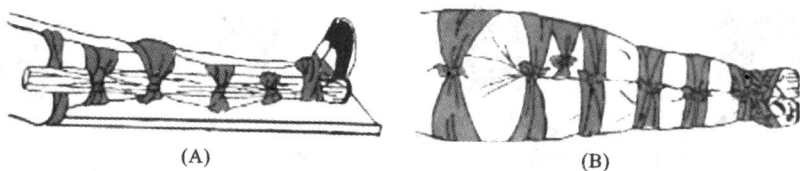

图 13－15　小腿骨折固定

（A）小腿的夹板固定；（B）无夹板时小腿的固定

（2）院外固定时，对骨折后造成的畸形禁止整复，不能把骨折断端送回伤口内，只要适当固定即可。

（3）夹板要长于骨折肢体两端关节，应光滑，夹板靠皮肤一面，要用衣物或软垫等垫起并包裹两头，固定作用可靠，利于搬运伤员和转运。

（4）固定肢体时应做到固定牢靠，松紧适当。一般可用预制的夹板，固定伤肢的上下关节，现场急救可就地取材，如木板、树枝等，上肢可贴胸固定，下肢可采用健侧下肢固定伤侧下肢等。

（5）固定四肢时应尽可能暴露手指（足趾）以观察有无指（趾）尖发紫、肿胀、疼痛、血循环障碍等。

四、搬运

【目的】　伤员经过现场初步急救处理后，在可能的情况下应尽快将患者转送到医院，使其接受专科治疗和护理，以达到降低病死率和致残率的目的。

【适应证】

（1）现场转运，必须马上转移伤员的情况

1）交通事故现场人多，不利于急救，必须马上把受伤者转移到安全地方处理。

2）火灾和煤气中毒现场，温度高或温度低，对受伤者影响较大，易使病情恶化，也必须马上转移到能进行急救处理的地方。

3）紧急转送医院手术或抢救治疗，如严重的胸部损伤、严重出血、严重烧伤、伴有昏迷的颅脑损伤等。

（2）经过初步处理后必须转医院进行进一步治疗的患者。

【操作前准备】　救护人员进入灾害性现场发现伤者后，应迅速携带伤员脱离充满毒气的房间、失火的楼房或即将倒塌的建筑物等危险现场。

【操作步骤】　在搬运过程中，掌握正确的救护方法即可保证救护人员的生命安全，也可避免因搬运造成伤者更大的损伤。下面介绍几种搬运伤者的方法：

1. 徒手搬运法

救护人员不使用工具，只运用技巧徒手搬运伤员，包括背负法、抱持法、拖拉法、双人搬运椅托法、双人拉车法等（图 13－16）。

2. 脊柱损伤搬运法

对于损伤严重的伤员，如头颈部骨折、脊柱骨折、大腿骨折、开放性胸腹外伤等，必须要有多名救护人员协同参加搬运并应用器械搬运，才能防止因搬运不当而造成的伤残或死亡。

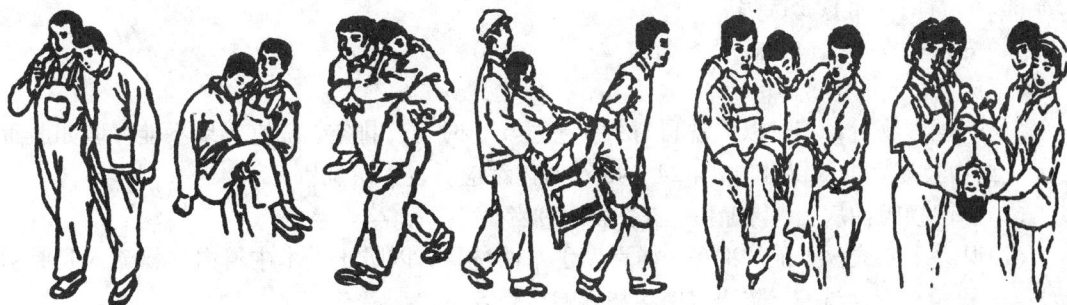

图 13 - 16　徒手搬运的各种方法

对疑有脊柱骨折的伤员，均应按脊柱骨折处理。脊柱受伤后，不要随意翻身、扭曲。正确的搬运方法是：先将伤员双下肢伸直，上肢也要伸直放在身旁，硬木板放在伤员一侧，用于搬运伤员的必须为硬木板、门板。至少3名救护人员水平托起伤者躯干，由1人指挥整体运动，平起平放地将伤员移至木板上。在搬运过程中动作要轻柔、协调，以防止躯干扭转。对颈椎损伤的伤员，搬运时要有专人扶住伤员头部，使其与躯干轴线一致，防止摆动和扭转。伤员放在硬木板上后，可将衣裤装上沙土固定住伤员的颈部及躯干部，以防止在往医院转运过程中发生摆动，造成再次损伤。对有大腿骨折的伤员，要先将伤肢用木板固定后再行担架搬运，以防止骨折断端刺破大血管加重损伤。其他一些较严重的损伤也要使用担架搬运，以减轻伤员的痛苦。

3. 火灾现场的搬运法

在浓烟密布的火灾现场，或充满一氧化碳的房间内，救护人员要匍匐进入，发现被浓烟毒气熏倒的伤员后，应迅速将伤员的前臂重叠捆绑套在救护者的颈部迅速将伤员拖出危险之地。

【注意事项】

(1)在搬运伤员前应检查伤员的头、颈、胸、腹部和四肢，看有无损伤，如有损伤应先做急救处理，再根据不同的伤势选择不同的搬运方法。

(2)搬运脊椎骨折的伤员，身体要固定，颈椎骨折的患者不但固定身体，头部应由专人扶持固定并牵引。用汽车、船、飞机等转运伤员时床位应固定，防止启动、刹车或转弯时造成伤员再度受伤。

(3)转运途中伤员采取脚前头后的姿势，同时要密切观察伤员的神志、呼吸、脉搏以及伤势的变化，必要时行心肺复苏术。

(4)危重的伤者要有显著的伤情标志。对扎止血带的伤员，每隔30~60分钟放松一次，每次2~3分钟。抽搐的伤员上下牙齿间垫纱布防止咬伤舌部，以便入院后尽快抢救。在等待转运的过程中，不要给予伤员任何饮料和食物，尤其是神志不清的重伤员，避免发生误吸。

第七节　全自动洗胃术

【目的】

(1)解毒，清除胃内毒物或刺激物，避免毒物吸收。

(2)减轻胃黏膜水肿，幽门梗阻性病变，饭后引起的上腹胀闷、恶心、呕吐等不适，通过胃灌洗，将胃内潴留食物洗出。

（3）为某些手术或检查做准备。

【适应证】

（1）口服毒物后 6 小时以内洗胃有效，超过 6 小时胃已排空，洗胃效果不佳。但如服毒量大或毒物吸收后再从胃排出者，24 ~48 小时内都应反复多次洗胃。

（2）幽门梗阻性病变、胃潴留、胃黏膜水肿者。

（2）某些手术或检查前的准备，如胃癌手术前洗胃，以防止手术中胃内容物流入腹腔引起感染；胃镜检查前洗胃，防止胃内容物影响检查效果。

【禁忌证】

（1）口服强酸、强碱等强腐蚀性毒物者严禁洗胃，以防黏膜损伤甚至造成胃穿孔。

（2）有食管静脉曲张、主动脉瘤、严重心脏病、高血压、上消化道出血、胃穿孔者严禁洗胃。

【操作前准备】

（1）洗胃用物：洗胃时需全自动洗胃机，塑料桶 2 个（1 个装洗胃液，另 1 个为排水桶），橡皮单（或一次性中单）、治疗巾、弯盘、开口器、压舌板、胃管、石蜡油、棉签、胶布、听诊器、20 mL 注射器、止血钳 1 把、纱布 1 块、"84" 消毒液、盛冷开水的小杯，带瓶塞的玻璃试管。

（2）常用洗胃液：

1）清水或 0.9% 氯化钠溶液：适用于各种有机磷中毒或不明性质的毒物中毒。

2）1:5000 高锰酸钾溶液：适用于除对硫磷（1605）农药以外的各种有机磷农药中毒，因为高锰酸钾可使对硫磷氧化为毒性更大的对氧磷（1600）。

3）2% 碳酸氢钠溶液：适用于除敌百虫以外农药的有机磷农药中毒，因为碱性溶液可使敌百虫分解成毒性更强的敌敌畏。

4）牛奶或鸡蛋清：适用于金、汞等金属腐蚀性毒物中毒，可以沉淀毒物，保护黏膜。

5）2% ~5% 硫酸镁或硫酸钠：适用于铅、钡中毒，可以沉淀毒物。

【操作步骤】

（1）将用物携至床旁，对床号、姓名，做好解释以取得患者合作。

（2）准备好全自动洗胃机，把进水管放于洗胃液桶中，排水管置于排水桶中，接好电源。

（3）患者取半卧位，昏迷患者去枕取左侧卧位，头下、胸前垫橡皮单（或一次性中单）和治疗巾，如有活动假牙应取下，弯盘置于患者口角旁，测量胃管插入长度，做好标记。

（4）润滑胃管，从口腔插入（其余同鼻饲法中插胃管操作），证明胃管在胃内后用胶布固定胃管。

（5）胃管与洗胃机相接，打开电源开关，按下工作开关，按复位键使计数呈零位，洗胃机开始工作，进入自动调节过程（洗胃液进出胃一个循环计数 1 次，在正常情况下，每次进的液量约 350 mL）。

（6）洗胃直至排出的液体澄清无味，即可停止洗胃，关闭洗胃机的电源开关。

（7）捏紧胃管口拔出胃管，协助患者漱口，洗脸，整理用物、床单及环境。

（8）观察并记录灌洗液名称和量，洗出液颜色、气味及患者情况，必要时送检标本。

（9）清理洗胃机。洗胃机用过以后，应严格清洗、消毒，将洗胃机上与胃管相连的胶管放入装有 1 000 mL 1:200 的"84"消毒液的容器内,再在干净塑料桶内备足够清水,让洗胃机开始工作,约冲洗 20 次即可。最后再将管道取下浸泡消毒冲洗晾干备用。

【注意事项】

(1)如吞服强碱或强酸等腐蚀性药物,禁忌洗胃,防止发生胃穿孔;消化性溃疡、食管阻塞、食管静脉曲张、胃癌一般不做洗胃。

(2)中毒物质不明时,抽出胃内容物应立即送检,送检的内容物应为第一次抽出的胃内容物或洗出物。

(3)洗胃时要注意观察进水量与出水量的均衡,注意观察患者腹部情况,防止食物残渣堵塞胃管,洗胃液只进不出而造成急性胃扩张。如出现腹痛、洗出液呈血性等应立即停止洗胃。

(4)洗胃过程中随时观察患者面色、神志及病情变化,如有异常及时处理。

(5)洗胃机工作时应水平放置,洗骨机的地线必须妥善接地,以防电击伤。洗胃各管道接头连接要牢固,不得松动、漏气。

(6)洗胃后应及时进行清洗工作,以免机内油污沉淀,影响机器性能,同时防止机内残留毒物造成患者再次中毒。

第八节 呼吸机的使用

呼吸机作为急性慢性呼吸衰竭的一种治疗措施,目前已广泛应用于急诊、麻醉、各种ICU 中的呼吸功能不全患者的呼吸支持。

【目的】

(1)改善通气功能,维持适当的通气量,使肺泡通气量满足机体的需要。

(2)改善换气功能,通过呼气末正压呼吸(PEEP)或延长吸气时间等方法,改善肺内气体分布不均匀,改善通气与血流比例失调和肺内静脉、动脉分流增加,提高血氧分压,维持有效地气体交换。

(3)降低呼吸肌做功,应用呼吸机使呼吸肌负担减轻,耗氧量减少,有利于缺氧的改善,同时减轻心脏负担。

(4)肺内雾化吸入。

【适应证】

(1)外科疾病及术后呼吸支持,包括:①严重创伤:如胸外伤、颅脑外伤、胸腹联合伤致呼吸功能不全者;②体外循环术后呼吸支持、全肺切除术后;③休克、急性胰腺炎、急性创伤、大量失血患者;④重症肌无力行胸腺摘除术后呼吸困难或缺氧危象者。

(2)气体交换功能障碍,包括:①ARDS;②新生儿肺透明膜病;③心力衰竭、肺水肿等引起的进行性缺氧;④慢性肺部疾患如 COPD。

(3)呼吸机械活动障碍,包括:①神经肌肉疾病;②骨骼肌疾病或脊髓病变;③中枢神经功能障碍或药物中毒。

(4)麻醉及术中呼吸支持。

(5)心肺复苏术后呼吸支持。

【禁忌证】

(1)中度以上的活动性咯血。

(2)重度肺囊肿或肺大泡。

(3)支气管胸膜瘘。

(4)未减压或引流的气胸或大量胸腔积液。

(5)心肌梗死或严重的冠状动脉供血不足。

(6)血容量未补足前的低血容量性休克。

但是，随着抢救呼吸衰竭的理论和技术不断进步，机械通气作为一种重要的生命支持技术，它的应用范围越来越广，适应证也日益扩大；而所谓的禁忌证也不断被突破，可以说不存在任何绝对的禁忌证。

【操作前准备】

(1)呼吸机主机：临床上常用的呼吸机有两大类，即常频呼吸机和高频呼吸机，常频呼吸机又分3大型：定压型、定容型和多功能型呼吸机。

1)定压型呼吸机：以压缩氧为动力，产生一定压力的气流。工作时，它能按预定压力和呼吸频率将气体送入肺内。当肺内压力上升到预定值时，送气停止，转为呼气，肺内气体借胸廓和肺的弹性回缩而排出体外；当压力下降到某预定值时产生正压送气。其工作时潮气量受气流速度、气道阻力及肺、胸廓的顺应性影响。

2)定容型呼吸机：依靠电力带动工作，提供一定的潮气量。工作时，将预定容积的气体在吸气期输给患者，然后转为呼气相，经过一定间歇，然后再转为吸气相。该型呼吸机上装有安全阀，当送气压力超过某一限度时，剩余潮气量即从安全阀自动逸出。在安全阀限度内，潮气量不受肺、胸廓顺应性和气道压力的影响。其呼吸频率、吸气时间、呼吸时间比、氧浓度等可分别调节。

3)多功能型呼吸机：这种类型的呼吸机结构复杂，一般兼容上述两种呼吸机的功能。

4)高频呼吸机：其呼吸频率超过正常呼吸频率4倍以上。其主要工作原理是：通过送出脉冲式喷射气流以增强肺内气体弥散，且不受局部肺组织顺应性及其阻力的影响，在改善通气与血流比例方面优于常频呼吸机。

(2)高压氧气管、空气管各1根，电源线1~3根。

(3)气源，包括氧气(筒氧或中心管道氧)和空气。

(4)如使用筒氧时备减压表和扳手。

(5)管道系统及附件，主管道5~6根，信号管道(压力监测管及雾化管道)、加温器、温度计、湿化器、雾化器、滤水杯、支撑架、管道固定夹。

(6)其他物品，过滤纸、无菌蒸馏水1 000 mL、模拟肺、多功能电插板、可伸屈接头及无菌纱布、仪器使用登记本及笔。

【操作步骤】

(1)根据需要选用性能良好、功能较全的机型。

(2)湿化器的水罐中放入滤纸及适量无菌蒸馏水。

(3)连接呼吸回路、测压管、雾化管及模拟肺，检查是否漏气。

(4)带机及用物至床旁，对床号、姓名，清醒患者给予解释。

（5）连接氧源。

（6）接通电源，依次打开空气压缩机、呼吸机主机及湿化加温器开关。加温器需通电加温 5 分钟后方可给患者使用，湿化水温度以 32℃~35℃为宜，24 小时湿化液不少于 250 mL。

（7）调节方式选择键（MODE），根据需要设定通气方式。

1）自主呼吸（SPONT）：辅助患者呼吸，增加氧气吸入，降低呼吸肌做功。

2）同步间歇指令通气（SIMV）：是一种容量控制通气与自主呼吸相结合的特殊通气模式，两种通气共同构成每分钟通气量，通过灵敏度来触发。触发灵敏度（sensitivity）是指在呼吸机辅助通气模式时，靠患者自主吸气的初始动作，使吸气管中产生负压，被呼吸机中特定的传感器感知而同步协调启动呼吸机行机械通气，这种感知阈即称为触发灵敏度。这种通气方式一般用于撤机前的过渡准备。

3）机械辅助呼吸（AMV）：指在自主呼吸的基础上，呼吸机补充自主呼吸不足的通气量部分。

4）机械控制呼吸（CMV）：指呼吸机完全取代自主呼吸，提供全部通气量，是患者无自主呼吸时最基本、最常用的支持通气方式。

5）持续气道正压（CPAP）：在自主呼吸的基础上，无论吸气还是呼气均使气道内保持正压水平的一种特殊通气模式，有助于防止肺萎缩改善肺顺应性，增加功能残气量。可用于患者撤机前。

6）呼气末正压呼吸（PEEP）：在呼气末给予呼吸道一定正压，目的是在呼气终末时，保持一定的肺内压，防止肺泡塌陷。通常所加 PEEP 值为 5~15 cmH_2O，使用时从低 PEEP 开始逐渐增至最佳 PEEP 值。最佳 PEEP 值是指既改善通气提高氧分压（PaO_2），而又对循环无影响的 PEEP 值。

（8）设定潮气量。一般按 6~10 mL/kg 计算，可直接设置或通过流速（Flow）×吸气时间（time）设置。

（9）设定吸氧浓度（FiO_2）。现代呼吸机配有空–氧混合器，可以使氧浓度在 21%~100% 之间进行选择。通常设置在 30%~50%，脱机前 35%~40%，平时可根据血气和缺氧情况调节，在麻醉复苏过程或吸痰前后可加大氧浓度。但氧浓度>70% 时使用一般不超过 24 小时，如长时间高浓度吸氧可引起氧中毒、肺损伤及婴幼儿晶状体纤维组织形成。

（10）设定呼吸频率（resp rate）。10~20 次/min，吸呼比通常为 1:1~1:3 之间。

（11）根据需要设定其他参数。设置报警上下限范围，包括工作压力、每分钟通气量、气道阻力等。

（12）再次检查管道是否连接正确、有无漏气、测试各旋钮功能，试机后与患者连接。

（13）上机后严密监测生命体征、皮肤颜色及血气结果，并做好记录。

（14）自主呼吸恢复、缺氧情况改善后试停机。患者脱机步骤：①向患者解释，消除患者紧张恐惧心理；②使用 SIMV、CPAP 逐渐停机，使用面罩或鼻导管吸氧；③如停机失败可再开机，待患者病情缓解后应积极撤机。

（15）关机顺序为：关呼吸机主机→关压缩机→切断氧气源→拔电源插头。

（16）撤机后及时消毒呼吸机管道，先用清水冲洗，再用 1:200 的"84"消毒液浸泡消毒 30 分钟（如某些配件有特殊要求的则按说明进行消毒），最后用蒸馏水冲洗晾干备用。管道应定期采样做细菌培养。

（17）登记呼吸机使用时间与性能，清理用物放回原处。

【注意事项】

（1）根据病情需要选择合适的呼吸机，要求操作人员熟悉呼吸机的性能及操作方法。

（2）严密监测呼吸、循环指标，注意呼吸改善指征。

（3）加强呼吸道管理：①及时清理呼吸道分泌物，定期湿化、雾化，保持气道畅通；②定时翻身拍背，促进排痰，必要时行机械深部排痰，保持呼吸道通畅；③严格无菌操作，预防感染。

（4）加强呼吸机管理：①机器电源插座牢靠，不松动，保持电压在220 V左右；②重视报警信号，及时检查处理；③机器与患者保持一定的距离，以免患者触摸或调节旋钮。躁动患者应予以约束，以免扯落管道或电线等；④及时倾倒滤水杯内的水，防止滤杯或管道内水倒流入呼吸道引起窒息；⑤空气过滤网定期清洗；⑥及时清洗管道并消毒备用；⑦机壳表面用软布隔日擦拭1次，保持清洁；⑧机器定期通电、检修，整机功能测试1次/年，要有检修记录。

（5）加强口腔护理。

（6）加强患者营养，增强抗病能力。

（7）加强心理护理。由于人工气道的存在，患者感觉极度不适，并且不能用语言表达，因而出现恐惧、焦虑等情绪，此时尤其要注意观察患者眼神、表情，采取其他形式，如手势等进行沟通，安抚患者，做好心理护理。

第九节　心电监护

心电监护是长时间显示和（或）记录患者的心电变化，及时发现和诊断临床心律失常的一种方法，它是临床危重症监护的主要监测内容之一，与临床上检测和诊断心律失常的其他方法相比，实时心电监测具有实时性、长时间性、可干预性、自动性与适应性等特点。

【目的】

（1）对危重患者的心电图进行动态观察，及时发现和诊断致命性心律失常，指导临床抗心律失常的治疗。

（2）通过仪器的报警装置，将危重患者的生命信息及时、准确地向医务人员进行报告，提高危重患者的抢救成功率。

【操作前准备】　心电监护仪，一次性电极，必要时备乙醇棉球。

【操作步骤】

（1）将心电监护仪连接电源与地线，打开电源开关备用。

（2）选择模拟导联，一般选用胸前综合导联，该导联记录的心电图图形比较清晰，受肢体活动干扰少。临床上心电监护仪的导联装置有3导联装置和5导联装置两种。其电极安放位置详见第五章第三节。

（3）暴露胸部，清洁相应部位的皮肤，再用乙醇棉球或一次性贴附电极皮肤面的粗糙小圆点涂擦，使之脱脂，直至皮肤发红。

（4）在相应部位皮肤上安装一次性电极，通过电极向外的金属小扣与电极导联线相扣接。

（5）观察心电图，选择合适的导联：①心脏无器质性病变的患者，应选择显示明显P波的导联；②心脏有器质性损害的患者，应以全导心电图为基础，选择最佳监护导联；③任何监护导联的QRS波振幅应足以触发心率计数。

（6）设置报警范围。

（7）随着电子技术的快速发展，心电监护仪已能根据临床需要扩展其功能。包括呼吸频率及呼吸波的监测，血氧饱和度的监测，无创血压监测，有创血流动力学监测，血 pH 监测及血钠、血钾、血钙等电解质浓度的监测。临床上可根据仪器的功能及临床需要选择使用。

【注意事项】

（1）注意安全，接好地线。

（2）胸前综合导联所描记的心电图不能按常规心电图的标准去分析 ST－T 改变和 QRS 波形形态。

（3）安装电极时要使皮肤脱脂干净，尽可能降低皮肤电阻，避免 QRS 波振幅过低或干扰变形。电极应与皮肤紧密接触，出汗时随时更换。为了使在需要时便于除颤，必须留出并暴露患者的心前区。

（4）一旦仪器出现故障，必须与专职维修人员取得联系，切勿擅自打开机盖或机壳。

第十节　心脏电复律术

心脏电复律术是指在严重快速型心律失常时，用外加的高能量脉冲电流通过心脏，使全部或大部分心肌细胞在瞬间同时除极，造成心脏短暂的电活动停止，然后由最高自律性的起搏点（通常为窦房结）重新主导心脏节律的治疗过程。在心室颤动时的电复律治疗也常被称为电击除颤。

【目的】　用高能脉冲电流，经过胸壁或直接作用于心脏，消除心室扑动或心室颤动，使心脏恢复为窦性心律。

【适应证】　电复律的一般原则是，凡快速型心律失常导致血流动力学障碍或诱发和加重心绞痛而对抗心律失常药物无效者均宜考虑电复律。若为危及生命的严重心律失常，如心室颤动应立即电击除颤，称为紧急电复律。而慢性快速型心律失常则应在做好术前准备的基础上择期进行电复律，称为选择性电复律。本章节重点介绍紧急电复律。

【操作前准备】　心脏电复律器、盐水纱布或导电糊。

【操作步骤】

（1）首先通过心电监护或心电图确认患者存在心室扑动或心室颤动。

（2）打开电复律器电源开关，选择按钮置于"非同步"（机器的默认状态为非同步）。

（3）除颤器电极板大多有大小 2 对，大的适用于成人，小的适用于儿童。将电极板上涂上导电糊或裹上 4 层盐水纱布。

（4）按下"充电"按钮，将电复律器充电到所需水平。成人体外电复律现主张一直用 360 J，电复律后立即行 5 个周期的心肺复苏术（CPR），如有需要再重复电击。儿童由于年龄及体重差别较大，电击所需能量差异也大。一般为 5～50 J，不主张反复高能量电击。心室颤动时可用 100～200 J。婴幼儿所需电能应更低一些。

（5）安放电极板

1）经胸壁电复律，可采用下述两种电极板安放法：①心尖心底位，2 个电极板分别放在胸骨右缘第 2 肋间和左侧腋前线第 5 肋间；②前后位，电极板分别放在胸骨左缘第 3～4 肋间和左背肩胛下角处。

2）直接行胸内电复律时，将用温盐水纱布包好的电极板轻压于心脏的两侧或前后。

（6）按紧"放电"按钮，当观察到电复律器放电后再放开按钮。

（7）放电后立即通过电复律器上的示波器观察电复律是否成功并决定是否需要再次进行电复律。

（8）记录电复律前后的心电图，供以后参考。

（9）电复律完毕，关闭电复律器电源，擦干电极板备用。

【注意事项】

（1）在行电复律治疗时，所有人员不得接触患者、病床以及与患者相连接的仪器设备，以免触电。

（2）安放电极处的皮肤应涂导电糊，也可用盐水纱布，紧急时甚至可用清水，但绝对禁用乙醇，否则可引起皮肤灼伤。

（3）两块电极板之间的距离不应＜10 cm。电极板应该紧贴患者皮肤并稍为加压，不能留有空隙，边缘不能翘起，在放电结束前不能松动，有利于电复律成功。

（4）电复律时，应保持呼吸道畅通，呼吸停止者应持续人工呼吸和胸外心脏按压，必须中断时，时间不应超过5秒。

（5）对于心室扑动或心室颤动的患者来说，电复律仅是心肺复苏的一部分，其后应继续按心肺复苏进行处理。

第十一节　注射泵和输液泵的临床应用

注射泵和输液泵因其体积小，操作简单，使用方便，节省人力，且给药剂量准确、微量、持续、能定量控制给药用量、给药均匀等特点而广泛应用于临床，适用于进行静脉滴注肠道外营养液、升压药、降压药、化疗药、抗癌药、催产药、抗凝药、麻醉药及输血等。

【目的】

（1）快速输注液体。

（2）缓慢匀速持续输入药物。

（3）严密精确控制药物进入体内的速度。

【适应证】　凡要求定剂量、定时间进入患者体内的药物、液体、血液等治疗均可使用注射泵和输液泵。

【操作前准备】　准备注射泵或输液泵、特制注射器或输液管、延长管、常规静脉输液所需用物。

【操作步骤】

（1）按常规静脉注射、静脉输液备好液体，做好三查七对工作，向患者做好解释，取得合作。

（2）将输液管（有的输液泵要求用特制的输液管）连接到所需液体上，或将注射器连接延长管并排尽管内空气。

（3）将输液管或注射器安装到泵上，有红外线感应器的输液泵则将红外线感应器连接到输液器上。

（4）将泵放置在床旁安稳的位置，接好电源。

（5）开电源开关，待机器自检完毕，设置注射或输液速度和输液总量，进行静脉穿刺。

（6）按"开始"键，开始注射或输液。

【注意事项】 注射泵和输液泵流量精确、均匀，简便可靠，尤其在抢救危急患者中为更准确地使用抢救药物带来便利。常见的报警原因如下：

（1）设置了输液总量而接下组液体时，未消除或增加总量的设定。

（2）电源接触不好，而充电电池已用完。

（3）输液管内有空气、输液管扭曲或针头堵塞。

（4）红外线感应器安装不正确。

（5）茂菲滴管内液面过高或过低，或管内表面被汽化的水滴充满而致感应器失灵。

（6）输液泵的门没有关好。

（7）药液已输完。

第十二节　中心静脉穿刺置管术

中心静脉穿刺置管术是用经皮穿刺的方法，放置导管至右心房或靠近右心房的上、下腔静脉，以监测中心静脉压及建立有效的静脉给药途径的方法。常用的穿刺部位有锁骨下静脉、颈内静脉，在某些特殊情况下也可用贵要静脉或股静脉。

【目的】

（1）监测中心静脉压（CVP）。

（2）建立有效输液途径。

【适应证】

（1）严重创伤、休克、急性循环衰竭、急性肾衰竭等危重患者的抢救。

（2）需长期高营养治疗或经静脉输入抗生素治疗者。

（3）需经静脉输入高渗溶液或强酸、强碱类药物者。

（4）体外循环下各种心脏手术。

（5）估计手术中可能出现血流动力学变化的非体外循环大手术。

（6）经静脉放置心脏起搏器者。

【操作前准备】 准备静脉切开包、局麻药、输液器、注射器、三通器、型号合适的无菌静脉导管、皮肤消毒剂、手套、纱布、胶布或皮肤保护膜等。

【操作步骤】

1. 锁骨下静脉穿刺置管术

锁骨下静脉起自腋静脉，与颈内静脉汇合形成无名静脉进入胸腔。起于第1肋骨的外缘，行走在锁骨中段的下方，成人长3~4 cm。通常多首选右侧锁骨下静脉做穿刺置管。穿刺途径有锁骨上路和锁骨下路两种。

（1）锁骨上路途径的穿刺方法：

1）患者取平卧头低位，右肩部垫高，头偏向对侧，使锁骨上窝显露出来。

2）消毒局部皮肤。

3）在胸锁乳突肌锁骨头的外侧缘，锁骨上缘约1 cm处进针，穿刺针与身体正中线呈45°

角，与冠状面保持水平或稍向前呈 15°角，针尖指向胸锁关节，缓慢向前推进，且边进针边回抽，直到抽到暗红色血液为止，确定在静脉腔内便可送管插入静脉腔内。

4）用缝线将导管固定在皮肤上，再用皮肤保护膜加固。

送管插入的方法有两种：①外套管针直接穿刺法，根据患者的年龄选用适当型号的外套管针（成人 14～16 号，小儿 18～20 号）直接穿刺。当穿中静脉后向前推进 3～5 cm，再撤出针心，将注射器接在外套管上，回抽静脉血时缓慢地旋转套管向前进入；如果抽不出回血，可缓慢后撤并同时回抽，当抽到回血时停止后撤，确定在静脉腔内再慢慢旋转套管向前送入；②钢丝导入法，根据患者的具体情况选择相应的金属穿刺针及相应型号的钢丝和导管，穿刺方法同前，当穿中静脉后将钢丝送入静脉，撤出金属穿刺针，然后将相应型号的导管沿钢丝送进静脉腔内，退出引导钢丝。导管送进的长度应根据患者具体情况而定，一般 5～10 cm 即可。

（2）锁骨下路途径的穿刺方法：

1）患者取去枕仰卧位，右上肢垂于体侧，略向上提肩，使锁骨与第 1 肋骨之间的间隙张开便于进针。

2）消毒局部皮肤。

3）从锁骨中内 1/3 段的交界处锁骨下缘 1～1.5cm 处（相当于第 2 肋骨上缘）进针。针尖指向胸骨上窝，针体与胸壁皮肤的夹角 <10°，紧靠锁骨内下缘徐徐推进，这样可避免穿破胸膜及肺组织。

4）在进针的过程中边进边轻轻抽回血，当抽到暗红色血液停止进针，确定在静脉腔内便可送入导管。

2. 颈内静脉穿刺置管术

颈内静脉起源于颅底，全程均被胸锁乳突肌覆盖，上部位于胸锁乳突肌的前缘内侧，中部位于胸锁乳突肌锁骨头前缘的下面和颈总动脉的后外侧，下行至胸锁关节处与锁骨下静脉汇合成无名静脉，继续下行与对侧的无名静脉汇合成上腔静脉进入右心房。一般选用右侧颈内静脉穿刺置管更为方便，因右侧无胸导管，右颈内静脉至无名静脉入上腔静脉几乎为一直线，且右侧胸膜顶部较左侧低。

颈内静脉穿刺的进针点和方向，根据颈内静脉与胸锁乳突肌的关系，可分为前路、中路、后路 3 种。

（1）前路：患者仰卧、头低位，右肩部垫起，头后仰使颈部充分伸展，面部略转向对侧。常规消毒皮肤，操作者以左手示指和中指在中线旁开 3cm，于胸锁乳突肌的中点前缘，相当于甲状软骨上缘水平触及颈总动脉搏动，并向内侧推开颈总动脉，在颈总动脉外缘约 0.5cm 处进针，针头与皮肤呈 30°～40°角，针尖指向同侧乳头或锁骨中内 1/3 交界处。此途径进针造成气胸机会不多，但易误入颈总动脉。

（2）中路：在锁骨与胸锁乳突肌的锁骨头和胸骨头所形成的三角区的顶点，颈内静脉正好位于此三角形的中心位置，该点距锁骨上缘 3～5cm。常规消毒皮肤，进针时针头与皮肤呈 30°角，与中线平行直接指向足端。如果穿刺未成功，将针退至皮下，再向外倾斜 10°左右，指向胸锁乳突肌锁骨头的内侧后缘，常能成功。

（3）后路：在胸锁乳突肌的后外缘中下 1/3 交点或在锁骨上缘 3～5cm 处作为进针点。在此处颈内静脉位于胸锁乳突肌的下面略偏外侧。常规消毒皮肤，穿刺时头部尽量转向对侧，针头一般保持水平位，在胸锁乳突肌的深部指向锁骨上窝方向，针尖不宜过分向内侧深入，以免损伤颈总动脉，甚至穿入气管内。

一般多用中路穿刺，因为此点可直接触及颈总动脉，可以避开颈总动脉，误伤颈总动脉的机会较少。另外，此处颈内静脉较浅，穿刺成功率高。穿刺成功后，置入导管的方法与锁骨下静脉相同。

3. 股静脉穿刺置管术

股静脉位于股动脉内侧。穿刺时患者仰卧，下肢伸直略外展、外旋，穿刺者以左手示指和中指摸准股动脉的确切位置。常规消毒皮肤，在股动脉内侧 0.5~1 cm 处进针，针尖指向头侧，针头与皮肤呈 30° 角，一般较易成功，置管方法与锁骨下静脉穿刺相同。但由于距下腔静脉较远，故置管的位置不易达到中心静脉，所测得的压力受腹腔内压力的影响，往往高于实际中心静脉压。由于导管在血管内的行程长，留置时间久时，难免引起血栓性静脉炎，而且处于会阴部，易被污染，一般很少采用，除非某些特殊疾病如巨大胸主动脉瘤或巴德－吉亚利综合征时采用。股静脉途径穿刺置管术后应尽早拔管，以减少血栓性静脉炎的发生。

【注意事项】

(1)局部有感染者应尽量避开，严重烧伤者应注意局部敷料的清洁与消毒，以防发生感染。

(2)用外套管针穿刺时，皮肤戳口要稍大，包括皮肤全层和皮下组织，使套管针通过皮肤及皮下组织无明显阻力，否则会引起套管口的裂开而造成穿刺失败。

(3)对于血容量不足的患者，有时穿透静脉也未抽到回血，这时可缓慢退针，并边退边回抽，往往在退针过程中抽得回血。

(4)应掌握多种进针穿刺技术，不可在同一部位反复多次穿刺，以免造成局部组织严重创伤和血肿。

(5)穿刺过程中，若需改变方向，必须将针尖退至皮下，以免增加血管的损伤。

(6)穿刺成功后应立即缓慢注射 0.9% 氯化钠注射液，以免血液在导管内凝固阻塞管腔。

(7)缝针固定导管时，缝针的方向要与导管的走向平行，不横跨导管，以免在皮下穿破导管。

（易宜芳　卢敬梅）

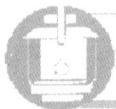

参考文献

[1] 周秀华.急危重症护理学(第2版).北京：人民卫生出版社，2007.

[2] 吴在德，吴肇汗.外科学(第7版).北京：人民卫生出版社，2008.

[3] 沈洪.急诊医学.北京：人民卫生出版社，2008.

[4] 徐如祥，肖华.现代临床昏迷学.北京：军事医学科学出版社，2003

[5] 马中富，王瑞瑞，宋祖军.急诊医学.北京：军事医学科学出版社，2007.

[6] 吕青，刘珊，霍丽莉.现代急重症护理学.北京：人民军医出版社，2007.

[7] 席淑华.实用急诊护理.上海：上海科学技术出版社，2005.

[8] 韩春美.神经精神病学.北京：军事医学科学出版社，2005.

[9] 周秀华.急诊护理学.北京：人民卫生出版社，2003.

[10] 王庸晋.急诊护理学.上海：上海科学技术出版社，2001.

[11] 于学忠.急诊护理学.北京：中国协和医科大学出版社，2000.

[12] 李秀艳.急诊护理学.济南：山东科学技术出版社，1997.

[13] 张伟英.实用重症监护护理.上海：上海科学技术出版社，2005.

[14] 章渭方.急重症监护学.杭州：浙江大学出版社，2004.

[15] 秦桂玺，阎明.急危重症病与急救.北京：人民卫生出版社，2005.

[16] 霍元正禄，梅冰.急诊医学.北京：科学出版社.2006.

[17] 茅志成.医疗救护员.北京：中国协和医科大学出版社，2007.

[18] 杨绍基，任红.传染病学.北京：人民卫生出版社，2008.

[19] 王志红，周兰姝.危重症护理学.北京：人民军医出版社，2007.

[20] 聂振明，孟昭全.实用危重病监护与急救.上海：第二军医大学出版社，2005.

[21] 吕探云.健康评估.北京：人民卫生出版社，2002.

[22] 徐秀华.临床医院感染学.长沙：湖南科学技术出版社，2005.

[23] 朱晓玲.实用重症监护护理.护士进修杂志，2006，2(21)：99－100.

[24] 张伟英，沈秀璋.实用重症监护护理.护理进修杂志，2006，12(21)：1060－1061.

[25] 张伟英，沈秀璋.实用重症监护护理.护理进修杂志，2007，1(22)：3－4.

[26] 刘玉莹，曹力，陈兴华.实用急诊护理学.北京：化学工业出版社.2006，3.

[27] 李树林，刘保池，李莉.急诊医学.北京：人民军医出版社，2004，4.

[28] 任蔚虹，王惠琴.临床骨科护理学.北京：中国医药科技出版社，2007，8.

［29］潘铁成，殷桂林.胸心外科急症和并发症.北京：人民卫生出版社，2006，12.

［30］程念珍，王桂兰.现代泌尿外科分册.长沙：湖南科学技术出版社，2007，11.

［31］孟新科.急、危重症评分——评价、预测、处理.北京：人民卫生出版社，2008，1.

［32］李辉.现代胸外科急诊学.北京：人民军医出版社，2006，3.

［33］吕青，刘珊，霍丽莉.现代急重症护理学.北京：人民军医出版社，2007，7.

［34］李映兰.急诊护理学.长沙：湖南科学技术出版社，2003.

图书在版编目(CIP)数据

急诊护理学/李映兰主编. —长沙:中南大学出版社,2008.8
ISBN 978-7-81105-738-6.

Ⅰ.急... Ⅱ.李... Ⅲ.急诊—护理 Ⅳ.R472.2

中国版本图书馆 CIP 数据核字(2008)第 138472 号

急 诊 护 理 学
(第 2 版)

主编 李映兰

□责任编辑 谢新元
□责任印制 易红卫
□出版发行 中南大学出版社

社址:长沙市麓山南路　　邮编:410083
发行科电话:0731-88876770　　传真:0731-88710482

□印　　装 长沙市宏发印刷有限公司

□开　　本 787×1092 1/16 □印张 13 □字数 318 千字
□版　　次 2012 年 10 月第 2 版 □2017 年 4 月第 8 次印刷
□书　　号 ISBN 978-7-81105-738-6
□定　　价 25.00 元